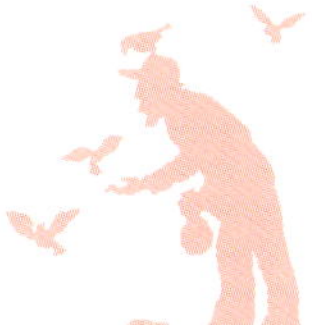

Sabiene Fenske-Deml

Alternativen und Altbewährtes für Alte Menschen

Ein Therapeutisches Lehr- und Arbeitsbuch für Medizinalfachberufe

Sabiene Fenske-Deml

Alternativen und Altbewährtes für Alte Menschen

Ein therapeutisches Lehr- und Arbeitsbuch
für Medizinalfachberufe

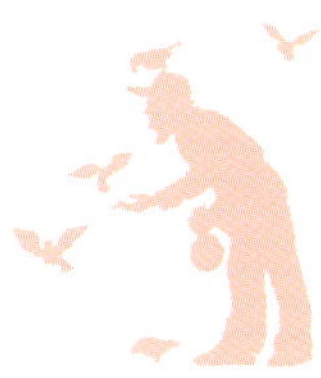

verlag modernes lernen - Dortmund

Die Fotos, die einige Kapitel begleiten, sind extra für dieses Buch gefertigte Aufnahmen.

Für die Aufnahmen zur Seniorengymnastik danke ich der Gymnastikgruppe des „Betreuten Wohnens“ in Bayreuth.

Bei der Darstellung der „Patientin“ handelt es sich um meine Freundin „Hanni“, die sich liebenswerterweise für die Simulation zur Verfügung gestellt hat.

Auch das „Setting“ ist in seiner Farbgestaltung und Ausleuchtung für diesen Zweck „konstruiert“ worden.

Das Verfahren „reale“ Patienten für diese Aufnahmen zu gewinnen, ist sehr aufwendig, und außerdem wäre es nicht angemessen gewesen, erkrankten alten Menschen einen derart hohen fototechnischen Aufwand zuzumuten.

Die Detailliertheit der fotografischen Darstellung für dieses Lehr- und Arbeitsbuch ist für mich jedoch von größerer Bedeutung, als eine „alltagsgetreue“ Abbildung, die den meisten Lesern ohnehin bekannt oder zumindest für sie vorstellbar sein dürfte.

Gesamtherstellung: Löer Druck GmbH, Dortmund
Titelfoto: VCP/Bavaria
Fotos: Dr. H.-D. Hutzelmeyer und Martin Klaus

Bestell-Nr. 1035 ISBN 3-8080-0451-7

Inhalt

Danksagung

Ich sage danke ...

... meinem Mann für seine Geduld, für die vielen Stunden, die er mir schenkte, die Unterstützung bei meinen alltäglichen Verpflichtungen, und das in den Arm genommen sein.

... meiner Mama für die vielen Seiten meines Buches, die ich ihr vorlesen durfte, für die Impulse, für die Fragen und die Zuversicht.

... meinem Papa für seinen Stolz auf mich, für das Sensibilisieren für Geschichte und für das Hinführen zu der Generation, die den 2. Weltkrieg miterlebte.

... meiner Freundin Hanni für ihre Fürsorge, für die gesunden Gemüse und Säfte, mit denen sie meine Kraft unterstützte und für die langen Gespräche.

... meinen Freunden Martin und Hans, die mit Geduld und Engagement manch technische Unterstützung gaben, Fotos machten und Software installierten.

... den wertvollen alten Menschen, die mir geduldig meine Fragen beantworteten und mir Anregungen gaben, vor allem Frau Kürzdörfer und Herr Kürzdörfer, Frau Poller und Frau Ilgenstein.

... und meinem Hund Corso.

Ich wünsche meinen Lesern vor, während und nach der Lektüre meines Buches ebenso viel Empathie und Gespür für die Bedürfnisse alter Menschen, wie ich es erleben durfte.

Ich bedanke mich bei dem verlag modernes lernen – Dortmund für die angenehme Zusammenarbeit.

Sabiene Fenske-Deml

Vorwort

Die Versorgung alter Menschen im medizinisch-therapeutischen, pflegerischen und sozialen Bereich wird in unserer „greying world“ immer bedeutsamer.

Dementsprechend wächst die Zahl der professionellen und ehrenamtlichen MitarbeiterInnen in diesen Bereichen ständig, nicht aber automatisch auch der Ausbildungs- und Kenntnisstand.

Das Angebot von relevanten Lehrbüchern mit aktuellen gerontologischen Inhalten und neuen Konzepten scheint der allgemeinen Publikationsflut hinterher zu hinken.

Der vorliegende Band stammt aus der Feder, dem Kopf und vor allem auch aus dem Herzen einer sehr kompetenten Pädagogin, Ergotherapiefachkraft und -Lehrerin, die sich seit Jahren mit neuen Ansätzen zum Verständnis und zur Behandlung kranker alter Menschen beschäftigt.

Es ist ihr Hauptanliegen, Krankheits- und Alterungsprozesse als Entwicklungs- und Differenzierungsmodelle sowie als Chance darzustellen und sie einfühlbar zu machen.

Wer die Störungen und Handicaps des Betagten nicht aus dessen Sicht begreift, wird in der Therapie fehlgehen.

Ein derartiges Buch kann nicht nosologisch diagnose-orientiert sein, sondern muss die übergreifenden Zusammenhänge der Fähigkeitsstörungen, Funktionsstörungen und Handicaps in den Vordergrund stellen.

Auch der Sterbeprozess wird aus den Betrachtungen nicht ausgegrenzt (wie so oft in rehabilitativen Bereichen), sondern als Chance und Aufgabe dargestellt.

Zahlreiche innovative Konzepte und Techniken werden kenntnisreich und didaktisch geschickt beschrieben.

Die bereits inflationierten Begriffe „ganzheitlich“ und „interdisziplinär“ passen für die Betrachtungsweise der Autorin und den Adressatenkreis des Buches, dem ich eine weite Verbreitung wünsche!

Bayreuth, im März 2000

Dr. Axel Schramm
Chefarzt des Geriatriezentrums Bayreuth

Teil 1

Begrüßung

Kapitel 1: An Sie, liebe Leser

Dieses Buch ist geschrieben für Therapeuten, Pflegekräfte, Ärzte – und auch für interessierte alte Menschen und deren Freunde, die nach Altbewährtem und nach Alternativen für alte Menschen suchen.

Das Buch ist in drei Bausteinen aufgebaut, die miteinander kombiniert, Anregungen für eine individuelle ganzheitliche Behandlung geben.

Der erste Baustein macht Sie mit verschiedenen Facetten alter Menschen vertraut:
Ich biete Ihnen an, bevor Sie sich dem Thema des erkrankten alten Menschen widmen, den Charme, die Einzigartigkeit und die Chancen dieses Lebensabschnitts kennen zu lernen.
Hier finden wir die Ressourcen, aus denen Therapie und Pflege schöpfen kann.

- Altern ist Entwicklung
- Tradition ist, das Feuer zu bewahren, nicht die Asche anzubeten
- Erlebenswertes Sterben

Der zweite Baustein lädt Sie ein, Zusammenhänge, Grenzen und Chancen von Erkrankung im Alter kennen zu lernen:
Die Kapitel dieses Bausteines beschäftigen sich unter übergeordneten Gesichtspunkten mit den Konsequenzen für einen kranken alten Menschen.
Ich halte es für wichtig, die Auswirkung des „Krank-Seins" in seiner Komplexität für den ganzen Menschen in seiner Körperlichkeit und in seinem Gefühlsleben darzustellen.
Da insbesondere im weitesten Sinne neurologische Erkrankungen die Integrität eines Menschen tief beeinträchtigen können, ist dieser Systematik der Schwerpunkt gewidmet.
Es liegt nicht in meiner Absicht, umfassend alle Erkrankungen alter Menschen von der Diagnose ausgehend in allen Einzelheiten darzustellen, sondern ich möchte einen Einblick in die Grundlagen von häufig vorkommenden Erkrankungsbildern geben, um dann die Auswirkungen für den Patienten zu betrachten.
Zur **ausführlichen** Beschäftigung mit einem **speziellen** Krankheitsbild beispielsweise aus dem neurologischen, orthopädischen, internistischen Formenkreis u.ä. verweise ich auf entsprechende Fachliteratur.

In diesem Baustein werden explizit besprochen:

- *Wenn der Zahn der Zeit nagt:* Grundsätzliches zum Blutgefäßsystem, zum Skelettsystem und zur Veränderung von Sinnesorganen beim alten Menschen.
- *Wenn sich reife Leistungen einstellen:* Physiologische und psychologische Aspekte des Alterns, der enge Zusammenhang zwischen psychischer Befindlichkeit, Wahrnehmung und Bewegung, Körperschemastörungen und belastende Situationen im Alter.
- *Wenn Langsamkeit Prinzip ist:* Bemerkungen über das Bewegen alter Menschen, „prinzipiell langsam" im Parkinsonsyndrom, und die Kultivierung der Langsamkeit.
- *Wenn die Hälfte plötzlich nicht mehr dazugehört:* Die Neurologie alter Menschen, Grundlagen des apoplektischen Insultes, wie sich das Gehirn nach einem Schlaganfall „helfen" kann, die „Funktionsausfälle" nach einem Schlaganfall im Überblick, das tiefgreifende Ereignis „Schlaganfall" für die Integrität eines Menschen, Gedanken zur Pflegebedürftigkeit.
- *Wenn Gedanken sich verlieren und Spüren wichtig wird:* Gründe, warum „da oben" was nicht stimmt, Suche nach verlorenen Spuren und die Gefühls- und Handlungslogik „verwirrter Menschen".
- *Wenn gesund und krank sich näher kommen:* Das ausschließliche Stückchen krank, gesund und krank als Partner, Nähe geben zum heilsamen Kranksein.

Der dritte Baustein gibt Ihnen konkrete Empfehlungen zu ganzheitlichen Behandlungsmöglichkeiten bei alten Menschen.
Hier werden Ihnen altbewährte und alternative Behandlungsverfahren vorgestellt.

- Basale Stimulation®, therapeutisches Führen und Körperschema-Therapien sind etablierte Konzepte, die im Kapitel *„Den Alltag erspüren"* zusammen mit weiteren Ansätzen vorgestellt werden.
- Das Kapitel *„Bewegung erfahren"* befasst sich mit allem, was die Seele bewegt und den Körper beweglich hält, gibt Tipps zur Seniorengymnastik und einen „Check-up" zur Rollstuhlversorgung.
- In *„Identität erhalten"* geht es um Biographiearbeit, Grundlagentherapie bei dementiellen Prozessen, das Selbst-Er-

haltungs-Konzept (SET) nach Romero und Einblicke in Validation nach Feil®.

- Der Schmerztherapie, dem Einsatz von Wickeln und ätherischen Ölen und den Möglichkeiten zur Entkriminalisierung von Inkontinenz, sind die Schwerpunkte von *„Wohlbefinden fördern"* gewidmet.
- Ein persönlicher Fragebogen über Schlafgewohnheiten und Zubettgeh-Rituale, die Gestaltung von Tag und Nacht für bettlägerige Patienten und Empfehlungen zu einigen Lagerungen sind Bestandteile des Kapitels *„Ruhe genießen"*.
- *„Miteinander gestalten"* befasst sich mit dem „Spaß an der Freud'", Besonderheiten der Nahrungsaufnahme, Feste feiern, Rhythmus erleben mit Musik und Mandalas und einem Beispiel für therapeutisches Vorgehen in der Kreativtherapie zum Thema „Bälle filzen".
- In *„Sterben erleben"* wird Ihnen Sentitas® vorgestellt, ein von mir entwickeltes Therapieverfahren für schwerstpflegebedürftige und sterbende alte Menschen.

Medikamentöse Therapien werden nur im Zusammenhang mit ihren Auswirkungen auf andere Behandlungsverfahren erwähnt. Auf die Darstellung weiterer, speziell ärztlicher Untersuchungs- und Behandlungsmethoden verzichte ich ganz.

Da „Altbewährtes und Alternativen für Alte Menschen" nicht nur als therapeutisches Arbeitsbuch, sondern auch als Lehrbuch für die theoretische und praktische Aus- und Weiterbildung konzipiert ist, findet dies in der Gestaltung besondere Berücksichtigung:

- Die Buchseiten sind mit einem breiten Rand ausgestattet, der Ihnen Raum für eigene Notizen bietet.
- Dort finden Sie auch die wichtigsten Erläuterungen zu Fachbegriffen und weiterführende Informationen
- Zu Beginn eines jeden Kapitels werden Sie kurz in die Thematik eingeführt.
- Am Ende vieler Kapitel finden Sie einige Vertiefungsfragen sowie Anregungen, wenn Sie sich näher mit der Thematik beschäftigen möchten.
- Die Literaturangaben und ein Stichwortverzeichnis finden Sie am Ende des Buches.

Zur Benutzerfreundlichkeit sind besonders hervorzuhebende Aspekte mit „Assistenten" markiert.

Ich möchte sie Ihnen vorstellen:

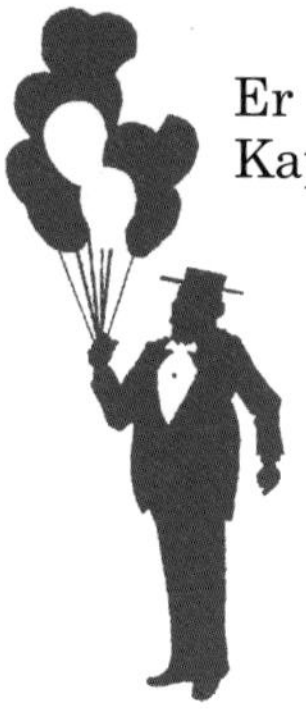

Er führt Sie in das
Kapitel ein

Er empfiehlt Literatur

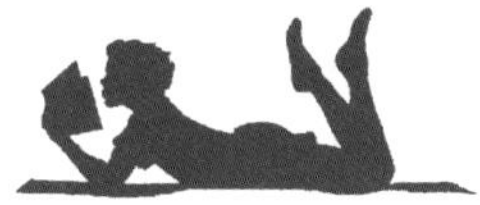

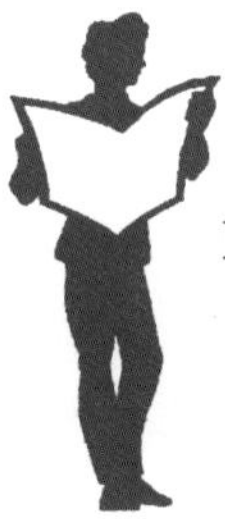

Er verweist auf andere Kapitel

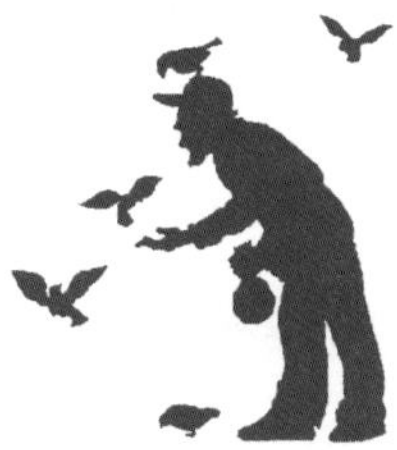

Er macht auf Besonderheiten aufmerksam

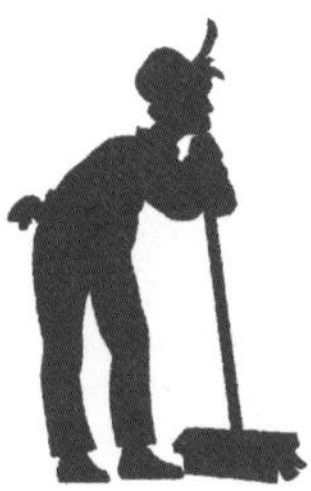

Er lädt ein zum Vertiefen
und Nachdenken

Alter – nicht als Defizit –, sondern als Entwicklungsmodell verstanden, ist die Philosophie meines zweiten Buches.

Lassen Sie uns gemeinsam, liebe Leser, einen Weg beschreiten, der nicht von defizitärer und insuffizienter Betrachtung alter Menschen ausgehend Therapie und Pflege im Minimalformalismus betreibt.

Ich wünsche Ihnen viel Vergnügen beim Lesen und Erproben altbewährter und alternativer Therapien zum wohlbefindlichen Umgang mit Menschen in einem wertvollen Lebensabschnitt.

Januar 2000
Sabiene Fenske-Deml

Kapitel 2: Gerne alt – über dieses Buch

Gewissermaßen als Fundament der folgenden „Buchbausteine“ möchte ich Sie in den Sinn und Unsinn heutiger Vorstellungen über das Alter einführen. Meine Erfahrungen mit alten Menschen und vor allem meine große Affinität zu ihnen, haben mich zu kritischer Überprüfung von Altersdefinitionen angeregt und sie bestimmen wesentlich meine therapeutische Arbeit und die Philosophie dieses Buches.

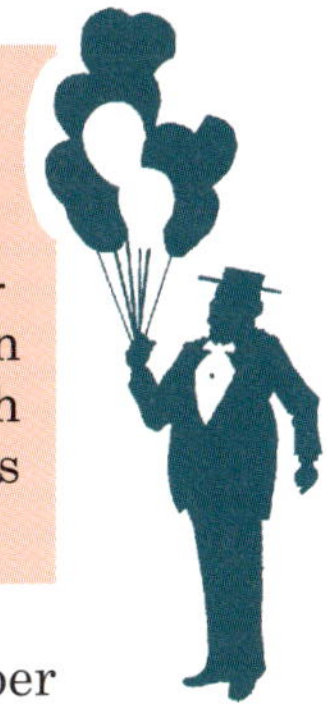

Werden Menschen in jüngeren Jahren gefragt, ob sie lieber alt werden möchten oder lieber früh sterben, so wünschen sich die meisten alt zu werden.
„Alt **werden**“ scheint ein Prozess zu sein, der langes Leben, die Realisierung von Plänen und Erfüllung von Wünschen verspricht.

Was steht am Ende dieses Prozesses? Alt **sein**? Beendet demzufolge das Alt-sein das Alt-werden?

Oder steht am Ende des Alt-Werdens das Sterben? Wieder ein Prozess. Und dann?

Der Mensch altert von Geburt an. Wünscht sich ein 12-Jähriger „alt zu werden“ so meint er damit nicht, dass er 24 oder 36 Jahre werden möchte (das ist immerhin doppelt, bzw. dreifach so alt!), sondern – na eben **alt**.

Als junger Mensch ist man oft für vieles „noch zu jung“ – als alter Mensch ist man für vieles „bereits zu alt“.

Aha. Also irgendwo ist die Grenze zwischen „alt“ und „zu alt“. Wo liegt sie? Wer legt sie fest? Und was ist, wenn sie überschritten ist? Lohnt es sich dann noch **alt zu werden**, wenn man bereits für dieses und jenes **zu alt ist**?

Betrachtet man die Darstellung alter Menschen in den Medien, so scheint die möglichst lange Fortführung von jugendlichen Attributen, Wesen eines „angenehmen“ Alters zu sein. Auch unter alten Menschen selbst, gilt der als bewundernswert, der „trotz“ seines hohen Alters „so jung“ geblieben ist. Steckt in dieser Anschauung der archaische Wunsch des Menschen nach ewiger Jugend und Unsterblichkeit?

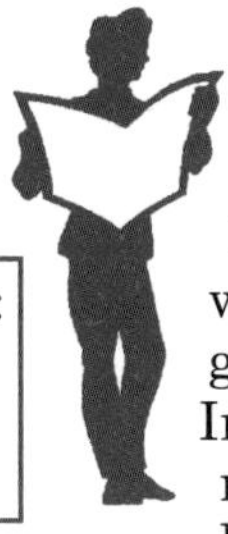

Kapitel 3: Altern ist Entwicklung

Der „Jugendkult“ unserer derzeitigen Gesellschaft, in den sich das Alter einzuordnen hat, ist keineswegs Ausdruck biologischer Normalität.
In anderen Kulturkreisen gilt z.B. „alt werden“ als notwendiger Lebensabschnitt zur Entwicklung einer vergeistigten Wesensform, die mit dem Tode erreicht wird. In Ruanda wird ein Lebensabschnitt beschrieben, der nach Ansicht dieser Kultur bereits „jenseits des Alters“ liegt.

Wenn auch die Lebensplanung darauf abzielt alt zu werden, fehlt es für das Alter selbst oft an Planung.
Das geplante Alter jüngerer Menschen bezieht sich meist auf einen aktiven Ruhestand, in dem „Gesundheit“ und „wirtschaftlicher Wohlstand“ einen „den Herbst des Lebens“ genießen lässt.
Die hochbetagten, greisen Jahre alten Lebens werden als unabänderliches Schicksal betrachtet, teils gefürchtet, und entziehen sich vermeintlich jeder Einflussnahme und Entwicklung. Selbst das Sterben, eine sicher eintretende Phase am Lebensende, erfährt kaum Planung. Außer diffusen Wünschen „schnell“ und „schmerzfrei“ zu sterben, gälte jedes Planen eines erfüllten Sterbens als unangebracht und taktlos (?)

Biomorph: durch das Leben bedingt

Welche Eigenschaften sind Kennzeichen alter Menschen über die biomorphen Attribute grauer Haare, Falten und eingeschränkter Beweglichkeit hinaus? Was kommt dazu an Starrköpfigkeit, vergrämter Miene, Ich-Bezogenheit und Misstrauen? Oder an Genussfähigkeit, Weisheit, Interesse an Neuem, Einsatzbereitschaft, Toleranz und Empathie?

Stellt sich bei Ihnen das Gefühl ein, dass die ersten Wesenszüge viel häufiger auf alte Menschen zutreffen als die zuletzt genannten?
So häufig, dass wir, besonders im Umgang mit kranken alten Menschen schon aufgehört haben uns darüber zu wundern? Dass wir insuffizientes und defizitäres Leben als „hausgemachte“ Eigenschaften des Alters anerkennen?

Mandala: mythisches Meditationsbild, in universeller, meist runder Urform. Hilft, beim Malen oder Bemalen, sich zu zentrieren.

Alter scheint tatsächlich durch ein stetiges „Aufhören“ gekennzeichnet zu sein, ohne etwas anderes neu zu beginnen.
In den ersten 20-30 Jahren eines Lebens wird so viel neu begonnen – danach wird nur noch beibehalten und schließlich aufgehört.

Was wäre wenn man nicht einfach aufhören würde, irgendetwas zu tun, ohne zwingenden Grund? Wenn

man einfach weitermachen und sich nur an seine veränderten Gegebenheiten anpassen würde? Oder wenn nur dann etwas beendet wird, wenn tatsächlich das Interesse verloren ginge, oder gewichtige Gründe vorliegen. Was kann stattdessen Neues ausprobiert werden?
Vielleicht kann auch „Altes“ „wiederbelebt“ werden ... Wenn Malbuch-ausmalen ein Vergnügen der Kindheit war – vielleicht wird das Ausmalen von „Mandalas“ zu einem Pläsier im Alter ...?

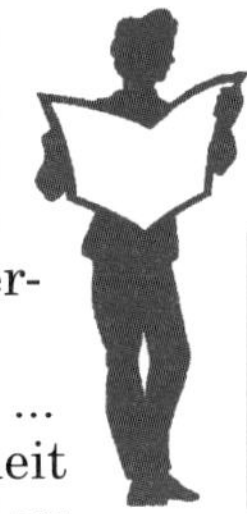

Kapitel 17: Miteinander gestalten

Forscher meinen, dass nach Gesichtspunkten des Fortschreitens der Evolution unserer Spezies ein maximales Alter von 110-120 Jahren erreichbar sein kann. Und tatsächlich zeigen die letzten hundert Jahre, dass Menschen immer älter werden. Dieses Zunehmen an immer mehr immer älteren Menschen führt leider zu einer inflationären Betrachtung des Wertes „Alter“.
Gemessen an der maximalen Lebenserwartung unserer Vorfahren wird unser relativ hohes Alter von 70, 80, 90 Jahren zur „Massenware“ und aufgrund seines häufigen Vorkommens zunehmend geringer geachtet. Nur wirklich „hochbetagte“ 95- oder 100-Jährige sind wieder bewundernswert.
Dennoch gibt es keine klaren Ergebnisse darüber, was Menschen denn tatsächlich so uralt werden lässt.
Die Gesichter dieser greisen Menschen erzählen jedoch von einer wundervollen Entwicklung in einem wertvollen Lebensabschnitt, den wir „Alter“ nennen.

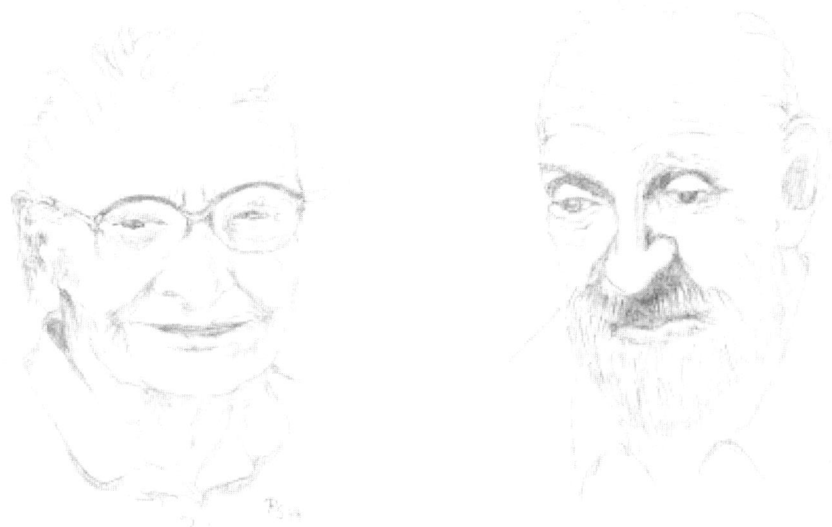

Abb. 1.: „Alte Menschen“ Zeichnung von Ruth „Hanni“ Straczowsky

Dieses Buch beschäftigt sich mit Alternativen und Altbewährtem für alte Menschen. Individuelles und „altersgerechtes" Eingehen auf diesen Personenkreis setzt voraus, seinen Blick für das Wesen des Alters zu erweitern und sich im Kontext kultureller und gesellschaftlicher Einflüsse zu sehen. Gerade die Neugier und Bereitschaft von Ihnen, liebe Leser, sich mit alten Menschen auseinander zu setzen und Alter als Entwicklung zu betrachten, bedeutet eine wertvolle Hilfe und vertrautes Geleit für unsere Patienten.

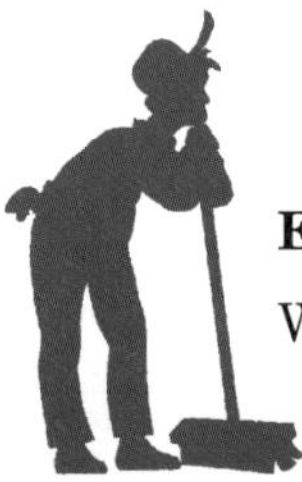

Empfehlungen zur Vertiefung der Thematik

Wie werden in den Medien „Altersbilder" vermittelt?
Erstellen Sie beispielsweise mit einer Zeitschriftencollage „Leitbilder" zum Thema „Alter" oder schneiden Sie Videoclips zusammen über die Darstellung alter Menschen in der Fernsehwerbung.

Teil 2

Baustein 1

Dieser Baustein macht Sie mit verschiedenen Facetten alter Menschen vertraut

BAUSTEIN 1

Zum Geburtstag

Guten Morgen sollt ich sagen
und ein schönes Kompliment,
und die Eltern ließen fragen,
wie die Tante sich befänd.
Und der Strauß wär aus dem Garten,
wenn man etwa danach fragt.
An der Türe sollt ich warten,
ob man mir wohl etwas sagt.
Und schön grüßen sollt ich jeden
und schön still sein, wenn man spricht.
Und schön deutlich sollt ich reden,
aber schreien sollt ich nicht.
Wenn man mir was geben wollte,
sollt ich sagen „danke schön".
Nach der Torte aber sollte ich nicht
unaufhörlich sehn.
Und schön langsam sollt ich essen,
stopfen sei hier gar nicht Brauch.
Und – jetzt hätt' ich's bald vergessen:
Gratulieren sollt ich auch!

(Altes Geburtstagsgedicht)

Kapitel 3: Altern ist Entwicklung

Stichworte:

Zum Ersten: die Frage nach der Spiritualität (alter) Menschen

- Platons „Ideenlehre“
- Die Entwicklung vom Hellenismus zum Christentum

Zum Zweiten: die Frage nach der Seniorität von Senioren

- Altersklassensysteme
- Ethnologische Betrachtungen

Zum Dritten: die Frage nach den Berührungspunkten in der therapeutischen Arbeit mit alten Menschen

- Die junge und die alte Generation
- Die Individualität der alten Menschen als „Vertreter einer Generation“

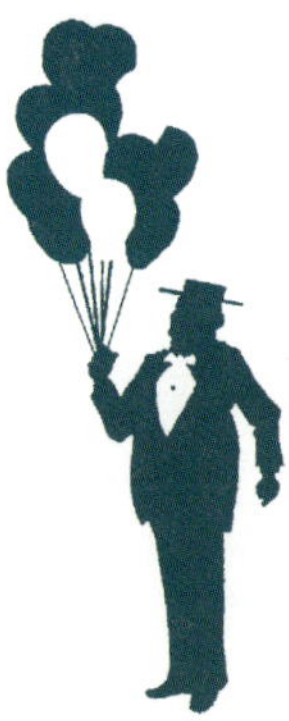

Der Mensch altert von Geburt an –
und er entwickelt sich von Geburt an.
Beendet Alter den Entwicklungsprozess? Oder erfährt gerade dieser Lebensabschnitt ganz unglaubliche Potenziale? Ist „Alter“ ein wichtiger Lebensabschnitt auf dem Weg zur „Vergeistigung?“ Gibt es ein Leben nach dem Tode? Gibt es eines davor? Welchen Stellenwert hat dabei die zunehmende Erkrankung im Alter? Widerspricht Gebrechlichkeit und Tod der Theorie einer „Entwicklung“ zu einer „höheren“ Daseinsform? Ist mit dem Tode alles zu Ende? Welchen Wert hat langes Leben?
Dieses Kapitel entführt Sie, liebe Leser, zu einigen soziologischen, gerontologischen, ethischen und philosophischen Überlegungen in der Frage, mit welchem Lebensabschnitt wir es zu tun haben könnten...

Zum Ersten: die Frage nach der Spiritualität (alter) Menschen.

Platon, (427 – 347 v. Chr.) war Philosoph und Schüler Sokrates. Während Sokrates und die Sophisten vor ihm zwischen ewig dauernden, unveränderlichen und sich stets verändernden, „fließenden“ Anteilen der Natur und des Men-

schen unterschieden, kam Platon zu der Überzeugung, dass einerseits alles „fließt“ und stets veränderlich ist, es gäbe keinen Grundstoff, der nicht in Auflösung übergehe, andererseits ist alles **gleichzeitig** beständig und zeitlos.
Den zeitlosen, ewigen Anteil bezeichnete Platon als „Form“, als abstraktes Muster, als einen *gemeinsamen Ursprung,* nach dem sich alles gebildet habe.

Platon übte u.a. die Lehrtätigkeit aus und gründete eine eigene Schule (Akademie). Neben der Pflege der Wissenschaft ging es ihm auch um die Reform des politischen Denkens.

Platon begriff, trotz aller individuellen Unterschiede, die gemeinsamen Ähnlichkeiten vieler Naturphänomene und Lebewesen. Neuzeitliche Wissenschaft bestätigt dies mit Entdeckungen wie z.B., dass die Pupille und Iris des menschlichen Auges dem Bild der verdunkelten Sonne und ihrer Korona sehr ähnelt. Oder, dass es Phänomene im All gebe, die in ihrer Form einzelligen Lebewesen unseres Planeten entsprechen.

Diese „Formen“ nannte Platon „Ideen“. Hinter unserer, durch unsere Sinne wahrgenommenen „Realität“ oder „Sinnenwelt“, läge eine weitere Wirklichkeit, die der ewig währenden „Urbilder“ oder „Ideen“.
Wir bezeichnen diese Auffassung Platons als seine „Ideenlehre“.

Beide Welten sind uns nach Platon zugänglich: Die „Sinnenwelt“ über – wie der Name schon sagt – unsere Sinneswahrnehmungen. Mit ihnen werden wir feststellen, dass in der „Sinnenwelt“ alles fließt – (panta rei) und vergänglich ist – auch der Teil unserer Existenz, den wir als unser menschliches Leben bezeichnen.
Die „Ideenwelt“ lässt sich nicht mit den Sinnen erkennen, sondern mit dem, was Platon „Vernunft“ nannte. Die Ideenwelt ist unvergänglich.
Die „Vernunft“, wie Platon es bezeichnete, befindet sich in diesem Etwas, dessen Existenz wir uns sicher sind, es aber trotzdem nur unklar benennen können: Platon bezeichnete es als „Seele“. Ich weiß nicht, wie Sie es nennen. Mir ist es vertraut unter den Begriffen des „Höheren Selbst“ und der „All-Einheit“.

Da die „Seele“ oder „All-Einheit“ unvergänglich ist, muss sie also schon vor unserem individuellen Leben existiert haben – in der „Ideen-Welt“. Unsere Spezies bedient sich ihres Gehirns, um sich in der Welt zurechtzufinden. Obwohl die neuronalen Möglichkeiten einen fantastischen Mikrokosmos darstellen, tun sie sich auf unserer Ebene der Evolution offensichtlich schwer, ohne weiteres Zugang zu der „Ideenwelt“

zu finden. Der Mensch erlebt jedoch, wie vermutlich alle Lebewesen, eine Art „Sehnsucht“ zu dieser Form der Wirklichkeit. Über die vielen Jahrtausende auf unserer Erde hinweg bezeugen Kulturen und Religionen auf vielfältige Art die Bemühungen des Menschen, Kontakt mit seiner „Seele“, seinem „universellen Bewusstsein“ in dieser „Ideen – Welt“ zu bekommen.

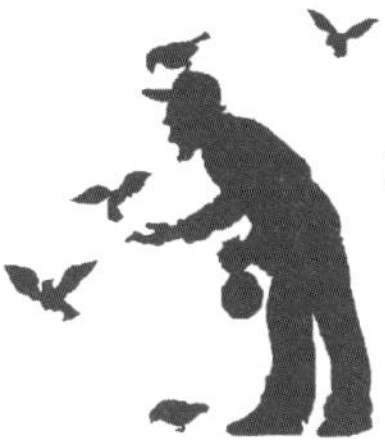

Dennoch gelingt es den meisten Menschen bis heute nicht, ihre „alltägliche“ und ihre „spirituelle“ Realität miteinander zu verbinden.
Unser Kulturkreis und unsere Zeit gewähren wenig Möglichkeiten. Jedoch bieten sich immer wieder Situationen an, die engen Strukturen zu erweitern. Auch Erkrankungen können solche Situationen sein.

Platons „Ideen-Lehre“ war in der Geschichte der Philosophie nicht unumstritten. Wie ein roter Faden zieht sich jedoch durch die Jahrtausende die Bemühung, das „Sein“ und das „Sein-hinter-dem-Sein“ aufzuspüren.
Betrachten wir Bäume, die uns im Wechsel der Jahreszeiten vorleben, dass nach dem Fallen der Blätter und dem scheinbaren Tod der Pflanze im Frühjahr wieder neues Leben entsteht.

Betrachten wir die Thesen der Astrophysik, die unser Dasein lediglich in einer „linearen“ Form der Zeit sehen, in der das, was wir Vergangenheit, Gegenwart und Zukunft nennen, „künstliche“ Begriffe sind, aus unserer Unfähigkeit entstanden, Zeit nicht „gleichzeitig“ wahrzunehmen, sondern nur nacheinander. Wo immer wir unsere Betrachtungen ansetzen – immer stoßen wir auf die Frage nach dem Davor und dem Danach unserer Existenz.

Die Spätantike war von der Epoche des „Hellenismus“ geprägt, die griechische Kultur dominierte, gleichzeitig verschwanden aber auch die Grenzen anderer Kulturen und Religionen. Es ergab sich eine Religionsmischung.
Der Hellenismus ähnelte der Situation unseres 20. Jahrhunderts, in dem eine zunehmend internationale Gemeinschaft die Vielzahl an kulturellen und religiösen Sichtweisen zusammenwirft – mit allen Chancen und Gefahren.
Auf dieser Ebene entstanden aber auch wieder philosophische Bestrebungen, die Ethik des Menschen zu definieren.
Der Neuplatonismus baut auf Platon auf und sagt, dass in allem, in belebter und unbelebter Natur, „Alleinheit“, „Seele“ oder „Gott“ vorhanden sei, und damit ewig während. Alle Kulturen beschreiben und beschrieben mystische Erlebnisse des „Näher-Kommens“ mit der „Weltseele“.

Große Teile Mittel- und Südeuropas, auch der Bereich, den wir heute als „Deutschland" bezeichnen, gehörte damals dem „indogermanischen Kulturkreis" an. Dieser war unter anderem vom Glauben an viele verschiedene Götter geprägt. Die beiden heutigen großen östlichen Weltreligionen, Hinduismus und Buddhismus, sind indogermanischen Ursprungs und auch viele Bräuche und Rituale unserer Zeit, wie das Feiern von Sommerwende, das Eierfärben zu Ostern oder das Feiern von Sylvester sind Riten, in denen die „All-Anwesenheit" von Göttlichem, entsprechend den Grundlagen von Hinduismus und Buddhismus, zum Ausdruck gebracht wird.

Ein ganz anderer Kulturkreis ist der der Semiten, der seinen Ursprung in Arabien hat, aber sich ebenso wie der indogermanische über weite Teile ausbreitete. Die drei Religionen, Judentum, Christentum und Islam haben einen gemeinsamen semitischen Ursprung. Der Koran und das Alte Testament sind in ähnlichen Sprachen verfasst.
Allen drei Glaubensrichtungen ist die Überzeugung gemeinsam, dass es nur einen Gott gibt (Monotheismus) und dass die Geschichte linear sei, d.h. einen durch Gott geschaffenen Ursprung habe, und er von da an auch die Geschichte beeinflusse. Im Gegensatz zu den „östlichen" Religionen wird jedoch eine deutliche „Hierarchie" zwischen Gott und seinen Geschöpfen beschrieben.

Das Christentum wurde zunehmend von der hellenistischen Philosophie geprägt. Während Islam und Judentum beispielsweise bis heute eine Art Bildverbot von der Darstellung Gottes haben, legt das Christentum Wert auf visuelle Eindrücke von Heiligen, wie auch die Indogermanen in ihren vielen Malereien und Skulpturen von Gottheiten.

Das in unserer Zeit und unserem Kulturkreis etablierte „Christentum" ist auf einen Mann zurückzuführen, der Jesus hieß und vor ca. 2000 Jahren gelebt hat.
Viele Jahrhunderte zuvor wurde die Ankunft eines „Messias" verkündet, der helfen sollte, das jüdische Volk, ja die ganze Welt zu retten. Der Begriff „Messias" tauchte schon viele Male zuvor zur Bezeichnung von Königen auf, die gesalbt wurden, um als Mittler zwischen Gott und dem Volk, den Menschen zu fungieren. Die Könige, die in einer derart engen Beziehung zu Gott standen, nannten sich oft auch „Gottes Sohn" und ihr Territorium „Gottes Reich".
Insofern war die Ankündigung eines neuen „Messias" eine durchaus politische.
Jesus tat jedoch nichts dergleichen und verkündete statt militärischer Stärke ganz ungeheuere Thesen von Nächstenlie-

be und vor allem Feindesliebe – womit der Ausdruck „Messias“ eine völlig neue Bedeutung bekam. Auch der zornige, rachlustige Gott, den es zu besänftigen galt, wurde in seiner Interpretation ein verzeihender und gerechter Gott, in dessen Reich die Menschen nach ihrem Tode eingehen sollen.

Während Sterben und der Eintritt des Todes in fast allen Abschnitten menschlichen Lebens unangebracht zu sein scheint, wird er im Alter erwartet.

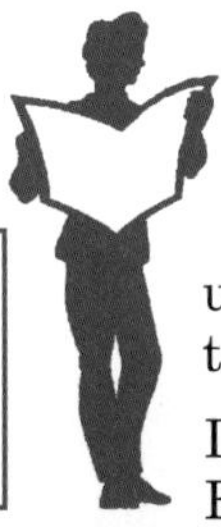

Hierzu auch Kapitel: 5 und 18

Das konkrete Beschäftigen mit Glauben und Religiosität in Verbindung mit der Frage nach dem Tod gehört sicher in die Hände seelsorgerischer Betreuung. Ich habe alte und sterbende Menschen erlebt, die keine definierten Bedürfnisse dahingehend hatten und für die das behutsame Angebot allgemeinen spirituellen Erfahrens sehr wohltuend war.

Das Alter bringt uns unweigerlich an die spirituelle Ebene unserer Realität. Der kleine Ausflug auf den letzten Seiten lässt erahnen wie vielgestaltig – abhängig oder unabhängig von religiösem Denken – diese spirituelle Ebene beschaffen sein kann.

Wenn wir uns mit alten Menschen „ganzheitlich“ auseinandersetzen wollen, kommen wir an dieser spirituellen Seite nicht vorbei, auch nicht an unserer eigenen.

Zum Zweiten: die Frage nach der Seniorität von Senioren

Unsere lineare Wahrnehmung von Zeit bezieht sich selbstverständlich auch auf das Altern eines Individuums. Die verschiedenen Lebensalter treten nacheinander auf, sie werden beispielsweise als Kindheit, Jugend, Erwachsenenalter, „Reife Jahre“ und Alter bezeichnet. Wie die Abschnitte menschlichen Lebens auch immer aufgeteilt sein mögen, allen ist das geregelte Nacheinander dieser Altersgruppen gemeinsam.

Soziologisch sind die Altersgruppen in Altersklassensysteme eingeteilt. Die Altersklassen sind Träger gesellschaftlicher und politischer Funktionen: Kindheit und Jugend sind gekennzeichnet durch Sozialisation und Ausbildung, die jungen Erwachsenenjahre stehen für die Familiengründung, in den reifen Erwachsenenjahren sollte man sich familiär und beruflich etabliert haben... usw.
Die Frage, welche soziologische Funktion der Klasse der alten Menschen obliegt, wird kulturell sehr unterschiedlich gesehen.

Aber nicht nur kulturelle Aspekte verschiedener Völker spielen eine Rolle. Auch das jeweilige politische System, die Technisierung einer Gesellschaft, der Bildungsstand einer sozialen Schicht und nicht zuletzt familiäre und vor allem individuelle Erwartungen an das eigene Alter bestimmen den Stellenwert eines „alten Menschen“.

Somit ist es nicht möglich, ein einheitliches Bild „alter Menschen“ zu zeichnen. Es lohnt sich aber, sich die Vielfalt unterschiedlicher Betrachtungsmöglichkeiten vor Augen zu führen, denn auch wir sind eingebunden in soziale Strukturen und ich empfinde es als hilfreich, bei der Suche nach Alternativen, den Blick für andere Kulturen zu erweitern. Dies hat außerdem einen ganz praktischen Aspekt, den Kolleginnen und Kollegen, die in Institutionen mit ausländischen Patienten arbeiten, sicher kennen: Der therapeutische Zugang wird erleichtert, wenn man Einblick in die kulturellen und sozialen Hintergründe eines Menschen hat.

Zwei Fragen ergeben sich also aus dem soziologischen Phänomen der „Altersklassensysteme“:

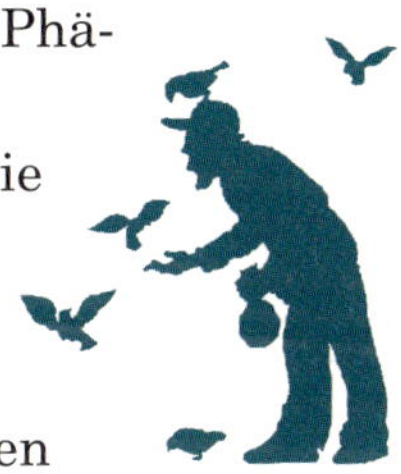

1. Wie rigide ist das jeweilige Altersklassensystem, wie viel Spielraum lässt es dem Einzelnen sich zu entfalten?
2. Welchen Stellenwert hat „Alter“ in diesem System, welche Bewertung kann „Alter“ erfahren, angefangen von hohem Respekt, bis hin zur Geringschätzigkeit?

Diese Fragen stellen sich im Übrigen nicht nur auf ethnologischer Ebene, sondern im ganz alltäglichen Umgang mit unseren Patienten, z.B. welche Erfahrungen der jetzt alte Mensch seinerseits in jüngeren Jahren mit alten Menschen gemacht hat.

Ethnologie: Völkerkunde

Ethnologische Altersforschung wird überwiegend in den Ländern der sog. „Dritten Welt“ durchgeführt, da diese Gesellschaften als sehr traditionell beschrieben werden und sich damit ein Forschungsfeld erschließt, das Rückschlüsse auf die Wurzeln menschlicher Kultur und Sozialisation zulässt.
Dem afrikanischen Kulturkreis sagt man nach, dass alte Menschen dort sehr ehrfürchtig respektiert würden und von großem Einfluss seien.
Es heißt: „Wenn in Afrika ein Greis stirbt, verbrennt eine Bibliothek.“

Auch dies ist differenziert zu sehen. In Ruanda bezeichnet man beispielsweise einen Lebensabschnitt als den „jenseits des Alters“ (“ikibuza“), der durch Schwäche gekennzeichnet ist. Während die Zeit des Altseins (“igihumuza“) in körperlich und geistiger Stabilität positiv besetzt ist, verliert der altersgeschwächte Mensch im „Nicht-mehr-alt-Sein“ diese Anerkennung.

Die Einteilung in die Altersklassen igihumuza und ikibuza ist von der individuellen Befindlichkeit des alten Menschen abhängig.

Konfuzius (551-479 v. Chr.) Begründer der „Lehre des Edlen“, in der als Haupttugenden Menschenliebe, Rechtschaffenheit und Ehrerbietung dargestellt werden, auf denen die Verhaltensnormen in zwischenmenschlichen Beziehungen basieren. Wichtigste religiöse Praxis ist der Ahnenkult.

In China bestimmen eher gesellschaftliche als individuelle Faktoren die Klasse der „alten Menschen“. Die Regeln für das Zusammenleben sind durch den Konfuzianismus geprägt, der auf der Vorstellung einer natürlichen Hierarchie in Staat und Familie aufbaut. Der 60. Geburtstag eines Mannes bzw. die Hochzeit seiner Enkel lassen ihn die Grenze zum Alter überschreiten. Nach der Darstellung Konfuzius' ist das Alter ein essentieller Abschnitt im Reifungsprozess zur Persönlichkeitsentwicklung.

Die Beifügung der Silbe „lao“ (= alt) zum Namen ist eine Respektsbezeugung.
Mit wachsender Anerkennung des alten Mannes in der Öffentlichkeit sinkt jedoch sein Einfluss innerhalb der Familie.

In Japan wird im politischen und wirtschaftlichen Bereich eine Art Gerontokratie betrieben, angesichts der vielen einflussreichen hochbetagten Politiker und Wirtschaftsbosse.
Aber auch in künstlerischer Hinsicht wird dem gealterten Schauspieler der besondere Reiz des „ibushi-gin“, des oxidierten Silbers zugesprochen, an dem es jungen Menschen mangelt. Gleichzeitig wird aber auch vom alten Menschen Betätigung in kulturell-künstlerischer Hinsicht erwartet, will er sein soziales Ansehen behalten.

Während der Buddhismus allgemein das Alter als den wertvollsten Lebensabschnitt beschreibt, kennt der japanische Buddhismus hingegen auch die pessimistische Einschätzung des Alters, das den Menschen mit Krankheit und Siechtum vor Augen führt, wie sinnlos es sei, am Leben zu hängen. Daraus entstanden sind religiös motivierte Selbstmorde noch rüstiger alter Menschen, die sich nicht „einer welken Kirschblüte gleich am Zweig festklammern“ wollten.

Die Kulturen unserer Erde kennen das Aussetzen und Verlassen alter Menschen, damit sie sterben (oder von Tieren

getötet werden), sie kennen massive Reglementierungen der Sexualität alter Menschen, in denen sie Frauen nach dem Klimakterium verbieten, mit einem Mann zu schlafen, sie kennen Veränderungen von Geschlechterrollen, in denen alten Männern, die aufgrund nachlassender Kräfte „nur noch" Frauenarbeiten ausführen können, auch die Rolle der Frau zugewiesen wird.
Die Kulturen unserer Erde kennen auch die Erhebung von Greisen in göttlichen Status, die Zuweisung heilender Kräfte, sie kennen Altenverehrung und Ahnenkult.

In unserer Gesellschaft bilden alte Menschen häufig eine Randgruppe im scheinbar unversöhnlichen Gegensatz zwischen „Alt" und „Jung".
Alte Menschen gelten in wirtschaftlicher Hinsicht als unproduktiv und die zunehmende „Überalterung" Deutschlands hängt wie ein Damoklesschwert über den Generationen.
Der wirtschaftliche Aspekt unserer Kultur ist nicht zu unterschätzen. Die Medien suggerieren uns, dass Jugendlichkeit, Fitness und Konsum die Grundpfeiler der Lebensqualität darstellen. Entsprechend führen Betrachtungen des alternden Körpers zwingend zur Stigmatisierung des Alters an sich, was auch in der Sprache seinen Ausdruck findet:
„Der Alte" oder „die Alte" sind extrem negativ besetzte Begriffe, auch körperliche und geistige Veränderungen im Alter werden häufig mit Bezeichnungen wie „Verfall", „Abbau" u.ä. in Verbindung gebracht.

„Alt-sein" wird pathologisiert, dem biologischen Vorgang des Alterns wird immense Bedeutung beigemessen, ein Verlauf, der scheinbar keine Handlungsmöglichkeiten mehr offen lässt.

Auch die Selbstbilder alter Menschen sind häufig von Insuffizienz-Gefühlen des „Nicht-Mehr-Könnens" und „Nicht-Mehr-Wert-Seins" geprägt.

Das Gespenstische an diesen Selbstbildern ist dabei nicht, dass im Alter tatsächlich diese oder jene Fähigkeiten aus jüngeren Jahren nachlassen. Völlig blödsinnig, wenn man dies ignorieren würde. Das Gespenstische ist, dass es sich für viele alte Menschen offensichtlich verbietet, nach der Entwicklung anderer Fähigkeiten zu suchen, die ihrerseits eben in jungen Jahren noch nicht vorhanden waren!

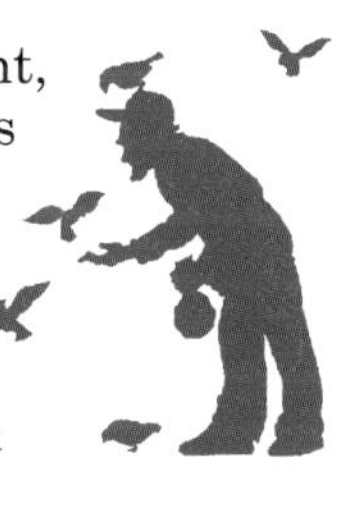

Wieder ist es unsere wirtschaftliche Subkultur, die hier schon einen Schritt weiter ist: Bei vielen alten Menschen ist durchaus etwas vorhanden, woran es in jüngeren Jahren oft mangelt: die Kaufkraft!

Die Medien der letzten 5 Jahre zeigen es deutlich von Nivea-Creme bis Werthers Original Bonbons – alte Frauen und Männer werben erfolgreich für die Produkte. Und genau betrachtet werben sie nicht nur mit Fitness und Jugendlichkeit – sie werben auch mit vermeintlich Unattraktivem: mit Falten und Lebensweisheit.
Während also die gut situierte Frau mit einer speziellen Pflegeserie ihre Falten erfolgreich in Szene setzt, bleiben diese für weniger konsumfähige Geschlechtsgenossinnen das, was sie sind: Alters-Stigmata.

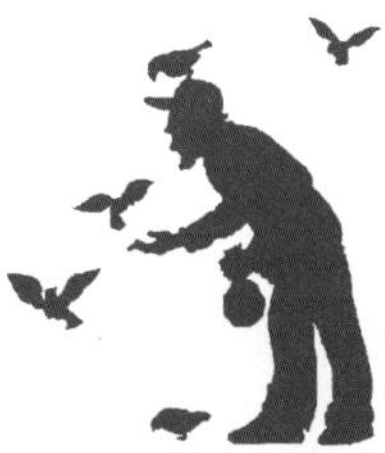

Jetzt wäre es eigentlich nur noch ein ganz kleiner Schritt die Aufwertung von Altersattributen nicht (nur) von wirtschaftlichen Kriterien abhängig zu machen, aber so weit sind wir nicht. Noch nicht.
Denn es gehören zwei dazu: Die Jungen, die sich dem Wert des Alters öffnen und ihn in ihre Zeit integrieren und die Alten, die ihrerseits zur Integration „alter" Werte in die „junge" Zeit beitragen, anstatt ewig-gestrig längst Vergangenem nachzuhängen.
Dies würde jedoch eine generelle Akzeptanz des Alters bei alten Menschen voraussetzen. Eine mir sehr gut bekannte alte Dame kommentierte mein Vorhaben, ein Buch über alte Menschen zu schreiben mit den Worten: „Och, – warum schreibst Du nicht lieber über etwas Erfreuliches?"
Da mit zunehmendem Alter jedoch der unerfreuliche Zustand näher rückt, versucht man ihm den Schrecken zu nehmen, in dem man zu einem Senioren mutiert. Das ist doch etwas ganz anderes. Senioren bewohnen „Senioren – Residenzen" statt „Altenheime", sie unternehmen „Seniorenreisen", besuchen „Seniorenclubs" statt „Altennachmittage" und essen – verzeihen Sie bitte – ab und zu auch einen „Seniorenteller".

Wie ist es um die Seniorität der Senioren bestellt?
Das Prinzip der Seniorität enthält grundsätzlich die Möglichkeit, im Alter eine bedeutende soziale Position zu erreichen. In Kulturen, in denen das Senioritätsprinzip herrscht, sind die Alten Träger der wirtschaftlichen Macht und des kulturellen Wissens und haben großen Einfluss auf die nachfolgende Generation.

Ich möchte mich an dieser Stelle nicht weiter mit den Vorteilen und Nachteilen einer vom Senioritätsprinzip bestimmten Kultur beschäftigen.
Jedoch halte ich es für angebracht, nach der sozialen Position von Senioren im Sinne der Seniorität zu fragen. Und zwar weniger nach der wirtschaftlichen oder gesellschaftlichen, son-

dern nach der ganz individuellen sozialen Position eines jeden alten Menschen, eines Seniors oder einer Seniorin.

Vieles trägt zum sozialen Ansehen eines alten Menschen bei: die herrschende Gesellschaft, das Kulturgut, die nachfolgende Generation – aber auch der alte Mensch selbst.
Der alte Mensch, der sich gerne als Senior sieht, übernimmt damit auch die Verantwortung für die Souveränität und Autorität der alten Generation. Ich verstehe Autorität im ursprünglichen Sinne als Bereichern anderer mit Wissen und Ethik, nicht im gerne missbrauchten Sinn von Rechthaberei und Machtgetue. Alt zu sein ist ebenso wenig ein Verdienst wie ein Makel.
Und es ist für unsere oft stigmatisierenden Ansichten über alte Menschen nicht nur „die Gesellschaft" verantwortlich. Alte Menschen tragen selbst oft zur Geringschätzung dieses Lebensabschnitts bei.

Die kritische Auseinandersetzung mit dem Alter und seinen Tugenden ist keine neuzeitliche. Theresia von Avila (1515 – 1582) schickte ein Gebet zum Himmel mit der Bitte um Unterstützung in dieser Sache. Dieses Gebet möge die Frage der Seniorität von Senioren beenden und zu den Berührungspunkten alter Menschen hinüberführen.

> Theresia v. Avila reformierte den Karmeliter Orden. Ihre Schriften gehören zur klassischen spanischen Literatur. In ihrem Hauptwerk „Die Seelenburg" gab sie eine systematische Darstellung des mystischen Lebens.

Oh Herr, du weißt es besser als ich,
dass ich von Tag zu Tag älter werde
und eines Tages alt.

Bewahre mich vor der Einbildung bei jeder
Gelegenheit
und zu jedem Thema etwas sagen zu müssen.

Erlöse mich von der großen Leidenschaft,
die Angelegenheiten anderer ordnen zu wollen.

Lehre mich, nachdenklich – aber nicht grüblerisch,
hilfreich – aber nicht diktatorisch zu sein.
Bei meiner ungeheuren Ansammlung von Weisheit
erscheint es mir schade, sie nicht weiterzugeben,
aber du verstehst – Herr, dass ich mir ein paar
Freunde erhalten möchte.

Bewahre mich vor der Aufzählung endloser
Einzelheiten
und verleihe mir Schwingen, zur Pointe zu gelangen.

Lehre mich zu schweigen über meine Krankheiten
und Beschwerden.

Sie nehmen zu, und die Lust, sie zu beschreiben,
wächst von Jahr zu Jahr.
Ich wage nicht, die Gnade zu erbitten,
mir die Krankheitsschilderungen anderer mit Freude anzuhören,
aber lehre mich, sie geduldig zu ertragen.

Lehre mich die wunderbare Weisheit, dass ich irren kann.

Erhalte mich so liebenswert, wie möglich.

Lehre mich, an den anderen Menschen unerwartete Talente zu entdecken,
und verleihe mir, oh Herr, die Gabe,
sie auch zu erwähnen.

(Theresa v. Avila)

Zum Dritten: die Frage nach den Berührungspunkten in der therapeutischen Arbeit mit alten Menschen

Simone de Beauvoir, 1908-1986; franz. Schriftstellerin, Lebensgefährtin von J.P. Sartre. Frauenrechtlerin. Schrieb u.a. 1970 ein Essay: „Das Alter".

„Wollen wir vermeiden, dass das Alter zu einer spöttischen Parodie unserer früheren Existenz wird, so ... haben wir weiterhin Ziele zu verfolgen, die unserem Leben einen Sinn verleihen; ... man muss sich wünschen, auch im hohen Alter starke Leidenschaften zu haben, die uns ersparen, dass wir uns nur mit uns selbst beschäftigen."

(Simone de Beauvoir)

Das Gefühl „alt zu werden" tritt nicht nur im eigentlichen Alter auf, sondern immer wieder zwischen 18 und 88.
Nicht nur die kalendarischen Jahre und das „biologische Alter", sondern auch die Gesamtqualität des Lebensgefühls und der Selbsteinschätzung beeinflussen den Alterungsprozess.

Alte Menschen blicken auf 60, 70, 80 Jahre gelebtes Leben zurück, welches ihr Alter entscheidend mitbestimmt. Lebensphasen, von denen wir jüngeren Menschen nur aus der Geschichte wissen.
Die Erfahrungen dieser Jahre beeinflussen die heute alten Menschen und bieten die Grundlage für unsere gerontotherapeutische Arbeit, an der wir anknüpfen können, ja – anknüpfen müssen.

Ein Beispiel hierzu, von einer eng befreundeten Fachschwester für Geriatrie, kann dies verdeutlichen: Wenn Sie ein Loch in einem Socken stopfen möchten, kann nicht nur das Loch Zentrum Ihres Interesses und Ihrer Bemühungen sein. Sie benötigen für Ihre Arbeit das umliegende, noch intakte Wollgewebe, in dem Sie die Fäden verankern, um neues Gewebe zu schaffen.

Wir Gerontotherapeuten benötigen auch das in vielen Jahren gewachsene „Gewebe" der Persönlichkeit unserer Patienten, an dem wir anknüpfen können, um zu helfen, zu lindern und zu heilen.
Und dazu gehören vor allem die energetischen Anteile der Genussfähigkeit, der schönen Erinnerungen, des Selbstbewusstseins.

Wir, und mit „Wir" meine ich alle, die sich noch nicht selbst zur „alten Generation" hinzurechnen können, haben es mit Menschen zu tun, die in ihren Kindertagen bzw. Jugendjahren einen Krieg erlebt haben. Wir haben es mit Menschen zu tun, deren Überlebenswille und Einsatzbereitschaft in den Nachkriegsjahren die Grundlage für eine Gesellschaft geschaffen hat, die Wohlstand genießt und Frieden, der bis heute andauert. Wir haben es mit Menschen zu tun, für die wir nach dem Generationenvertrag Sorge tragen, die dank medizinischen Fortschritts immer älter werden und deren Einfluss auf die Gesellschaft der heutigen Zeit immer geringer.

Ich habe es nicht als einfach erlebt, mehr über alte Menschen zu erfahren. Ihr Selbstbild gibt Ihnen zu verstehen, dass Ihre Belange für die „jüngere Generation" nicht von Interesse sei, daher war es oft sehr mühsam, sie zum Erzählen anzuregen. Das größte zu überwindende Hindernis in der Thematisierung waren jedoch mit Abstand die „Kriegsjahre".

Wie wird es sein, wenn meine Generation einmal alt geworden ist? Wenn ich aufgefordert werde, von meinen Kindertagen zu berichten, glaube ich mich daran zu erinnern, dass eine Zeit lang damals die SPD an der Regierung war und der Bundeskanzler hieß Brandt. So viel dazu. Ansonsten verfüge ich über unerschöpfliche Vorräte an Erzählungen über Spiele und Schulzeit, Mama und Papa, meine Tiere, Freunde, Eisdielen, Diskotheken und dergleichen. Wird man meiner Generation einmal vorwerfen, dass sie nicht genug gegen Ausländerfeindlichkeit unternommen hat? Werden wir als Sympathisanten der Stasi kritisiert, weil wir nicht gegen das DDR-Regime gekämpft haben?

War es ein Fehler, nicht vehement genug gegen Hühnerhaltung in Legebatterien zu protestieren? Werden wir auch einmal das Gefühl bekommen, uns für irgendetwas rechtfertigen zu müssen?

In aller Deutlichkeit: Das Regime des Dritten Reiches war schrecklich und die Gräueltaten unentschuldbar! Und unter der jetzt alten Generation befinden sich ebenso Menschen, deren Intelligenz, Ethik und Achtsamkeit vor dem Leben sich auf den unteren Abschnitt ihres Rückenmarks beschränkt, wie in der „jungen Generation". Ich habe es aber satt, jede biographische Arbeit alter Menschen mit Rechtfertigungen oder Verherrlichungen auszustatten.

Wir haben die alten Menschen individuell einzuschätzen, und nicht als „Vertreter einer Generation", ob sie unseren Respekt verdienen – oder eben nicht. Und um dies beurteilen zu können, bedarf es mehr, als Pauschalisierungen über „die Zeit von damals". Von beiden Seiten. Und es bedarf des wohlwollenden Interesses, der Empathie und des achtsamen Umgangs.

Unsere alten Menschen, die wir unsere „Patienten" nennen, sind Kinder ihrer Zeit, wie wir auch. Therapeutische, pflegerische und ärztliche Qualität stützt sich auf diese Ressourcen.
Meinen Erfahrungen nach sind viele dieser Ressourcen wertvoll, hilfreich und heilsam.

Lassen Sie uns also auf Entdeckungsreise gehen.

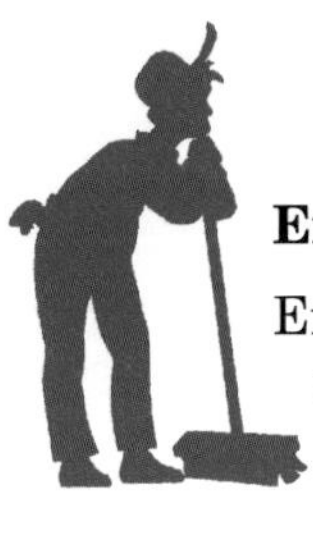

Empfehlungen zur Vertiefung der Thematik

- Erläutern Sie mit eigenen Worten den Begriff „Senioritätsprinzip".
- Wie würden Sie die Entwicklung vom „Greis" zum „Rentner" als soziologisches Phänomen charakterisieren?

Kapitel 4: Tradition ist, das Feuer zu bewahren...

Stichworte:

Zum Ersten: Betrachtung einer „Normalbiografie“
Zum Zweiten: Rückschau auf die eigene Biografie
Zum Dritten: Frage nach der Lebenserfahrung

In der Mitte des Lebens liegt meist eine Phase des kritischen Überprüfens des bisherigen Lebens. Damit geht einher, dass der Mensch sich bewusst wird, dass seine Lebenszeit begrenzt ist und Überlegungen angestellt werden, ob die gesteckten Ziele „noch“ erreicht werden können.
Altern kann als eine zunehmende Annäherung an persönliche Lebensziele verstanden werden. Gleichzeitig fühlen sich Menschen, gleich welcher Altersgruppe, in der Regel „jünger“ als sie eigentlich sind. Dies kann damit zusammenhängen, dass insbesondere bei alten Menschen „Alter“ als selbstwertabträglich eingestuft wird, andererseits ist das jeweils „jung“ fühlen aus der Vergangenheit bekannt und vertraut, während „alt“ fühlen bestenfalls Gegenwart, meist jedoch etwas Zukünftiges darstellt.
Anders verhält es sich mit dem Begriff der „Lebenserfahrung“, die nicht nur die zeitliche Dimension beinhaltet, sondern vor allem die einer Entwicklung, und hierfür scheint das Altern eine unabdingbare Voraussetzung zu sein. Gleichzeitig stellt Lebenserfahrung jedoch einen nie endenden Prozess dar – umso bemerkenswerter ist es, dass die Lebenserfahrung im Alter vorwiegend aus den Erfahrungen „jüngerer“ Jahre gespeist wird; Jahre, in denen man sich „noch“ kräftig, stabil, widerstandsfähig und dergleichen einschätzte.

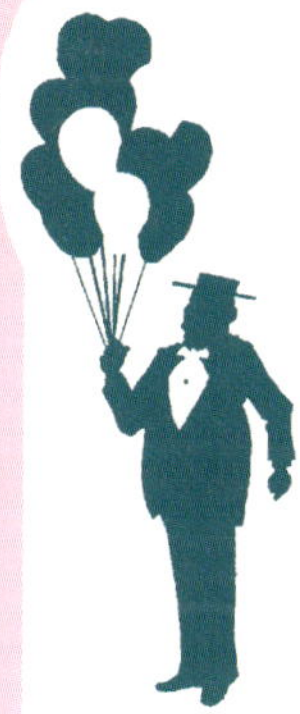

Zum Ersten: Die Betrachtung der „Normalbiografie“

Lebenserfahrung wird im Verlauf der Biografie vermittelt und erworben. Die „Stationen“ der Biografie orientieren sich

- an den Entwicklungsprozessen des Individuums, wie Laufenlernen, Pubertät, Menopause und dergleichen,

- an den allgemeinen gesellschaftlichen Normen und Erwartungen, wie Einschulung, Berufsausbildung, Ruhestand usw.,
- und an den oft nicht vorhersehbaren oder nicht vom Einzelnen beeinflussbaren Ereignissen, das Individuum und/oder die Gesellschaft betreffend, wie Tod eines Elternteils während der Kinderzeit, Krieg, unerwartetes Vermögen u.ä.

Eine solche „Normalbiografie“ einer jetzt 75-jährigen Frau, die 1925 geboren wurde, kann wie folgt aussehen:

1925	**Geburt**
	Zwei Geschwister, 6 und 5 Jahre älter.
1930	Bis 1930 wohlbehütet und in sehr guten Verhältnissen. Der allgemeine wirtschaftliche Zusammenbruch brachte meinem Vater den Konkurs seiner kleinen Schlossfabrik. 1931 Einschulung, weiterhin liebevolles Elternhaus, aber wesentlich bescheidener.
1935	**10**
	Bis 1939 unbeschwerte Kindheit mit viel Sport und Musik. BDM, gemeinsame Unternehmungen, Jugendherberge usw. 1939 Konfirmation und Beginn der kaufmännischen Lehre. Beginn des Krieges 1939. Meine Eltern waren bestürzt, ich hatte die Tragik noch nicht erfasst.
1940	Im Februar 1940 das erste schlimme Erlebnis war der Tod meines Vaters durch Herzinfarkt. 1942 Beendigung der Lehre/Prüfung bei der Industrie- und Handelskammer. 1942 fiel mein Bruder in Russland. Er war mein großer Bruder, ich hatte ihm fast täglich Feldpostbriefe geschrieben dieser Schicksalsschlag machte mich erwachsener, kritisch und sehr traurig. Bis 1945 war ich bei meiner Lehrfirma. Sie war kriegswichtig mit einer Büroniederlassung in Berlin. Ich reiste als Sekretärin viel von unserer Hauptniederlassung nach Berlin. Dort verbrachte ich die Fliegerangriffe meist in der U-Bahn. Bei mir zu Hause im Ruhrgebiet war ab 1942 Fliegeralarm vorwiegend nachts, später auch

tagsüber. Wir waren nicht ausgebombt und konnten immer noch behelfsmäßig wohnen.

1945 **20**

Von 1945 bis Frühjahr 1948 war ich Schreibkraft, Buchhalterin etc. in kleineren Betrieben.

Ab 1948 konnte ich wieder als Baukaufmann im Großbetrieb arbeiten (bis 1960).

1948 war die Währungsreform.

Die Zeit des Wiederaufbaus begann.

1949 lernte ich meinen Mann im gleichen Betrieb kennen.

1950 1950 haben wir geheiratet.

Die Zeit des Wiederaufbaus war für meinen Mann und mich eine schöne Zeit. Man wusste, wofür man lebte und arbeitete und hatte Nachholbedarf im Ausgehen, gutem Essen, gutem Anziehen usw.

1953 haben wir das erste kleine Auto gekauft.

1954 hatte mein Mann einen sehr schweren Berufsunfall, der seine Gehfähigkeit sehr einschränkte.

Bis zum heutigen Tag ist der Unfall mit vielen Schmerzen verbunden und beeinflusst unser Leben.

1955 **30**

1955 konnten wir uns endlich eine Wohnung leisten, bei der kein Baukostenzuschuss verlangt wurde.

Bis dahin haben wir möbliert gewohnt.

1957 hatte ich eine Totgeburt.

1960 Anfang 1960 zogen wir nach Würzburg. Ich war nicht mehr voll berufstätig, sondern arbeitete nur noch stundenweise in meinem Beruf.

1961 wurde unsere Tochter geboren.

Dies war ein besonderer Abschnitt in unserem Leben.

1965 **40**

Es war eine andere, wichtige Lebensqualität, für unser Kind zu sorgen, ihm alles mitzugeben, wozu wir in der Lage waren und zu wissen, dass ein Kind eine „Leihgabe" ist. Es wird selbstständig und geht seinen eigenen Weg.

Wenn man dies akzeptiert, behält man auch die Zuneigung.

1970	Mein Mann und ich waren bis zu seiner Pensionierung an eine Dienstwohnung gebunden. Wir wohnten auf dem Lande mit einem großen Bekanntenkreis und Einladungen hin und her.
1975	**50**
	Unsere Tochter lernte dabei, wie wichtig Freundschaft und Gastfreundschaft ist. Ich habe in dieser Zeit immer noch stundenweise Büroarbeiten gemacht. Zuerst bei meinem Mann, später auch in kleineren Betrieben.
1980	Mein Hobby ist bis heute die Schneiderei. Auskopieren, zuschneiden, nähen etc. finde ich sehr kreativ und macht viel Spaß. Jetzt brauche ich zwar länger zu allem und trenne mehr auf, aber trotzdem...
1985	**60**
	Nach der Pensionierung haben wir die Dienstwohnung verlassen und über 10 Jahre in einem Nachbardorf gewohnt.
1990	
1995	**70**
2000	75
	Vor 1 1/2 Jahren sind wir nach Oberfranken gezogen, in die Stadt, in ein Haus mit dem Konzept des „Betreuten Wohnens“. Ich empfinde es als großes Glück, noch zusammen zu sein.

Im Vergleich dazu die „Normalbiografie“ ihrer Tochter, 1961 geboren, jetzt 39 Jahre alt:

1961	**Geburt**
	Ich wuchs als einziges Kind in einem gut bürgerlichen und wohlbehüteten Elternhaus auf.
1965	**4**
	Nach Besuch des Kindergartens wurde ich 1967 eingeschult.
1970	Nach 4 Jahren Grundschule besuchte ich das Gymnasium in einer 12 km entfernten Stadt, was mich zur Fahrschülerin machte und über einige

Jahre zur vielerlei gequälten Gymnasiastin in Latein und Mathe.

Meine Kindheit verlief unbeschwert. Ich war, wie nicht viele Kinder, sehr in den Beruf meines Vaters mit eingebunden und durfte ihn oft auf, aus meiner Sicht abenteuerliche, Ausflüge begleiten. Meine Mama war immer für mich da.

1975 **14**

Die Zeit der Pubertät und auch der vermeintliche Abnabelungsprozess von zu Hause verlief für mich schwierig.

Ich blieb in der 9. Klasse Gymnasium sitzen und erst danach ist bei mir einigermaßen „der Groschen gefallen“.

Erst die letzten beiden Jahre im Gymnasium habe ich richtig genossen.

1980

1981 machte ich Abitur. Ich empfand mich damals, meine Zukunft betreffend, als entschieden und zielsicher, tatsächlich war mir jedoch vieles noch unklar. Ich habe ein Jurastudium in Bayreuth begonnen und meinen ersten Mann kennen gelernt, ein promovierter Naturwissenschaftler, 15 Jahre älter als ich.

1983 haben wir geheiratet.

1984 wechselte ich das Studium und begann Pädagogik zu studieren.

1985 **24**

Die Ehe scheiterte.

1987 schloss ich mein Studium mit Examen ab und arbeitete als Pädagogin.

1989 trennte ich mich von meinem Mann und wurde Anfang 1990 geschieden.

1990 Im Sommer 1990 heiratete ich meinen jetzigen Mann.

Ich war einige Zeit im Management tätig und begann mit 31 Jahren eine erneute Ausbildung zur Ergotherapeutin.

1995 **34**

Seit Abschluss dieser Ausbildung engagiere ich mich für diesen Beruf.

Unsere Ehe ist kinderlos. Mein Hobby war das Theaterspielen, das ich aus gesundheitlichen Gründen jedoch aufgeben musste.

2000 | **39**

Meine Freizeit gehört meinem Mann, meinem Hund und meiner persönlichen Weiterqualifikation.

Es wird deutlich, dass der Begriff der „Normal"-Biografie bereits innerhalb einer Generation problematisch werden kann, von einer Generation zur nächsten ist er schon gar nicht mehr haltbar.

Ereignisse in der Biografie der Tochter, wie z.B. die Scheidung der ersten Ehe sind in der Biografie der Mutter nicht enthalten. Umgekehrt verhält es sich mit den Kriegserlebnissen der Mutter.
Die Konsequenzen aus persönlichen Ereignissen können z. T. von gravierender Unterschiedlichkeit sein, so wäre eine Ehescheidung in der Generation der Mutter anders bewertet worden, als in der Generation der Tochter.
Verschiedene Ereignisse treten in einer anderen zeitlichen Reihenfolge auf: Abgeschlossene Berufsausbildung der Mutter vor der Eheschließung, abgeschlossene Berufsausbildung der Tochter nach der 1. Eheschließung.
Das Auftreten ein und desselben Ereignisses im Verlauf zweier Biografien kann von hoher zeitlicher Variabilität gekennzeichnet sein. Der Zeitpunkt der Eheschließung der Mutter war im Alter von 25 Jahren, der Zeitpunkt der Eheschließung der Tochter war im Alter von 22, bzw. 29 Jahren. Die Mutter schloss ihre Berufsausbildung mit 17 ab, die Tochter letztlich mit 34 Jahren.

Ferner ist zu bemerken, dass unsere „heutige" Generation wesentlich mehr Variablen im Verlauf einer Biografie zu verzeichnen hat, als die Generation unserer Großeltern und teilweise auch unserer Eltern. Symbolisch für „vorgegebene" Lebenswege stehen die Bilderbögen aus dem 19. Jahrhundert, die über „Alters- und Lebenstreppen" den „normalen" Lebensweg eines „normalen" Menschen darstellen. Diese Lebenswege orientierten sich an den detaillierten und eher unflexiblen gesellschaftlichen Normen sowie an den allgemeinen entwicklungsbiologischen Gegebenheiten.

Zum Zweiten: Rückschau auf die eigene Biographie

Dass insbesondere alte und sehr alte Menschen gerne von „früher" erzählen, ist eine Binsenweisheit. Dies Bedürfnis scheint umso mehr zuzunehmen, je isolierter sich der alte Mensch vom „Jetzt-Geschehen" sieht. In der Literatur wird die Frage gestellt, ob das autobiografische Erinnern im Alter als „Ersatz" für neue Erfahrungen gelten kann.
Im Erinnern alter Menschen überrepräsentiert ist die Jugendzeit und das frühe Erwachsenenalter; Zeiten, in denen der alte Mensch „in der Blüte seines Lebens" stand. Möglicherweise sind diese Jahre so präsent, weil es die Zeit der Identitätsfindung war und die Frage „Wer bin ich?" von besonderem Interesse gewesen ist. In dem Zusammenhang stellt sich natürlich auch für den alten Menschen die Frage „Und wer bin ich jetzt?" Und damit wären wir wieder bei der grundlegenden Akzeptanz von „Alter ist Entwicklung" angelangt. Versteht der alte Mensch sein Altern als reifen und entwickeln, so kann er auf die Frage nach seinem Jetzt-Sein eine erfüllte und befriedigende Antwort finden. Wird Altern jedoch – wie sehr oft – mit insuffizienten Gefühlen besetzt, so kann die Überlegung zum Jetzt – Sein nur unbefriedigend verlaufen und beginnt mit: **„ich bin *nicht mehr* ...."**
So betrachtet ist die Auseinandersetzung mit längst Vergangenem natürlich ungleich attraktiver als die Beschäftigung mit dem „Heute".

Damit einhergehend ist der vom Defizitdenken bestimmte alte Mensch ja nicht nur **„nicht mehr einer"** sondern er ist zwangsläufig auch **„ein anderer"**. Lebenserfahrung hat auch eine epochale Dimension, in dem man sich mit einer bestimmten Generation identifiziert: die, die wir im Kriege waren, die, die zu unserer Zeit noch nicht technisch so hoch spezialisiert waren, wir – die 68-er Generation, wir – die Ehrlichen und Arbeitsamen usw. Die Kluft, die so zwischen Generationen aufgerissen wird, kann unüberbrückbar sein. Denn die „heutige Jugend" hat nicht die Möglichkeit, „auch im Kriege gewesen zu sein". Das „heutige Alter" hingegen hätte die Möglichkeit „auch mit Handys zu telefonieren und im Internet zu surfen..."
Im Übrigen werden die heutigen Jugendlichen soziologisch gerne der „Umbruchsgeneration" zugeordnet, womit die deutsch-deutsche Wiedervereinigung gemeint ist. Aber wer, ob Jung oder Alt könnte von sich behaupten, nicht auch einer Umbruchsgeneration – von welcher Art auch immer – anzugehören?

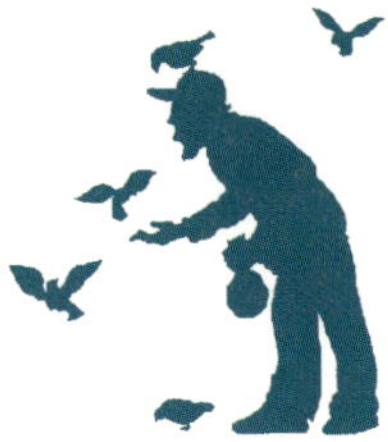

Statt also in Epochen festzukleben, liegt meiner Ansicht nach der eigentliche Wert einer Lebensrückschau im Alter darin, sich der eigenen Herkunft und Vergangenheit im wahrsten Sinne des Wortes „bewusst“ zu werden, zu bilanzieren und befriedigende Antworten auf die Frage nach dem Sinn des (eigenen) Lebens zu finden.

Die Lebensbiographien jetzt alter Menschen stehen im engen Zusammenhang mit politischen und gesellschaftlichen Prägungen und Entwicklungen.
Eine Dame und zwei Herren stellen beispielhaft diese Einflüsse dar:

Ein persönlicher Beitrag eines älteren Herren zur Geschichte der Zeit der „Weimarer Republik“

„Die 20-er Jahre!

Es gibt kaum noch jemanden, der die so genannten ‘goldenen Zwanziger’ bewusst erlebte.
Der verlorene ‘Erste Weltkrieg’, der Versailler Vertrag, der Deutschland die alleinige Kriegsschuld diktierte, die Abtretung des Industriegebietes Elsass-Lothringen, die Besetzung des Rheinlandes und die übermäßigen und ungerechten Reparationen aus dem Ruhrgebiet an Frankreich, der Verlust der agrarischen Ostprovinzen an den neu geschaffenen polnischen Staat – dies bedeutete eine Minimierung von 20% der Kartoffel- und Getreideproduktion – bewirkte eine große Hungersnot im Deutschen Reich – vor allem in den meisten Städten. Diese Jahre waren alles andere als ‘golden’.
Die Parteien der Weimarer Republik, es waren über 30 (!), waren in sich zerstritten und die Inflation bewirkte, dass Deutschland am Rande der Anarchie entlangschlitterte.

All dies bildete den Nährboden für Schieber und Wucherer und auch für den Ruf nach einem autoritären, durchsetzungsfähigen und zuverlässigen Staatswesen. Das große Schlagwort Ende der 20-er und Anfang der 30-er Jahre angesichts der 6 Millionen Arbeitslosen war ‘Arbeit und Brot’.
Was Wunder, dass die Bevölkerung den ‘Heilsrednern’ nachlief, die Arbeit und Brot versprachen.

Für eine kleine Schicht waren es die ‘goldenen 20-er’. Der Jazz schwappte ‘über den großen Teich’ herüber, der Charleston gehörte zu den beliebtesten Tänzen in den Lokalen, in denen sich die ‘große Welt’ traf, die nicht nur Brot hatte, sondern auch Butter und Wurst dazu.

Mit ‘Notverordnungen’, die unter Reichspräsident Hindenburg und unter Reichskanzler Brüning fast am laufenden Band erlassen wurden, kann man jedoch kein Not leidendes Volk regieren.

So wurde das erste Pflänzchen der angehenden Demokratie zertreten.“

O.G. Schmitt (75 Jahre)

Eine alte Dame (*1910) erzählt von ihrer Kinder- und Jugendzeit:

Sie ist im Erzgebirge geboren worden. Dieses Gebiet war früher berühmt für die „Posumentenindustrie“. Es wurden Spitzen, Borten, Knöpfe und dergleichen mehr, häufig in häuslicher Arbeit gefertigt, auch die Mithilfe von Kindern war selbstverständlich. An den Beginn des Ersten Weltkrieges mit seiner Mobilmachung könne sie sich noch gut erinnern. Vom Fenster ihres Hauses sah sie die Soldaten vorbeimarschieren, voller Enthusiasmus und mit Blumensträußchen an den Gewehren. Sie war die Älteste der Kinder und wuchs gut behütet und mit viel Verantwortung für ihre kleineren Geschwister auf. Autos gab es keine, in den langen Wintern des Erzgebirges fuhren die Kinder von der Haustür ab mit ihren Skiern. Im Winter hielt ihre Mutter die Kopfkissen vor den Kachelofen, bevor sie das angewärmte Kissen schnell in die Betten der Kinder brachte. Beheizte Schlafzimmer gab es nicht. Die Kinder wurden ermahnt: „Legt Euch gerade ins Bett, ihr wollt doch groß werden!“ Das Sozialversicherungsprinzip gab es kaum. Erkrankungen wurden mit Hausmitteln kuriert, zum Arzt ging man nur, wenn’s wirklich ernst war, die Arztkosten musste die Familie selbst tragen. Stattdessen gab es in einer Schublade ein Katzenfell, das gegen die verschiedensten Beschwerden half, ebenso wie Wickel aus heißen Kartoffeln und Ähnlichem. Als besonders schlimm erlebte die alte Dame die Zeit der Inflation nach dem verlorenen Ersten Weltkrieg und die damit verbundene Armut. Ihr Großvater, Ruheständler und Besitzer eines Geschäftes, das ihr Vater weiterführte, verlor gewissermaßen „über Nacht“ sein gesamtes Vermögen, das ihm den Ruhestand sichern sollte und er musste als alter Mann nochmals berufstätig werden, um zu überleben. Überhaupt sind ihre Erinnerungen an „alte Menschen an sich“ spärlich: Alte Menschen arbeiteten so lang „es ging“ und „kamen dann“ in eine Art Altenheim, das jedoch in der Bevölkerung von keinem besonderen Interesse war. Die Nachbarschaftshilfe wurde groß geschrieben. Die Winter waren hart und die alte

Dame kann sich noch gut an den süßlichen Geschmack erfrorener Kartoffeln erinnern. Aus Holland kam in dieser Zeit Unterstützung und Kinder wurden nach Holland geschickt, um sich „aufzupäppeln“. Eine Freundin, die vor ihr in Holland war, erzählte von Bananen, dass diese gelb und lang waren und vor dem Verzehr geschält würden. Die alte Dame berichtete, dass sie daraufhin gesagt hätte, sie würde bestimmt die Bananen gleich mit der Schale essen.
Geprägt habe sie die Zeit hinsichtlich ihrer Sparsamkeit, insbesondere Lebensmittel betreffend. Sie zog dann mit ihrem Mann nach Dresden und kurz darauf nach Bayreuth, wo sie den Zweiten Weltkrieg erlebte und heute noch wohnt...

Ein anderer älterer Herr (* 1924) berichtet über sein Leben:

... er sei mit Liebe, aber in bescheidenen Verhältnissen groß geworden. Seine Großeltern waren für ihn wichtige Bezugspersonen, die er akzeptiert und geachtet habe. Besondere Weisheit oder Lebenserfahrung habe er ihnen als Kind jedoch nicht zugestanden. Als ältester Bruder habe er schon früh Verantwortung übernehmen müssen, was ihn jedoch nicht gestört habe. Mit ca. 10 Jahren gehörte er dem „Jungvolk“ an und war ab 14 begeistertes Mitglied der „HJ“ (Hitlerjugend). Der Kameradschaftsgeist, die Verlässlichkeit und die damit verbundene Disziplin seien für ihn frühe Tugenden geworden. Freiwillig meldete er sich zu Kriegsbeginn zum Militär, zu den Gebirgsjägern und sah das Kämpfen für Deutschland als seine Sache und als eine gute Sache an. „Angst“ vor dem Kriege habe er eigentlich nie gehabt, vielmehr genoss er die Geborgenheit der Truppe und die klaren Strukturen. Kameradschaftsgeist sei eine Charaktereigenschaft, die er an sich und anderen schätze. Dass schließlich der Krieg verloren ging, habe ihn enttäuscht. Er war einige Zeit in französischer Kriegsgefangenschaft und wurde übel behandelt. Die ersten Jahre nach Kriegsende und den frühen Einfluss der Besatzungsmächte habe er nicht miterlebt. Als 1956 unter der Fahne der Bundeswehr wieder eine Gebirgsdivision gegründet wurde, habe er sich sogleich wieder gemeldet – bereit auch für das „neue Deutschland“ zu dienen. Die Entwicklung, die Deutschland jedoch in den letzten Jahrzehnten nahm, hält er für katastrophal. Für dieses Deutschland lohne es sich seiner Meinung nicht mehr zu kämpfen. Da ginge er ja lieber zur Feuerwehr, die hätten wenigstens noch „eine eigene Fahne“. Inzwischen, so meint er resignierend, sei die Politik schon gar nicht mehr von In-

teresse. Vom rassistischen Hitlerregime distanziere er sich ausdrücklich, er fand es entsetzlich als „Nazi“ beschimpft zu werden.
Vieles werde im Nachhinein sehr undifferenziert und nur fokussiert auf die Verbrechen dieser Zeit betrachtet.
Seine eigenen Kinder erzog er ebenfalls auf der Basis von Verantwortungsbewusstsein, Disziplin und Verlässlichkeit. Seine Enkelkinder lieben ihn sehr. Er sei, so seine Frau, ein „Überopa“. Seinen (inzwischen erwachsenen) Enkelkindern kann er viel mehr Zeit und Aufmerksamkeit widmen, als er es von seinen Großeltern erfahren hat. Er stehe als Symbol der Verlässlichkeit – was er verspräche, hielte er auch, selbst wenn es ein „Versprechen“ einer Strafe sei, die folgen könne. Ein Enkelkind, dass von ihm gemaßregelt wurde, musste weinend zugestehen, dass der Opa in allen Sachen unbedingt verlässlich sei.
Ein Schlaganfall hat sein Leben sehr verändert. Er und seine Frau hatten ein aktiveres „Rentendasein“ geplant. Mit dem Schlaganfall wird er nicht fertig. Obwohl das Ehepaar sich bemüht, „das Beste daraus“ zu machen, steckt in beiden die Angst, wie es weitergeht, wenn die Pflegebedürftigkeit zunimmt, und auch die Ehefrau ist nicht gesund. Auch wenn vermeintlich das Gesundheitswesen mit immer mehr diagnostischen und therapeutischen Möglichkeiten aufwartet, habe es jedoch seiner Ansicht nach einen gravierenden Mangel, der von Jahr zu Jahr schlimmer wird: Es fehle an Zeit. Das aufmerksame Zuwenden, und die wirkliche Anteilnahme, fehle bei den allermeisten Ärzten, Therapeuten und Pflegekräften. Die Behinderung habe ihm viele Grundlagen seiner Lebensqualität entzogen und damit gleichzeitig auch Möglichkeiten, sie wiederherzustellen...

Zum Dritten: Frage nach der Lebenserfahrung

Alle Menschen besitzen das Wissen „Lebenserfahrung“. Je älter man wird, desto größer wird naturgemäß dieses Wissen, aber es ist dem Alter nicht ausschließlich vorbehalten. Auch wenn das Leben kurz an Jahren ist, bedeutet es, wenn man über kein längeres verfügt, sehr viel.

Lebenserfahrung setzt sich zusammen aus

- Faktenwissen
- Einstellungen und Überzeugungen der eigenen Person und der jeweiligen Gesellschaft

- Handlungswissen, also, wie z.B. Probleme anzugehen sind
- und letztlich Einsicht in Lebenszusammenhänge, die sich in der Tat erst alterspsychologisch entwickeln und oft mit „Weisheit“ bezeichnet werden.

Eben die Einsicht in Lebenszusammenhänge bildet die Grundlage für Traditionen. „Tradition ist, das Feuer zu bewahren, nicht die Asche anzubeten“. Tradition ist, Einsichten, Zusammenhänge und Erkenntnisse zu erhalten und wertzuschätzen, weil sie für die jüngeren Epochen von Bedeutung sein können, weil das Feuer der Tradition mit lebenspendender Wärme dazu beiträgt, auf tradierten Grundlagen Weiterentwicklung zu betreiben. Tradition ist nicht an längst Erloschenem festzuhalten, und die Asche von Strukturen anzubeten, die auf eine bestimmte Epoche bezogen sinnvoll waren, jedoch im Wandel der Weiterentwicklung an ihrer Bedeutung verloren.

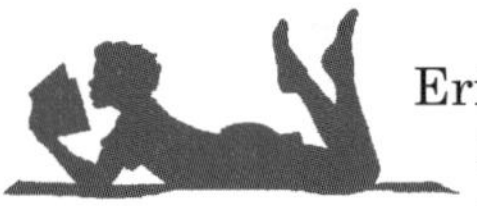

Erickson nahm die These der menschlichen Entwicklung in Bezug auf Aufgaben, die in gewissen Entwicklungsphasen zu erfüllen seien, auf und konstruierte daraus ein Modell der Entwicklungskrisen. Dieses Modell beruht auf der Aussage, dass in jeder Entwicklungsstufe, vom Kindes- bis zum Greisenalter ein sog. „alterstypischer Konflikt“ konstruktiv zu lösen sei, um fruchtbare Weiterentwicklung zu gewährleisten. Werde dies versäumt, so können sich daraus in den späteren Lebensphasen Probleme entwickeln, die ihrerseits zur Aufarbeitung grundlegender Konflikte zwingen, wenn sie gelöst werden sollen. So bedarf es beispielsweise in der Kindheitsphase von 6-12 Jahren des Aufbaus eines positiven Selbstbildes, was sich in der Übernahme der Geschlechterrolle während der Pubertät fortsetzt, zur Übernahme sozialer Verantwortung im Erwachsenenalter führt und schließlich die adäquate Anpassung an die Gegebenheiten des Ruhestandes zur Folge hat.

Mit anderen Worten können Probleme des alten Menschen, in seine Rolle als „Ruheständler“ hineinzuwachsen darauf begründet sein, dass er auch in früheren Phasen seines Lebens Schwierigkeiten mit dem Aufbau seines positiven Selbstbildes gehabt haben kann.

Ein weiteres Beispiel in diesem Zusammenhang ist die Aufgabe in der Entwicklungsphase „Kindheit“, seine körperlichen Möglichkeiten adäquat und geschickt einzusetzen. Dies entspricht der Aufgabe des alten Menschen, mit der Abnahme und Veränderung körperlicher Prozesse adäquat und geschickt umzugehen.

Kritische, unvorhersehbare und/oder unbeeinflussbare Ereignisse im Verlauf eines Lebens können Krisen auslösen. So kann beispielsweise ein Mann, der in der Entwicklung seiner jungen Lebensjahre einen großen Wert auf Dynamik, körperliche Fitness, Stärke und dergleichen gelegt hat durch einen Unfall im Erwachsenenalter, der ihn dauerhaft körperlich behindern wird, in eine Selbstwertkrise gebracht werden. Kommen dann noch altersbedingte Beeinträchtigungen hinzu, werden die an sich völlig undramatischen Beeinträchtigungen als zusätzliche Bedrohung erlebt, gegen die sich der alte Mann glaubt schützen zu müssen. Ein adäquater Umgang mit der Situation des Alters ist wahrscheinlich erst dann möglich, wenn der längst überfällige Prozess der Selbstwertstärkung **unabhängig** von der körperlichen Behinderung vollzogen werden kann.

Die Generation der jetzt alten Menschen hat viel, sehr viel erlebt. Zerstörung und Aufbau, Verfolgung und Geborgenheit. Es scheint jedoch, dass diese Erfahrungen in der Welt, in der sie jetzt leben, nur sehr schwer ihren Platz finden.
Ich halte es für einen Auftrag an beide Generationen, in der Asche nach glimmenden Fünkchen zu suchen und aus ihnen neue Wärme zu entfachen.

Empfehlungen zur Vertiefung der Thematik

Was ist unter der „Normalbiografie" eines Mannes zu verstehen?

Erarbeiten Sie Kriterien, die gesellschaftsunabhängig sind und solche, die von der jeweiligen Gesellschaftsform bestimmt sein könnten.

Kapitel 5: Erlebenswertes Sterben

Stichworte:

Zum Ersten: Zelltod, Hirntod, Herztod – wie viele Tode stirbt ein Mensch?

- Die Situation Sterbender
- Medikamentöse Schmerztherapie
- Todesfeststellung

Zum Zweiten: ein kleiner Ausflug über den Tellerrand

- Umgang mit Sterbenden in der Geschichte

Zum Dritten: Sterbebeistand – Sterbehilfe – Sterbebegleitung

Zum Vierten: Der „Sinn des Sterbens“

Zum Fünften: Von den Bedürfnissen Sterbender

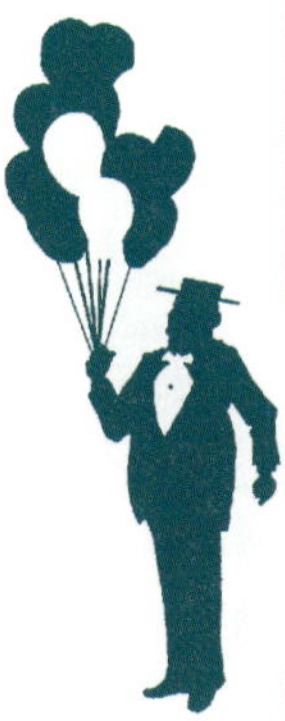

Sobald sich ein Mensch im Rahmen seiner persönlichen Entwicklung als zeitlich begrenzt erfährt, muss er mit dem Wissen um seinen eigenen Tod leben. Sterben gehört zum Leben. Leben findet in den kleinsten Bausteinen unseres Körpers, den Zellen statt, Sterben ebenso. Unser gesamtes Blut regeneriert sich innerhalb weniger Wochen, das heißt: Alte Blutkörperchen sterben ab, neue werden gebildet. Die Haut, das größte Organ unseres Körpers gibt täglich „abgestorbene“ Hautpartikel ab, die wir als Hautschüppchen wahrnehmen können. Täglich, stündlich findet ein Absterben von Teilen des Gesamtorganismus statt (aber auch Regeneration), bis der Gesamtorganismus schließlich als Ganzes stirbt (ihm folgend eine neue, für uns nicht wahrnehmbare Regeneration?!)
Je älter ein Mensch wird, umso mehr überwiegen die „Sterbensprozesse“ gegenüber den „Lebensprozessen“.
Die nachlassende Regenerationsfähigkeit des Gewebes zeigt sich beispielsweise am Absterben der Herzmuskelzellen, was zur Insuffizienz des Altersherzens führt. Dies wiederum bedingt eine langsamere Zirkulation des Blutes, dadurch wird Gewebe weniger gut versorgt. Auch das Erregungsleitsystem stirbt zusehends. Ein 75-jähriger Mensch hat durchschnittlich bis zu 90 % Zellverlust im Sinusknoten.
Auch die Niere altert, was beispielsweise zu einer Ver-

minderung der Ausscheidung von Giftstoffen führt, die ihrerseits wieder zellschädigend sind.
Es gibt ein genetisch bedingtes Zeitlimit für die Existenz eines Organismus, seitdem es Leben überhaupt gibt.
Als Therapeuten, Ärzte, Pflegekräfte werden wir mit dem Sterben, wie mit dem Leben konfrontiert, auf kleineren Ebenen beispielsweise die Zerstörung von Blutgefäßen bei Diabetes mellitus, auf mittleren Ebenen beispielsweise das Absterben von Hirngewebe nach einem Schlaganfall und auf größter Ebene – beim Sterben des Menschen selbst.
Dies ist „typisch“ und „normal“ für die Arbeit mit alten Menschen, aber auch auf chirurgischen Intensivstationen, in der Psychiatrie bei suizidalen Patienten oder in der Pädiatrie bei Kindern mit geringer Lebenserwartung auf Grund von angeborener Behinderung, kommen wir mit dem Sterben in Kontakt.
Trotz all unserer Professionalität, wenn wir uns mit dem Sterben beschäftigen, geht es an unsere Persönlichkeit, denn – das ist gewiss – es wird uns auch betreffen.
Dieses Kapitel, liebe Leser, beschäftigt sich mit Sterben und Tod und lädt sie ein, eine neue Sichtweise von „Sterbebegleitung“ kennen zu lernen.

Sinusknoten: physiologischer Schrittmacher des Herzens. Entstehungsort der normalen Kontraktionsreize.

Zum Ersten: Zelltod, Herztod, Hirntod, Individualtod, sozialer Tod – wie viele Tode stirbt ein Mensch?

In den letzten Jahrzehnten ist die Situation Sterbender wieder mehr Gegenstand der öffentlichen Diskussion geworden. „Sterben“ ist jedoch nicht gleich „Sterben“. Grob und naiv unterteilt gibt es das plötzliche und/oder gewaltsame Sterben durch einen (Verkehrs-) Unfall oder einen raschen Suizid oder eine Straftat. Über diese Sterbeprozesse in den wenigen Minuten oder Sekunden wissen wir wenig und können sie nur auf Grund unserer bisherigen Kenntnisse erahnen. Die zweite Kategorie ist die der Sterbenden, die eben „einfach“ sterben. Ein plötzlicher Herzinfarkt führt zum Tode, im Schlaf tritt Atemstillstand ein, und dergleichen mehr. Diese Art von Tod wird von den meisten erwünscht. Es wird als „das friedliche und schmerzlose Einschlafen“ bezeichnet oder: „Man fällt um und ist tot. Aus.“
Und die dritte Kategorie unserer Einteilung steht für all die-

se, deren Sterben einen zeitlich nachvollziehbaren Prozess darstellt. Die an einer tödlich verlaufenden Erkrankung sterben werden oder an den Folgen eines Unfalls, oder Ähnlichem. Diese Menschen sterben häufig in Kliniken, Pflegeheimen und vergleichbaren Einrichtungen. Manche sterben auch zu Hause. Die Trennlinie zwischen der Ursache des Sterbens und dem Sterben selbst wird oft nicht gezogen: So bestimmt gerade am häufigsten Sterbeort unserer Kultur, in Kliniken, letztlich die Apparatemedizin über den Sterbeprozess und auch über lebensverlängernde Maßnahmen und unser Instinkt für den Eintritt des Todes ist oftmals so degeneriert, dass wir uns in entsprechenden Situationen nur noch an das „Null-Linien-EEG“ klammern: Statt des Menschen befindet sich der Monitor in unserem Blickfeld.

In diesem Zusammenhang steht die Entwicklung so genannter „Patienten-Testamente“, die das Ringen um persönliche Mitbestimmung bei dem sehr intimen Vorgang des Sterbens widerspiegeln. Allein das Wort „Patienten“ – Testament lässt erschaudern: Bleibt der Sterbende bis zum Eintritt seines Todes ein „Patient“ in medizinischer Sicht? Ist Sterben ein **krankhafter** Vorgang?

Alte Menschen, für die das Sterben „naturgemäß“ Thema ist, sind zunehmend an diesen „Patienten-Testamenten“ interessiert. Verschiedene Institutionen bieten entsprechende Vordrucke an, jedoch ist es auch möglich, sein eigenes „Testament“ zu erstellen, sofern es vom juristischen Wortlaut her eindeutig ist.
Wesentliche Bestandteile eines solchen Dokumentes sind Formulierungen über das Vorhandensein

- irreversibler Bewusstlosigkeit
- oder wahrscheinlicher schwerer Dauerschädigung des Gehirns
- oder/und dauerhafter Ausfall lebenswichtiger Funktionen des Körpers bei aussichtsloser Prognose
- ferner das Ablehnen einer Reanimation, insbesondere bei oben genannten Bedingungen
- jedoch der Wunsch nach ausreichender Schmerztherapie, auch wenn sie wegen ihrer Nebenwirkungen ihrerseits zu einem früheren Todeseintritt führen sollte.
- Bewusstseinstrübungen werden dabei in Kauf genommen oder sind sogar erwünscht.

Das Thema der „Schmerztherapie“ weist als einziges auf Maßnahmen hin, die allgemein der Sterbebegleitung bzw. -erleichterung zuzuordnen sind. Jedoch wird deutlich, dass hier nur die Gabe von Opiaten etabliert ist; eine Substanz, die eigenen rechtlichen Bestimmungen in der Verschreibung unterworfen ist und nur auf speziellen Formularen nach dem Betäubungsmittelgesetz rezeptiert werden darf. Auch die häufige Befürchtung, dass Opiate suchtfördernd seien, kann **so** nicht verallgemeinert werden. Eine sachgemäße Dosierung führt in der Regel nicht zur Sucht. Allerdings können Opiate bei bereits geschwächten Kreislauffunktionen in der Tat lebensverkürzend wirken.

Opiate: i.e.S. Morphin u.ä. Stoffe mit morphinartigen Wirkungen. Wirken u.a. schmerzlindernd und euphorisierend.

Weitere prozessbegleitende Maßnahmen werden aus medizinischer Sicht kaum beschrieben. Der Begriff der „Sterbebegleitung“ versteht sich demnach mehr als psycho-soziale und/ oder seelsorgerische Betreuung. Ein Umstand, der mich vor einigen Jahren veranlasst hat, über sterbebegleitende Therapieverfahren nachzudenken. Dazu später mehr.

Sterben ist ein Prozess, der eine mehr oder weniger lange Zeit dauert. Es ist praktisch unmöglich den Zeitpunkt exakt zu bestimmen, in dem keine Rückkehr zum Leben mehr möglich ist. Dessen ungeachtet widmet sich die Medizin wie auch die Juristerei eben dieser Frage. Somit wird dem Eintritt des Todes in unserer Gesellschaft größere Bedeutung beigemessen, als dem Sterbevorgang selbst.

Bis zur Mitte des letzten Jahrhunderts galt ein Mensch dann als tot, wenn seine Kreislauffunktionen und seine Atmung irreversibel ausgesetzt hatten. Die Feststellung des **„Herztodes“** war jedoch eine unsichere, und vorsichtshalber zog man weitere „sichere“ Todeszeichen wie Totenflecken oder Leichenstarre hinzu.

Nachdem heute wie selbstverständlich die Herz-Kreislauffunktionen eines Verstorbenen noch für längere Zeiträume aufrechterhalten werden können, allein aus Gründen der Transplantationsmedizin, gilt der **„Hirntod“** als etabliert festzustellendes Ende des Sterbeprozesses.

Zu den Richtlinien zur Feststellung des Hirntodes (gemäß des wissenschaftlichen Beirates der Bundesärztekammer) gehören unter anderem das klinische Zustandsbild des irreversiblen Ausfalls der Spontanatmung bei tiefer Bewusstlosigkeit, sowie irreversibles Fehlen zentral gesteuerter Reflexe, einschließlich des Fehlens von Pupillenreaktionen auf Lichteinfall. Des Weiteren muss die Unumkehrbarkeit dieses Zustandes gesichert sein, z.B. durch erneute Diagnostik nach 12 Stunden oder ein Nulllinien EEG über minde-

EEG: Elektroenzephalographie – Methode zur Registrierung von Potentialschwankungen des Gehirns.

Hirnstamm: dazu gehören die Hirnanteile: Medulla oblongata, Pons, Mittelhirn, Zwischenhirn, einige Endhirnkerne.

stens 30 Minuten, was aber oft keine Aussagekraft über die lebensentscheidenden Hirnstammfunktionen hat oder/und ein Befund über den Stillstand des Hirnkreislaufs, dokumentiert durch eine röntgenologische Gefäßdarstellung nach Injektion eines Kontrastmittels (Serienangiographie).

Die meisten Tode werden jedoch nach wie vor als „Herztod" festgestellt, da nur die Intensivmedizin über so differenzierte Verfahren der Diagnostik verfügt.
Neben der Definition von „Herz-" und „Hirntod" findet „stückchenweises" Sterben seit unserer Geburt statt, in den Zellen unseres Körpers, wie schon in der Einführung erwähnt. Im Verlauf unseres Lebens erleben wir „Sterben" von Freundschaften, Partnerbeziehungen und Arbeitsverhältnissen. Mit dem Erwachsensein „stirbt" unsere Kindheit. Und viele alte, schwerkranke, behinderte Menschen sind bereits den „sozialen Tod" im Verlust ihrer Anerkennung und ihrer Wertschätzung gestorben, viele Jahre vor dem Eintritt des Individualtodes.

Zum Zweiten: ein kleiner Ausflug über den „Tellerrand"

Die bisherigen Überlegungen beruhen auf der Vorstellung des „Sterbens im Bett". In der Tat ist dies auch meist die einzige Umgebung, in der wir in Kontakt mit Sterbenden kommen. In der Geschichte der Menschheit starben und sterben viele Menschen außerhalb des Bettes und außerhalb vertrauter Umgebung durch Unfälle, Gewalttaten, Kriege, Justiz.
Der Umgang mit Sterbenden ist mode- und epochenabhängig. Während in „unserer Zeit" das Sterben meist institutionalisiert wird, stand die Gesellschaft des Mittelalters für eine meist enge Beziehung zum Tod, was in Zeichnungen von mittelalterlichen Spitälern über das enge Miteinander von Krankheit, Genesung, Sterben und Tod zum Ausdruck gebracht wird.
Der Umgang mit Sterben und Tod wird von Kultur zu Kultur und je nach religiösem Verständnis anders gesehen:
Die Griechen bezeichneten den Schlaf „Hypnos" als den Bruder des Todes „Thanatos". Am Abend beschließt das Einschlafen als eine Art kleinen Sterbens den Tag, und der Schlaf führt hinüber in einen Neubeginn des nächsten Tages. Kleine Kinder und auch demente Menschen haben oft Angst vor dem Einschlafen, weil sie das „Wiedererwachen" nicht überblicken können. Euthanasie bedeutet „guter Tod"; die Medi-

zin des Hitler-Regimes hat die Verbrechen gegen die Menschlichkeit mit diesem Wort verkleidet und damit „Euthanasie“ stigmatisiert.
Während viele Kulturen, so auch die buddhistische davon ausgehen, dass ein gutes Leben in einen guten Tod führe, betrachtet das alte Christentum das Leben als ein „irdisches Jammertal“, das durchschritten werden muss, um nach dem Tod im Himmel reich entlohnt zu werden. Insbesondere die Kirchen haben damit die Ausbeutung des Volkes zur Anhäufung ihres Reichtums erklärt. Im Mittelalter begaben sich sterbende Christen oft in Klöster, um der Welt zu entsagen, sich zu kasteien und zu geißeln, um sich vor Gott demütig zu zeigen.
Diese Demutsgebärden gegenüber dem Tod kennen auch indianische Kulturen, die den Sterbenden beispielsweise bei Eintritt des Todes auf die nackte Erde legen. Oft gab man Sterbenden kurz vor Todeseintritt eine Kerze in die Hand und verlöschte diese erst, wenn er verstorben war.
Die „letzte Ölung“ des heute praktizierten katholischen Christentums diente ursprünglich dem sehr kranken Menschen zur Salbung, Stärkung und Schutz mit Bitte um Wiedergenesung.
Im Buddhismus besitzen Menschen von hoher Erleuchtung und gutem Karma die Gabe, bewusst ihren Tod zu einem bestimmten Zeitpunkt zu sterben. Von indianischen Kulturen wird Ähnliches berichtet. Auch Ehepaare, die sehr lange und glücklich miteinander lebten, sind oftmals in der Lage, „einander in den Tod“ in kürzester Zeit zu folgen.

Reiner Maria Rilke hat sich um 1900 mit einem Gedicht Gedanken über die Ängste der Lebenden mit dem Sterben gemacht:

> Da leben Menschen, weißerblühte, blasse
> und sterben staunend an der schweren Welt.
> Und keiner sieht die klaffende Grimasse,
> zu der das Lächeln einer zarten Rasse,
> in namenlosen Nächten sich entstellt...
> Sie sind gegeben unter hundert Quäler,
> und, angeschrien von jeder Stunde Schlag,
> kreisen sie einsam um die Hospitäler
> und warten angstvoll auf den Einlasstag.
> Dort ist der Tod. Nicht jener, dessen Größe
> sie in der Kindheit wundersam gestreift, -
> der kleine Tod, wie man ihn dort begreift;
> ihr eigener hängt grün und ohne Süße
> wie eine Frucht in ihnen, die nicht reift.

Reiner Maria Rilke: österr. Dichter (1875-1926); reiste viel; impressionistische Stimmungslyrik und objektivierendes „Dinggedicht“.

Oh, Herr, gib jedem seinen eigenen Tod.
Das Sterben, das aus jenem Leben geht,
darin er Liebe hatte, Sinn und Not...
Den gib uns, der die Wissenschaft gewinnt,
das Leben aufzubinden in Spaliere,
um welche zeitiger der Mai beginnt.
Denn dieses macht das Sterben fremd und schwer,
dass es nicht unser Tod ist, einer der
uns endlich nimmt, nur weil wir keinen reifen;
drum geht ein Sturm, uns alle abzustreifen.

(„Das Stundenbuch“ 1903)

Eine der ältesten uns bekannten Überlegungen stammt vom griechischen Philosophen Epikur (341-271 v. Chr.), der die Furcht vor dem Tode als unbegründet beschreibt:

> Epikur schloss sich der Naturphilosophie Demokrits an, jedoch diente sie ihm nur zur Beseitigung der Furcht vor göttlicher Strafe. Höchstes Glück ist die Lust, die nach Epikurs Ethik stets zu gewinnen sei.

„Ferner gewöhne Dich an den Gedanken, dass der Tod für uns ein Nichts ist. Beruht doch alles Gute und alles Üble nur auf Empfindung. Der Tod aber ist Aufhebung aller Empfindung. Darum macht die Erkenntnis, dass der Tod ein Nichts ist, uns das vergängliche Leben erst köstlich. Dieses Wissen hebt natürlich die zeitliche Grenze unseres Daseins nicht auf; aber es nimmt uns das Verlangen, unsterblich zu sein. Denn wer eingesehen hat, dass am Nichtleben gar nichts Schreckliches ist, den kann auch am Leben nichts erschrecken. Sagt aber einer, er fürchte den Tod ja nicht deshalb, weil er Leid bringt, wenn er da ist, sondern weil sein Bevorstehen schon schmerzlich sei, der ist ein Tor: denn es ist doch Unsinn, dass etwas, dessen Vorhandensein uns nicht beunruhigen kann, uns dennoch Leid bereiten soll, weil und solange es nur erwartet wird! So ist also der Tod, das Schrecklichste der Übel, für uns ein Nichts. So lange wir da sind, ist er nicht da, und wenn er da ist, sind wir nicht mehr. Folglich betrifft er weder die Lebenden noch die Gestorbenen, denn wo jene sind, ist er nicht und diese sind ja überhaupt nicht mehr da.“

Wenn sich auch das Sterben in anderen Kulturen als der unseren und in der Geschichte in anderen Formen vollzieht und vollzog, wäre es übereilt anzunehmen, dass diese Menschen „kompetenter“ mit dem Sterben umgegangen wären. Auch damals und in anderen Kulturen herrschten große menschliche Ängste zum Thema Sterben und Tod, auch wenn es zahlreiche Schriften zum Thema der „ars moriendi“, der Kunst des Sterbens gab. Tod und Sterben waren und sind gegenwärtig: Memento mori – Gedenke, dass Du sterblich bist.

Dennoch vollzog sich Sterben und Tod früher mehr als ein soziales Ereignis als heute. Erst die Nähe zum Sterben lässt **diesen** Teil des Lebens gesellschaftsfähig werden. Die Beteiligung der Lebenden am Sterben erfolgte mittels Riten. „Sterberituale“ dieser Begriff klingt in den Ohren vieler „moderner“ Menschen oft makaber. Obgleich natürlich auch unsere Gesellschaft Rituale kennt, die im Zusammenhang mit dem Sterben, vor allem aber mit dem Tod stehen. Unser Schwerpunkt liegt jedoch in den „Beerdigungsritualen“. Wenn man bedenkt, dass der *sterbende Mensch* nach wie vor mit viel Unwissenheit und Distanz betrachtet wird, halte ich die professionell gewerbliche Ritualisierung der Beerdigungszeremonie um den Verstorbenen für noch viel makaberer.

Zum Dritten: Sterbebeistand – Sterbehilfe – Sterbebegleitung – eine Begriffsklärung

Der Beistand Sterbender ist eine spezifische soziale Situation am Ende eines Menschenlebens, die hohe Anforderungen an die soziale und emotionale Kompetenz eines jeden stellt, der damit konfrontiert wird.

Gleichzeitig stellt die Form der Sterbebegleitung nach wie vor ein rechtliches Problem dar, die der Gesetzgeber zu regeln versucht, allerdings, wie ich meine, unbefriedigend.

Es wird unterschieden:

- Die **„aktive Sterbehilfe“,** umgangssprachlich unter „Euthanasie“ bekannt, unter der eine aktive Beschleunigung des Sterbeprozesses durch Eingreifen Dritter verstanden wird. Weit weg von der ursprünglichen Bedeutung (“guter Tod“) ist dies ein Strafrechtstatbestand mit einer enormen Erblast des Naziregimes.
- Als **„passive Sterbehilfe“** wird allgemein das Unterlassen von lebensverlängernden Maßnahmen beschrieben. Diese Form der Sterbehilfe ist Gegenstand der bereits zuvor erwähnten „Patienten-Testamente“. Grundsätzlich straffrei, besteht jedoch die formale „Hürde“, dass „das Sterben bereits eingesetzt haben muss“ und damit kann in Einzelfällen die Grundlage einer Endlos-Diskussion geschaffen worden sein. Zur passiven Sterbehilfe gehört sowohl das Unterlassen von technisch/medizinischen als auch der Abbruch von lebenserhaltenden Maßnahmen.

- Ferner gibt es die Bezeichnung der **„indirekten Sterbehilfe“**, die sich konkret auf die Gabe von Medikationen bezieht, die aufgrund ihrer Nebenwirkungen das Risiko der Lebensverkürzung beinhalten. Dazu gehören in erster Linie die bereits beschriebenen opiathaltigen Schmerzmittel, die sich bei entsprechender Disposition, belastend auf Herz-Kreislauffunktionen auswirken können.

Disposition: Krankheitsbereitschaft

- Eine ganz andere Qualität hat der Begriff des Sterbe**beistands** oder der **Sterbebegleitung** gegenüber der -hilfe und stellt ganz sicher die ursprünglichste Form einer Unterstützung dar: Darunter fallen alle Maßnahmen der körperlichen und seelischen Zuwendung an den Sterbenden, ohne aktiven oder passiven Eingriff in den eigentlichen Sterbevorgang. Ich persönlich halte diese Definition für fragwürdig. Nach meinen Erfahrungen ist Sterben ein hoch energetischer und auch kräfteverzehrender Prozess. Unterstütze ich begleitend den Sterbenden in diesem Prozess, nehme ich sehr wohl aktiv Einfluss auf den Sterbevorgang selbst.

Zum Vierten: der „Sinn“ des Sterbens – sinnlos?

Wenn Menschen, insbesondere alte Menschen über ihre Lebensgeschichte erzählen, so sind insbesondere die Epochen Gegenstand ihrer Berichte, in denen sich etwas Besonderes ereignet hat. Die Zuweisung, dass es sich um etwas „Besonderes“ gehandelt habe, erfährt ein Ereignis oft im Nachhinein, wenn es sich als richtungsweisend für das weitere Leben herausgestellt hat, kurz: wenn es einen „Sinn“ hatte. Wobei dies in diesem Falle nicht unter der allgemeinen Einteilung „sinnvoll“ = gut und „sinnlos“ = schlecht zu betrachten ist. Der Prozess der Sinngebung eines Ereignisses umfasst zwangsläufig auch Auseinandersetzung und Einordnung. Die Bewertung eines „Sinnes“ steht selten für die Person an sich, sondern bezieht sich fast immer auch auf ihre Umgebung. Es ist nur schlüssig, wenn das Bedürfnis des Menschen besteht, auch im Sterben einen „Sinn“ zu finden und diesen eben nicht für sich isoliert, sondern auch in Bezug auf die Umgebung des Sterbens. Die für alte Menschen häufig anzutreffende institutionalisierte Umgebung der Krankenhäuser wird eher nicht als „sinngebend“ bewertet. Im Gegenteil. Sterben wird vom öffentlichen Bewusstsein ausgeschlossen, es steht isoliert und verliert damit jegliche Einbindung in die individuelle Geschichte des Menschen. Dabei

existieren bei alten Menschen große Unterschiede in ihren Einstellungen zu Sterben und Tod und auch die Bewältigungsformen variieren stark.
Die meisten thanatologischen Arbeiten zum Sterben befassen sich mit dem Vorhandensein der „Angst“ in ihren unterschiedlichen Ausprägungen und ihren potentiellen Bewältigungsmöglichkeiten. Besonders problematisch stellt sich meiner Meinung nach in diesem Zusammenhang eine „Diagnose“ dar, die gerne in Zusammenhang mit Sterbeprozessen gebraucht wird: die der „Depression“. Ich habe eingangs schon die Problematik der Sichtweise des Sterbens als „krankhaften“ Vorgang dargestellt, wie er im Gebrauch des Wortes „Patiententestament“ seinen Ausdruck findet. Die Diagnose „Depression“ unterstützt ganz sicher diese Stigmatisierung. Abgesehen davon, dass „Depression“ in erster Linie eine Sammelkategorie verschiedenster Symptome darstellt wie: Antriebsminderung, Schlaflosigkeit, Gefühlsverflachung, Interessenverlust, Entscheidungsschwäche, wird in der Aufzählung schon deutlich, dass vieles auf den Sterbeprozess gar nicht zutrifft.
Elemente wie Müdigkeit, Verlust der Zeitperspektive und Veränderung der Sinnenhaftigkeit, wie bei vielen Sterbenden zu beobachten, dürfen nicht unter der Diagnose „Depression“ pathologisiert werden!
Und vor allem eines ist ganz sicher Ausdruck eines „gesunden“ Prozesses: Trauer.
Elisabeth Kübler-Ross ist in Bezug auf die Auseinandersetzung mit Sterbenden in den 60-er Jahren des vorigen Jahrhunderts viel zu verdanken. Ihre „Phasentheorie“ des Sterbens hat jedoch sicher einiges dazu beigetragen, die Auseinandersetzung des Sterbenden mit seinem Tod unter der Pathologisierung „Depression“ misszuverstehen, weil dieser allgemein bekannte Begriff viel zu unspezifisch gebraucht wurde:

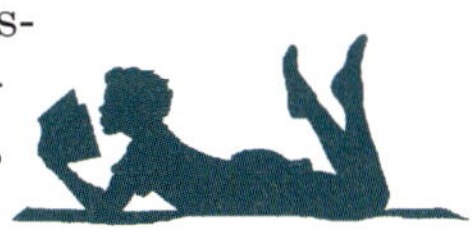

„Nicht-wahr-haben-wollen und Isolierung – Zorn und Auflehnung – Verhandeln mit dem Schicksal – **Depression** (!) – Zustimmung“ sind in Kurzform die Phasen, die nach Kübler-Ross (1969) Sterbende durchlaufen (können).
Damit soll nicht gesagt sein, dass Depressionen bei Sterbenden ausgeschlossen sind, auch Sterbende können depressiv erkranken, aber Sterben ist keine depressive Erkrankung!

Zum Fünften: Von den Bedürfnissen Sterbender

Über den eigentlichen Sterbeprozess gibt es relativ wenig „wissenschaftlich gesicherte“ Erkenntnisse. Die Zeit vor dem

Sterben im engeren Sinne wird aparterweise als „präfinales Syndrom“ beschrieben (hört sich schon wieder krank an) und scheint nach dieser Definition durch ein Nachlassen kognitiver Leistungsfähigkeit, teilweise extreme Stimmungsschwankungen und Fixierungen auf einzelne Persönlichkeitsbereiche gekennzeichnet zu sein. (?)

Sicher ist jedoch: Sterben **ist** ein Prozess.
Selbst der Eintritt des Todes selbst stellt nichts Absolutes dar, sondern Stunden, bisweilen auch Tage nach dem Tod scheint eine Art „intermediäres Leben“ vorhanden.
Im Sterben reduzieren sich die Vitalfunktionen und erleben dabei oft Veränderungen, insbesondere was die Sinneswahrnehmungen und – Verarbeitungen betrifft, was als eine eigene „Sinnlichkeit des Sterbens“ beschrieben werden kann und worauf ich noch näher eingehen werde.
Weitgehend gesichert ist auch, dass der frühere Lebensstil, ein psychisch tief verankertes Akzeptieren des eigenen gelebten Lebens und das Ausmaß, in dem ein Mensch einen Sinn in seinem Leben sieht, meist ein Akzeptieren der Situation des eigenen Sterbens nach sich zieht.
Eine entscheidende Rolle spielt dabei die soziale Situation des Sterbenden, die in unserer Gesellschaft oftmals durch ein Nachlassen sozialer Kontakte und gesellschaftlicher Wertschätzung und insbesondere in Krankenhäusern und Pflegeeinrichtungen durch einen nahezu völligen Verlust von Privatsphäre gekennzeichnet ist.
Unter diesem Gesichtspunkt ist der persönlich und sozial wertschätzende Umgang mit dem alten Menschen, wie krank und pflegebedürftig er auch sein mag, ein Stück „Lebensbegleitung **und** Sterbebegleitung“.

Art und Umfang einer Sterbebegleitung, insbesondere wenn sie nicht (nur) durch Angehörige erfolgt, richtet sich primär nach den Bedürfnissen des Sterbenden. Diese Bedürfnisse können spezifiziert werden und sind in einer Vielzahl entsprechender Literatur dargestellt. Sie sind so „selbstverständlich“, dass es schon verwundert, dass darüber noch eigens reflektiert werden muss und das Wichtigste: Sie unterscheiden sich in nichts von den Bedürfnissen Nicht-Sterbender.
Es sind dies (ohne Anspruch auf Vollständigkeit):

- Das Gefühl akzeptiert und respektiert zu werden
- Das Bedürfnis nach Sinngebung des eigenen Lebens, so wie es jetzt ist
- Das Bedürfnis sich körperlich wohl zu fühlen und damit verbunden keine / erträgliche Schmerzen zu haben

- Das Gefühl von Selbstbestimmtheit

Es ist an der Zeit zu konkretisieren.

Ich lege den Schwerpunkt zum Thema „Sterbebegleitung“ auf folgende Aspekte:

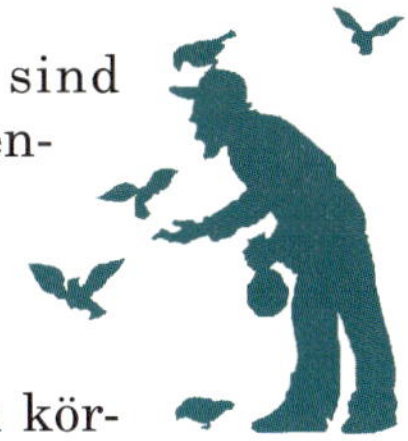

1. “Zielgruppe“, wenn man dies so nennen will, sind schwerstpflegebedürftige und/oder sterbende alte Menschen.
2. Die Art der Sterbebegleitung, wie sie im Folgenden dargestellt wird, findet weniger in einem seelsorgerischen Prozess statt, sondern zentriert sich auf den körperlichen Umgang mit dem sterbenden Menschen. Mir ist bewusst, dass die Art des körperlichen Umgangs unmittelbare Auswirkungen auf die psychische Befindlichkeit hat. Ich möchte damit deutlich machen, dass Sterbebegleitung im engeren Sinne auch unter seelsorgerischen bzw. psychologisch fundierten Gesprächen mit dem Sterbenden verstanden werden kann. Dies ist aber nicht mein Schwerpunkt.
3. Die „Sterbebegleiter“ sind in erster Linie sog. professionelle Berufsgruppen, also Therapeuten, Pflegekräfte, Ärzte etc. Selbstverständlich sind die „Verfahren“ auch (und gerade) den Angehörigen des Sterbenden zugänglich.

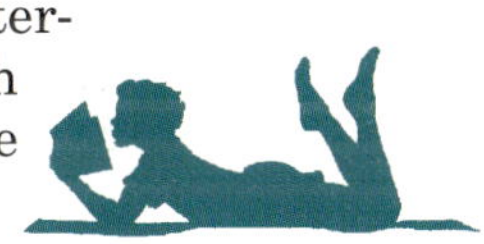

Unter dieser Konkretisierung seien die Bedürfnisse Sterbender nochmals näher dargestellt. Ich beziehe mich bei der Form der Einteilung auf Strukturen, wie sie Franco Rest in seinem Buch dargestellt hat, und die auch meinen persönlichen Erfahrungen mit sterbenden alten Menschen in Krankenhäusern und Pflegeeinrichtungen entsprechen.

Rest benennt sechs Grundbedürfnisse und weist gleichzeitig darauf hin, dass eine solche Einteilung lediglich einen ordnenden Faktor darstellt, Sterbende jedoch keineswegs katalogisiert werden können.

Es sind dies

- Bedürfnisse des Körpers
- Bedürfnis nach Sicherheit
- Bedürfnis nach Liebe
- Bedürfnis nach Achtung
- Bedürfnis nach Selbstverwirklichung
- Bedürfnis nach Begegnung

Es wird deutlich, dass in der Tat nur ein „Ordnungsfaktor" dargestellt wird, und alle Bedürfnisse untrennbar miteinander zusammenhängen.
Da die Konkretisierung sich ja auf schwerstpflegebedürftige und sterbende alte Menschen bezieht, halte ich die „Bedürfnisse des Körpers" für eine Art Schlüsselposition, da eben gerade im körperlichen Bereich aufgrund der Pflegebedürftigkeit eine zentrale Kontaktaufnahme erfolgt.

> Inkontinenz: Unvermögen, Harn oder Stuhl willentlich zurück zu halten.

> Dekubitalulcera: Dekubitus: aufgrund längerer Mangeldurchblutung hervorgerufene Ernährungsstörung des Hautgewebes, was zu Absterben führen kann.

„Am Alter" stirbt man nicht, sondern am Alterungsprozess und den damit verbundenen Veränderungen, die wir als „Krankheiten" bezeichnen. Charakteristisch für das Kranksein im Alter ist die Multimorbidität: Das gleichzeitige und chronifizierende Nebeneinander von verschiedenen Erkrankungen, die sich gegenseitig bedingen, bzw. beeinflussen. Außerdem spiegeln psychische und soziale Konflikte sich oft in „körperlichen" Symptomen wieder, wie z.B. manche Formen von „Inkontinenz" oder das erhöhte Risiko von „Dekubitalulcera". Erkrankungen, die zu Veränderungen der sog. „intellektuellen Leistungsfähigkeit" führen, wie beispielsweise dementielle Prozesse, runden das „Erkrankungsbild" im Alter ab.
Kranksein im Alter ist oft unspezifisch und undifferenziert und kann in schleichenden Prozessen verlaufen. Somit sind es vor allem die individuellen Gegebenheiten, die für uns richtungsweisend sind!

Ansatzpunkte für unsere Aufmerksamkeit gegenüber den individuellen Gegebenheiten sind meines Erachtens

- die Bewegungen
- die Wahrnehmung und Verarbeitung von Sinneseindrücken
- die Bewusstheit
- die Ausdrucksfähigkeit

Sie bilden für mich die Säulen meiner Arbeit mit schwerstpflegebedürftigen und sterbenden alten Menschen und auf dieser Grundlage habe ich Sentitas® entwickelt.
In meiner geriatrisch-therapeutischen Arbeit mit pflegebedürftigen alten Menschen bin ich immer wieder an die „vermeintlichen" Grenzen meiner Tätigkeit gestoßen, wenn nach ärztlicher und pflegerischer Meinung das Zustandsbild meines Patienten sich so verschlechtert hat, dass Ergotherapie „wohl nun keinen Sinn mehr habe."

Die „Förderung größtmöglicher Selbstständigkeit im Leben" verliert ihren Auftrag bei Schwerstpflegebedürftigen und Sterbenden. So hatte ich also therapeutische Maßnahmen zu be-

enden und mich bestenfalls auf mitmenschlichen Umgang zu beschränken, obwohl tatsächlich der Zeitpunkt des Todes gar nicht vorausgesagt werden konnte und (!) obwohl bis dahin deutliche Prozesse abliefen: Sterbeprozesse, die eben auch zum Leben gehören und das Recht auf größtmögliche Selbstständigkeit in sich tragen.
Die Ohnmacht, die ich bei dem Entzug weiterer therapeutischer Verordnungen, betreffend sterbender alter Menschen erlebte, gab mir den Anstoß, mein ergotherapeutisches Selbstverständnis zu überdenken und ich kam zu dem Ergebnis, dass ich selbst einen wesentlichen Beitrag zu leisten habe, wenn ich mein rehabilitatives Aufgabenfeld auf das der Palliativtherapie ausweiten möchte.
So begann ich in theoretischer und praktischer Auseinandersetzung Möglichkeiten zur sterbebegleitenden Therapie zu entwickeln. Mir ist sehr bewusst, dass diese Möglichkeiten in meiner Zunft nicht nur auf Befremdung, sondern auch auf Ablehnung stoßen und mit dem Selbstverständnis vieler Ergotherapeuten nicht vereinbar ist. Ich respektiere diese Haltung und ich vertrete keineswegs die Ansicht, dass die Ergotherapie „um ihretwillen“ überall ihre Nase hineinstecken muss. Jedoch gerade in der Arbeit mit alten Menschen kommt man um die Frage nicht herum, wie damit umgegangen werden soll, wenn unsere Patienten aufgrund eines (natürlichen) Vorganges des Sterbens für nicht mehr „therapiefähig“ erklärt werden. Ich habe mich dafür entschieden, zunächst einmal zu überprüfen, ob dies wirklich so sei und ich bin uneingeschränkt zu dem Ergebnis gekommen: Nein. Ganz entschieden, Nein. Im 18. Kapitel: „Sterben erleben“ im dritten Baustein stelle ich Ihnen das palliative Konzept vor.

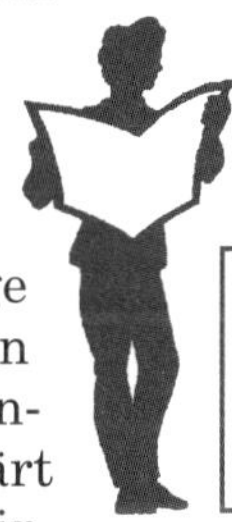

Kapitel 18: Sterben erleben

Empfehlungen zur Vertiefung der Thematik

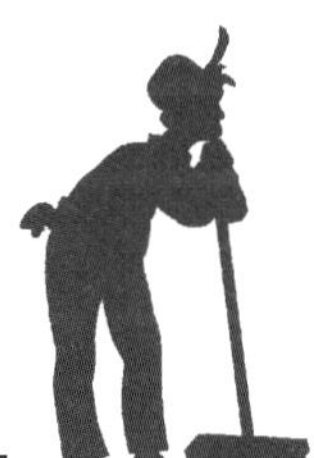

Was verstehen Sie unter „Trauer“? Nennen Sie typische Merkmale eines Trauerprozesses und entwickeln Sie Überlegungen, wie mit einem Trauerprozess angemessen umgegangen werden sollte.

Teil 3

Baustein 2

Sie sind eingeladen, Zusammenhänge, Grenzen
und Chancen von Erkrankungen
im Alter kennen zu lernen

BAUSTEIN 2

Zum 95. Geburtstag

Das große Glück, noch klein zu sein,
sieht mancher Mensch als Kind nicht ein
und möchte, dass er ungefähr
so 16 oder 17 wär!
Doch schon mit 18 denkt er: „Halt,
wer über 20 ist, ist alt!“

Warum? Die 20 sind vergnüglich
und auch die 30 noch vorzüglich.
Jedoch mit 40 – welche Wende-
da gilt die 50 als das Ende!
Doch in den 50, peu à peu,
schraubt man das Ende in die Höh’!

Die 60 scheinen noch passabel und
erst die 70 miserabel.
Mit 70 aber hofft man still:
„Ich schaff’ die 80, so Gott will!“
Wer dann die 80 überlebt,
bewusst er auf die 90 strebt.

Dort angelangt sucht er geschwind
nach Freunden, die noch älter sind.
Wenn man die 95 hat erreicht,
die Jahr, wo einen nichts mehr wundert,
denkt man mitunter: Na, vielleicht,
schaffst Du mit Gottes Hilfe doch die Hundert...

(H. Ilgenstein)

Kapitel 6: Wenn der Zahn der Zeit nagt ...

Stichworte:

Zum Ersten: Wie gesund erlebt sich der multimorbide Mensch?

Zum Zweiten: Betrachtungen des Blutgefäßsystems bei alten Menschen

- Arteriosklerose
- Koronare Herzkrankheit
- Cerebrovaskuläre Durchblutungsstörungen
- Periphere Durchblutungsstörungen

Zum Dritten: Alte Knochen und rostende Scharniere – das Skelettsystem

- Osteoporose
- Degenerative Gelenkerkrankungen

Zum Vierten: Kurzer Einblick in die biomorphen Veränderungen der Sinnesorgane

- Die Haut
- Das Auge
- Das Gehör
- Die Nase

Zum Fünften: Geriatrische Syndrome – Nagespuren der Zeit

- Schlafstörungen
- Schwindel
- Verdauungsstörungen
- Inkontinenz
- Stürze
- Chronische Schmerzzustände

Herr Berger, ein 65-jähriger Patient, weist bei jahrelang bestehendem Diabetes mellitus einen zunehmend schlechten Gefäßstatus auf, ist hierdurch sehbehindert, klagt über Sensibilitätsstörungen in beiden Füßen und erleidet schließlich einen ischämischen Insult im Linkshirn, was zu einer Halbseitenlähmung der rechten Körperhälfte führt. Die Sehbehinderung erschwert ebenso wie die Sen-

sibilitätsstörungen in den Füßen die Re-Mobilisierung des Patienten. Sturzgefährdung stellt sich ein. Die Folge eines Sturzes ist eine Oberschenkelfraktur, die schlecht verheilt, wobei der lange Zustand der Bettlägerigkeit eine Lungenentzündung nach sich zieht.....
Diese fiktive Krankengeschichte des Herrn Berger ist in der Arbeit mit alten, geriatrischen Patienten häufig zu finden. Herr Berger leidet an mehreren, gleichzeitig nebeneinander bestehenden Erkrankungen, die sich zum Teil gegenseitig bedingen, in jedem Fall gegenseitig beeinflussen. Diese Erscheinung wird in der Geriatrie als Multimorbidität bezeichnet.
Multimorbidität, dies bedeutet, dass eine Vielzahl („multi") von Erkrankungen ("Morbidität") vorliegt und dies ist das Hauptkennzeichen eines geriatrischen Patienten.
Nicht jeder alte, erkrankte Mensch ist ein geriatrischer Patient!
Frau Sommer, 78 Jahre, mit gutem altersgemäßen Allgemeinzustand, hat eine starke Erkältung. Die „Antigrippemittel", die sie einnimmt, helfen zwar gegen Husten und Schnupfen, aber sie beeinträchtigen auch den Kreislauf. Frau Sommer wird es schwindelig, sie stürzt und zieht sich eine Prellung der rechten Schulter und des rechten Handgelenkes zu.
Nach einigen Tagen ist die Erkältung verschwunden. Die Prellungen schmerzen noch eine Weile und Frau Sommer nimmt sich vor, bei der nächsten Erkältung genau auf die Nebenwirkungen eines Präparates zu achten, damit ihr dies nicht wieder passiert ....
Obwohl Frau Sommer auch mehrere „Erkrankungen" nebeneinander hatte, Grippaler Infekt, Kreislaufschwäche, Schulterprellung, ist sie keine geriatrische Patientin!
Erstens chronifizierte keine der Erkrankungen, zweitens erschwerte das eine Krankheitsbild nicht wesentlich den Verlauf des anderen und drittens bestand nur ein mittelbarer Zusammenhang zwischen der Erkältung, der Nebenwirkung des Medikamentes und dem Sturz und kein unmittelbarer, organischer Zusammenhang, wie es bei Herrn Berger der Fall war.
Trotzdem – die Grenzen sind fließend und das Risiko von Frau Sommer, sich nicht zu erholen und aus Erkältung, Kreislaufschwäche und Prellung noch eine ganze Reihe weiterer Komplikationen folgen zu lassen, ist bei ihr deutlich höher als bei einem jungen Menschen.
Also, auch wenn „alt" und „krank" nicht gleichzusetzen sind,

oder gar „Alter“ nicht als „Krankheit“ aufgefasst werden darf, ist jedoch eine Häufigkeit von Erkrankungszunahme in den älteren Lebensjahren deutlich zu verzeichnen.
Dieses Kapitel beschäftigt sich mit den Grundlagen der Veränderungen im Organismus älter werdender und alter Menschen, die zu Multimorbidität führen können.

Zum Ersten: Wie gesund erlebt sich der multimorbide Mensch?

Die Frage nach der persönlichen Einschätzung von Gesundheit bildet eine der „Säulen“ geriatrischer Therapie. Aus ihr kann einerseits der Patient seine Ressourcen und Energien schöpfen, aber andererseits auch Selbstheilungskräfte blockieren.

Häufig stellen wir fest, dass die subjektive Wahrnehmung des eigenen Zustandsbildes von der „objektiven“ Bewertung einer Erkrankung abweichen kann:
Patienten mit erheblichen Einschränkungen auf vielen Gebieten können uns bemerkenswert vital und lebensbejahend erscheinen; oft hat es den Eindruck, als ob die Erkrankung dem Patienten neue und meist sehr liebenswerte Seiten eröffnet: Ein mir bekannter älterer Herr, der Zeit seines Lebens sich geprägt von hohem Pflichtbewusstsein und Strenge sah, zeigt nach seinem Schlaganfall in Verbindung mit seinen Handicaps sehr viel Weichheit und Güte.
Wir kennen aber auch Menschen, die jedes kleine „Unwohlsein“ zum Anlass nehmen, ihr Schicksal zu beklagen, und von ihrer Mitwelt extrem viel Aufmerksamkeit abfordern.

Besonders beeindruckt mich immer wieder in sterbebegleitender Therapie, wie wach und präsent sich viele Menschen kurz vor Eintritt ihres Todes noch einmal zeigen, nach dem sie eine lange Zeit im Sterbeprozess bereits sehr abwesend schienen.

Neben dem Einfluss von Geschlecht, sozialem Status und Bildung, hat man Hinweise gefunden, dass Erkrankungen, die zu Funktionseinschränkungen führen, subjektiv stärker belastend empfunden werden.

Sehr hochbetagte Menschen schätzen, Studien zufolge, ihre Gesundheit durchschnittlich nicht schlechter ein, als 20-25 Jahre jüngere Senioren, obgleich objektiv deutliche Unterschiede zu verzeichnen sind. Auch neigen insbesondere alte

Menschen dazu, ihre persönliche Gesundheit mit der Gleichaltriger zu vergleichen und besser einzuschätzen.

Die Bewertung von „gesund“ scheint sich im Alter zu verändern. „Gesundheit“ wird nicht länger mehr als Abwesenheit von Erkrankung oder Behinderung definiert, sondern als Abwesenheit von quälenden Beschwerden und gravierenden Funktionseinschränkungen.

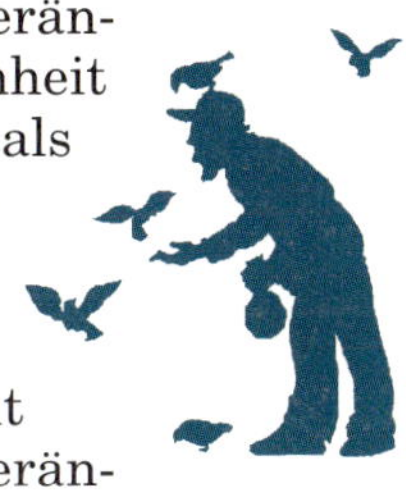

Auch das Vorhandensein chronischer Erkrankungen ist nur zu Beginn in seiner subjektiven Bedeutung groß: Mit der Zeit erfolgt Habituation, also Gewöhnung an die veränderten Bedingungen.

Dies lässt auf eine hohe Dynamik psychischer Prozesse, auch und gerade im höheren Alter schließen. Die Bewertung des eigenen Seins ist letztlich ja auch ein Ausdruck neuronaler Aktivitäten unseres Gehirns, wozu es sicher nicht in dem Maße fähig wäre, würde man auch hier eine pauschale Abnahme von Hirnaktivität nur aufgrund von Alter annehmen.

Da Multimorbidität und Chronifizierung von Erkrankungen nun ein erhöhtes Risiko bei alten Menschen darstellen, darf man als ein „gesundes“ Altern den Prozess definieren, wo der Eintritt dieser Umstände so spät wie möglich erfolgt und der Verlauf möglichst verzögert und die „gesunden Anteile“ möglichst lang unterstützt werden können.
Ein großer Auftrag für jede geriatrische Therapie!

Zum Zweiten: Betrachtungen des Blutgefäßsystems bei alten Menschen

Blut ist ein besonderer Saft, wie bereits Goethe's Mephisto zu berichten wusste. Das Blutkreislaufsystem garantiert in unserem Körper die lebenserhaltende Versorgung mit Sauerstoff und Nährstoffen und sorgt für den Transport von Hormonen, Stoffwechselabbauprodukten, und vielem mehr. Störungen der Durchblutung haben demzufolge eine Vielzahl von zum Teil lebensbedrohlichen Konsequenzen.

Zu den dominierenden Grunderkrankungen im höheren Lebensalter zählt die Arteriosklerose. Die Arteriosklerose ist ein mit zunehmendem Alter fortschreitender Prozess. Sie entwickelt sich über Jahrzehnte, beginnt schon in jungen Lebensjahren, stellt aber meist erst später ein gesundheitliches Problem dar. Begünstigt werden arteriosklerotische Prozesse beispielsweise durch Übergewicht und Nikotinabusus.

> Arteriosklerose: Veränderung der Arterien mit Verhärtungen, Elastizitätsverlust, Verdikkung und Lichtungseinengung.

Die Blutgefäße sind elastisch-muskuläre „Schläuche“ durch die sauerstoffreiches, bzw. sauerstoffarmes Blut fließt. Die Blutgefäße, die zum Herzen hin laufen, bezeichnet man als Venen. Im Körperkreislauf befördern sie auch das sauerstoffarme, venöse Blut, mit geringerem Druck und eher an der Körperoberfläche liegend. Im kleinen Kreislaufsystem zwischen Lunge und Herzen befördern die Venen jedoch das in der Lunge mit Sauerstoff angereicherte Blut zum Herzen hin (!)
Durch die Arterien wird wiederum das sauerstoffreiche, arterielle Blut im Körperkreislauf mit hohem Druck vom Herzen weggepumpt, während die Lungenarterien im kleinen Kreislauf die Aufgabe haben, das sauerstoffarme Blut zum Gasaustausch in die Lungen zu befördern.
Da im Blut selbst viele Stoffe gelöst sind, kommt es im Laufe der Jahre zu Ablagerungen in den Blutgefäßen, sog. Plaques, die aus Fetten, komplexen Kohlehydraten, Blutbestandteilen und Kalkablagerungen bestehen.
Dies führt anfänglich zu Elastizitätsverlust der Blutgefäße, dem folgen zunehmende Einengungen des Gefäßquerschnitts mit verminderter Durchblutung verbunden, und schließlich können komplette Verschlüsse die Blutzufuhr abschneiden; die davon abhängigen Körperorgane erleiden daraufhin mehr oder weniger gravierende Schädigungen oder sterben ganz ab.

Während arteriosklerotische Veränderungen „natürliche“ Alterungsprozesse darstellen, ist die pathologische Arteriosklerose eine in erster Linie erworbene Erkrankung, die durch Verminderung von Risikofaktoren weitgehend minimiert werden kann. In zweiter Linie können genetische Faktoren und juveniler Diabetes mellitus Arteriosklerose begünstigen.
Außerdem tragen medikamentöse Vorbeugungsmaßnahmen dazu bei, dass Blutplättchen (Thrombozyten) zusammenkleben und damit die Entstehung von Blutpfropfen, Thrombosen, die ihrerseits zu Gefäßverschlüssen führen, verhindert werden.

Aus der Arteriosklerose entstehen Folgekrankheiten. Die wichtigsten seien hier genannt:

1. Koronare Herzkrankheit

Arteriosklerose führt am Herzen durch Verengung der Herzkranzgefäße zur koronaren Herzkrankheit. Das Sauerstoffangebot reicht, insbesondere unter Belastung, nicht mehr aus, den Herzmuskel optimal zu versorgen. Die dabei auftretenden Symptome äußern sich in schmerzhaften Stichen in der Brust, oft verbunden mit Luftnot (Angina pectoris).
Bei einem plötzlichen Verschluss einer Herzkranzarterie kann

der Herzinfarkt oder der plötzliche Herztod entstehen.
Bei einer ausgeprägten Herzinsuffizienz sind schon geringe Belastungen nicht mehr möglich. Die Patienten reagieren mit Luftnot, Schwindel und Übelkeit und suchen die Ruhe.
Diese „Schonreaktionen“ führen insbesondere bei alten Menschen unweigerlich zu Nachlassen von Alltagskompetenzen und weiterer Organfunktionen, da diese nicht mehr adäquat gefordert werden. Ein „Teufelskreis“ kann entstehen.

2. Cerebrovaskuläre Durchblutungsstörungen

Durchblutungsstörungen, die gefäßbedingt (vaskulär) im Gehirn (Cerebrum) auftauchen, können von weitgehender Symptomlosigkeit über vorrübergehende bis zu schweren dauerhaften neurologischen Erkrankungsbildern reichen.

Die wohl bekannteste Folge einer cerebrovaskulären Durchblutungsstörung ist der Schlaganfall, oder apoplektische Insult, der im Kapitel: „Wenn die eine Hälfte plötzlich nicht mehr dazugehört“, noch genauer behandelt wird.

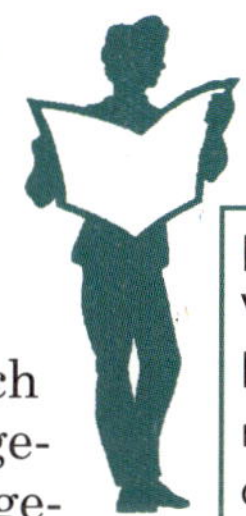

Kapitel 9: Wenn die Hälfte nicht mehr dazu gehört.

Auslöser von Schlaganfällen sind der arteriosklerotisch bedingte Verschluss eines Hirngefäßes, auch hervorgerufen durch einen Blutpfropfen, der in das Gehirn gewandert ist (Embolie) oder durch einen Riss des Blutgefäßes selbst, was zu Einblutung ins Hirngewebe führt.
Der dauerhafte neurologische Ausfall macht sich typischerweise durch Lähmungserscheinungen der der Hirnhälfte entgegengesetzten Körperhälfte bemerkbar. Ferner kann das Bewusstsein beeinträchtigt werden bis zur Bewusstlosigkeit. Darüber hinaus zeigen sich multiple Symptome in den neuropsychologischen Leistungen wie z.B. Sprache, Handlungsfähigkeit, Umgang mit Gegenständen, räumliche Orientierung, Selbsteinschätzung, intellektuelle und emotionale Fähigkeiten, um nur einige zu nennen. Für genauere Informationen verweise ich auf mein Buch: „Mein Gehirn kennt mich nicht mehr“.
Begleiterscheinungen eines Schlaganfalles können auch Kopfschmerzen, Schwindel und Gleichgewichtsstörungen sein.

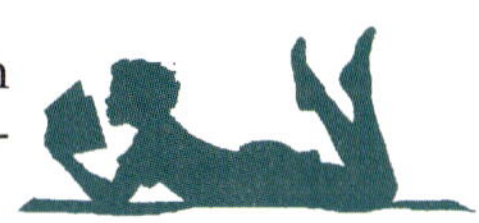

Mit zunehmendem Alter steigt das Apoplex – Risiko, insbesondere bei schlechtem Gefäßstatus.

3. Periphere Durchblutungsstörungen

Arteriosklerose hat auch Durchblutungsstörungen an der Peripherie des Körpers zur Folge, vor allem dort, wo der Weg

zum Herzen am Weitesten ist. Betroffen sind insbesondere Beine/ Füße und Hände.
Durchblutungsstörungen in den Beinen äußern sich schmerzhaft, z.B. durch Wadenkrämpfe, zunächst nur unter Belastungsbedingungen, bei fortgeschrittener Erkrankung auch in Ruhe. Vor allem nachts können starke Schmerzen auftreten.
Reicht die Durchblutung nicht mehr aus, so kommt es im ungünstigsten Fall zu einem Absterben des umliegenden und nachfolgenden Gewebes (Nekrose), was eine Amputation des betroffenen Körperteils zur Folge haben kann. Der Verlust einer Gliedmaße führt bei dem betroffenen Menschen zu schweren Funktionseinschränkungen, insbesondere der Selbsthilfefähigkeit, die, wenn sie nicht adäquat therapiert werden, ihrerseits wieder Komplikationen auslösen können.

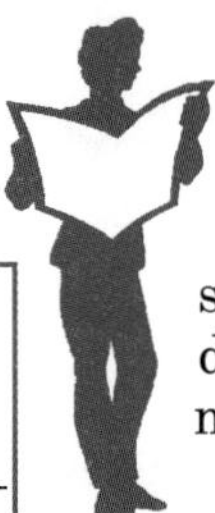

Hierzu auch Kapitel 13: Bewegung erfahren

Bewegung fördert Durchblutung. Daher ist es ein unbedingtes Prophylaxeprogramm, durch adäquate Bewegungstherapien die Folgen peripherer Durchblutungsstörungen so gering wie möglich zu halten. Dies bezieht sich insbesondere auf Patienten, die ohnehin schon in ihrer Mobilität eingeschränkt sind. Vieles, was der alte Mensch aktiv nicht mehr übernehmen kann, muss durch passive Therapieverfahren ausgeglichen werden, und dies möglichst regelmäßig. Leider halten Betroffene, Angehörige, Ärzte und vor allem Kostenträger diesen Aufwand bei einem ohnehin immobilen Patienten nicht mehr „der Mühe wert", übersehen jedoch dabei die schlimmen Folgen für den Einzelnen bei Fortschreiten der Erkrankung und auch die finanzielle Mehrbelastung durch medizinische Maßnahmen, wie Operationen.

Zum Dritten: „alte Knochen" und „rostende Scharniere" – das Skelettsystem

1. Osteoporose

Die Osteoporose („Knochenschwund") ist die häufigste Knochenerkrankung im Alter. Besonders betroffen sind Frauen, die nach der Menopause durch eine Verminderung des weiblichen Sexualhormons Östrogen weniger vor der Erkrankung geschützt sind.
Die Entstehungsgründe für Osteoporose, also dem pathologischen Knochenabbauprozess, sind noch nicht geklärt. Physiologisch schwindet die Knochenmasse ab dem 4. Lebensjahrzehnt: Der Aufbau neuer Knochensubstanz verringert sich gegenüber dem Abbau „verbrauchter" Knochenmasse.

Konsequenzen der Osteoporose sind vor allem die erhöhte Anfälligkeit für Knochenbrüche, Frakturen, die ihrerseits schlechter verheilen und eine längere Rekonvaleszenszeit nach sich ziehen, die wiederum erhöhte Immobilität, Lungenentzündung etc. zur Folge haben kann.
Von Brüchen besonders betroffen sind die Oberschenkelhälse und die Unterarmknochen.
Ebenso können Wirbelkörper einbrechen, was zu erheblichen Schmerzen und Beweglichkeitsstörungen führen kann, die eine konsequente Schmerztherapie benötigen.

Auch hier ist wieder das Problem, dass Schmerzen und verminderte Beweglichkeit, sowie Angst vor (erneuten) Stürzen zu Schonung im Alter führt, die mit Bewegungsarmut einhergeht. Die wiederum führt aber oft zu Verschlechterung der Durchblutungssituation (s. Arteriosklerose) und zu „Übungsrückständen" in der Selbsthilfefähigkeit alter Menschen.

Osteoporose lässt sich diagnostisch durch eine typische Körperhaltungsänderung sowie durch ergänzende Laboruntersuchungen der Knochendichte feststellen.

Durch die medikamentöse Substitution von Östrogenen und Calcium lässt sich gut Osteoporoseprophylaxe und -therapie betreiben. Essentiell sind aber auch Bewegung und der Aufenthalt im Freien um die Sonneneinwirkung zu fördern.

Substitution: Ersatz

2. Degenerative Gelenkerkrankungen

Arthrose ist eine chronische Gelenkerkrankung, die sich aus dem Missverhältnis zwischen dem Aufbau eines Gelenkes und dessen Beanspruchung ergibt.
Angeborene Gelenkschäden können demnach auch bei normaler Belastung zu Arthrosen führen. Die Arthrose im Alter ist jedoch meist darauf zu begründen, dass durch Über- oder Fehlbelastung im Verlauf vieler Lebensjahre verbunden mit „Materialermüdung" des Gelenkes selbst, die Beweglichkeit schmerzhaft eingeschränkt ist. Dies führt zu Schwellungen, Gelenkdeformierungen und schließlich Einsteifungen des Gelenkes und damit verbunden: Unbeweglichkeit.
Auch die umgebende Muskulatur, die zunächst versucht, das Gelenk zu schützen und zu entlasten ist mit betroffen durch Muskelverhärtungen, und mit zunehmender Unbeweglichkeit schließlich Muskel-, Sehnenverkürzungen und Muskelschwund.

Meist entwickelt sich Arthrose in jüngeren Jahren und altert mit. Typischerweise zeigen sich zunächst belastungsab-

hängige Schmerzen, später der sog. „Anlaufschmerz“ nach der Ruhe und dann der Ruheschmerz.
Schonung führt eher zur Verschlimmerung der Symptomatik, daher auch der bekannte Ausspruch: „Wer rastet, der rostet“.

Auch hier wird der Zusammenhang zwischen Befindlichkeit und Bewegung deutlich und auch hier hat Immobilität im Sinne der geriatrischen Multimorbidität wieder z. T. schlimme Konsequenzen.

Es wird nun vorstellbar, liebe Leser, wie diffizil die geriatrischen Probleme eines alten Menschen mit Erkrankungen sowohl des Blutgefäßsystems als auch des Bewegungsapparates sein können, und welch hoher fachlicher Anspruch sich für uns daraus in unseren Therapien ergibt, auch und gerade dann, wenn wir vordergründig „nur“ die Folgen des Schlaganfalles oder der Oberschenkelfraktur behandeln.

Doch nicht nur Herzkreislauf- und Bewegungssystem verdienen beim alten Menschen besondere Berücksichtigung. Auch die Sinnesorgane erleben Veränderungen und schließlich wird all dies ergänzt durch eine Vielzahl weiterer Umstände, die ich „geriatrische Syndrome“ nennen möchte. Die folgenden beiden Abschnitte werden sich damit beschäftigen.

Zum Vierten: Kurzer Einblick in die biomorphen Veränderungen von Haut, Nase, Augen und Ohren

1. Die Haut

> metabolisch: durch den Stoffwechsel bedingt.

Im Verlauf des Alterungsprozesses lassen sich quantitative und qualitative Veränderungen der menschlichen Haut beobachten.
Aufgrund von metabolischen Rückbildungsprozessen kommt es durch Schwund der Zell- und Faserelemente zu einer Verdünnung der Haut und zusätzlich zu Ernährungsdefiziten der einzelnen Hautelemente.
Der Eindruck der Trockenheit der Altershaut wird allerdings nur durch den Rückgang der Talgdrüsenfunktion und der dadurch bedingten Verringerung des Fettmantels hervorgerufen.
Das Abmagern des Unterhautfettgewebes dient der Kreislaufentlastung. Mit der Hautatrophie im Zusammenhang kann auch starker Juckreiz der Haut stehen.

Tatsächlicher Flüssigkeitsmangel des alten Körpers führt allerdings schnell zur Austrocknung, was an einem „Stehenbleiben“ der Hautfalte diagnostiziert werden kann. Die Austrocknung, Exsikose, kann dramatische Folgen haben: Gefahr der Thrombosenbildung durch Blutverdickung, Obstipation, Verwirrtheitszustände u. v. m.

Obstipation: Stuhlverstopfung

Begünstigt wird die Gefahr des Flüssigkeitsmangels oft durch das verminderte Durstgefühl alter Menschen und die Vermeidung von Flüssigkeitszufuhr, weil damit ein erhöhtes Ausscheidungsbedürfnis im Zusammenhang steht. Der bewegungsbehinderte alte Mensch beispielsweise erlebt dann den Gang zur Toilette als beschwerlich und versucht die Anlässe so gering wie möglich zu halten. Aber auch Inkontinenz wird von alten Menschen als sehr belastend empfunden und damit wird die Flüssigkeitszufuhr auf ein Minimum reduziert.

Gefürchtet sind die Decubitalulcera der Haut, kurz „Dekubiti“ (korrekt lat.: decubitus) genannt:
Dekubiti, entstehen durch größere Druckverhältnisse über längere Zeit auf ein bestimmtes Hautareal. Sie kennen die ersten Anzeichen, Hautrötung, vermutlich selbst, wenn Sie beispielsweise morgens nach dem Aufwachen feststellen, dass Sie sehr lange auf einer bestimmten Stelle des Körpers gelegen haben. Die gesunde, junge Haut kann durch vermehrte Durchblutung und entsprechende Versorgung diese Defizite rasch wieder ausgleichen. Gelingt dies der Altershaut nicht, kommt es zu einem Absterben des Haut- und im fortgeschrittenen Zustand auch des tieferliegenden Muskelgewebes aufgrund von Mangelversorgung: Es entstehen Nekrosen, abgestorbenes Gewebe. Da die Haut unser größtes Schutzorgan gegen Krankheitserreger ist, besteht erhöhte Gefahr, dass durch diese nekrotischen Bezirke, Erreger ungehemmt eindringen, das geschwächte Immunsystem überfluten und ggf. zum Tode führen können.
Eine besondere Gefahr besteht bei bettlägerigen, sehr abgemagerten Patienten, in den Bereichen von Schulter, Hüfte, Kreuz- und Fersenbein.

2. Das Auge

Das Auge ist mit zunehmendem Alter einer degenerativen Herabsetzung des Stoffwechsels, der Empfindlichkeit auf Umwelteinflüsse und der Beeinträchtigung der Beweglichkeit ausgesetzt.
Die Alterssichtigkeit, Presbyopie, ist auf die Verminderung der Akkomodation, d. h. der Fähigkeit, Gegenstände unabhängig von ihrer Entfernung auf der Netzhaut scharf abzubilden, zurückzuführen.

Mangelndes Sehvermögen kann zu Bewegungsangst, erhöhter Sturzgefährdung, Unselbstständigkeit und Isolation führen.

Nebenbei bemerkt – vielleicht achten Sie bei Ihrem nächsten Augenarztbesuch einmal auf die behindertengerechte Ausstattung solcher Praxen. Können Sie sich einen Transfer eines schwer bewegungsbeeinträchtigten Patienten aus dem Rollstuhl in den Behandlungsstuhl des Arztes vorstellen?

3. Das Gehör

Eine Schwächung des Gehörs im Alter ist allgemein bekannt. Für die Abnahme des Hörens von hohen Tönen wird eine fortschreitende Verknöcherung der Schnecken verantwortlich gemacht. Diese Altersschwerhörigkeit heißt Presbyakusis.
Die Altersveränderungen bestehen aber auch in einer Abnahme der sensiblen Nervenendigungen im Ohr – dadurch enthält das Gehörzentrum im Gehirn weniger Informationen.
Weiterhin können zentralnervöse Störungen des Wortverständnisses und der Verknüpfung des Gehörten mit Empfindungen und Vorstellungen eine Form der „Schwerhörigkeit“ darstellen.

Nicht Hören im Alter kann auch mit nicht Hinhören im Zusammenhang stehen, als Ausdruck einer seelisch bedingten Reaktion auf das Gefühl des „Abgeschobenseins“ oder der „Vereinsamung“.
Die Schwerhörigkeit selbst kann ihrerseits Ursache zu psychischen Störungen werden, indem Geräusche der Umwelt nicht mehr adäquat wahrgenommen oder verarbeitet werden, kann sich eine Zunahme misstrauischen Verhaltens bis hin zur paranoiden Psychose entwickeln.

4. Die Nase

Die Sinnesleistungen des Geruchs- und Geschmackssystems, für das entscheidend die Nase verantwortlich ist, unterliegen ebenfalls altersbedingten Veränderungen. Im höheren Lebensalter sind meist stärkere Geschmacksreize erforderlich. Die Wahrnehmung dieser Reize bestimmen entscheidend das Gefühl des Appetits sowie der Sekretion verdauungsfördernder Stoffe.
Wenn Sie starken Schnupfen haben, erleben Sie selbst, wie die Beeinträchtigung des Riechens den Geschmack am Essen und den Appetit beeinflussen kann.
Die Probleme, die sich für alte Menschen mit der Nahrungsaufnahme ergeben sind vielgestaltig:

Schlecht sitzende Zahnprothesen führen oft, vor allem in Alten- und Pflegeheimen, zum ausschließlichen Angebot weicher, breiiger, und vor allem undifferenzierter Nahrung, womit auch noch der visuellen Stimulation (das Auge isst mit) jede Grundlage entzogen wird.

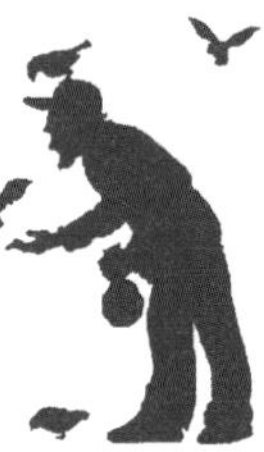

Kochsalz darf oft aus diätetischen Gründen nur sehr eingeschränkt verwendet werden, von anderen Gewürzen wird befürchtet, sie regen das Durstgefühl zu sehr an – die Trinkvermeidung alter Menschen wurde schon angesprochen – und die Verwendung von frischen Kräutern als Würzgrundlage, wird oft aus Gründen des erhöhten Aufwands und höherer Kosten gar nicht erst in Erwägung gezogen.

Wird alten Menschen durch Pflegedienste das Essen gereicht, so gehorcht die Zubereitung der Speisen oftmals nur noch den Kriterien der „Fütterbarkeit".

Das primäre Riechzentrum (Bulbus olfaktorius) im Gehirn ist Bestandteil des limbischen Systems, welches rund um den Balken des Großhirns liegt und in dem etliche seelische Vorgänge ablaufen. Das limbische System verbindet ferner das Riechsystem mit dem Hypothalamus, bildet also unter anderem einen Übergang zum vegetativen Nervensystem. Die Urfunktion des limbischen Systems besteht in der Nahrungssuche, Nahrungsaufnahme, der Partnersuche, der Fortpflanzung und weiteren primär instinktbestimmten Handlungen.

Ihnen wird sicher deutlich, liebe Leser, welche existenziellen Folgen die Beeinträchtigung der Geruchsfunktionen für das Befinden des Menschen haben kann. Insbesondere der kortikal erkrankte Mensch, beispielsweise im Rahmen eines dementiellen Prozesses ist sehr auf seine Althirnfunktionen, und damit auch auf die des limbischen Systems angewiesen. Umso unverständlicher erscheint es mir, dass die Nasenfunktionen in einschlägiger Literatur fast ausschließlich nur unter „Atmungsaufgaben" beschrieben werden.

Zum Fünften: Geriatrische Syndrome – Nagespuren vom Zahn der Zeit

Hierzu auch Kapitel 12: Den Alltag erspüren; 14: Identität erhalten und 15: Wohlbefinden fördern.

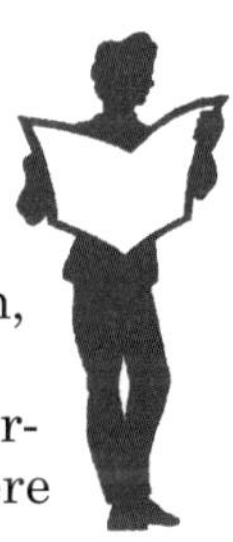

Die bis jetzt beschriebenen Hauptursachen geriatrischer Erkrankungen stehen, wie bekannt nicht für sich allein, sondern verursachen oftmals eine Art Kettenreaktion auch bei anderen Organsystemen, die eben zu dem Bild der Multimorbidität führen. Einige dieser Syndrome habe ich schon in den vorherigen Abschnitten beschrieben und insbesondere der Inkontinenz, der Decubitalulcera, und dem chronischen Schmerz werden sich auch noch weitere Kapitel dieses Buches zuwenden.

In diesem letzten Abschnitt dieses Kapitels seien die wichtigsten geriatrischen Syndrome nochmals im Überblick dargestellt.

1. Schlafstörungen

Das Schlafverhalten bei alten Menschen ändert sich. Zwar ist das Schlafbedürfnis oftmals nicht geringer, aber die Schlafdauer und die Schlaftiefe nehmen ab.
Kommen noch Einschlafstörungen hinzu, wirken sich diese Veränderungen für den Betroffenen oft sehr belastend aus.

Ein weiterer Punkt sind körperlich – geriatrische Ursachen, die den nächtlichen Schlaf stören, wie Schmerzen, das häufige Bedürfnis, zur Toilette zu gehen, Herzprobleme, Atemnot, Husten besonders bei zu flachem Liegen.

Schließlich ist oft eine nächtliche Unterversorgung mit Flüssigkeit und/oder Nährstoffen zu beobachten, was sich in Verwirrtheitszuständen und Unterzuckerungssymptomatik, wie Schwindel äußern kann.

Wenn der Patient sich aufgrund verschiedener Bewegungsbeschwerden tagsüber zudem immobil verhält, ist oftmals auch nicht die körperliche Müdigkeit für einen erholsamen Schlaf gegeben.

Die regelmäßige Einnahme von Schlafmedikation ist bekannterweise der falsche, aber ein immer noch sehr häufiger Weg der Therapie.

Ausreichende Versorgung mit (nicht stark harntreibender) Flüssigkeit und eine leicht verdauliche Mahlzeit vor dem Schlafengehen (z.B. ein Apfel) können manche Beschwerden lindern. Ansonsten sollte der alte Mensch für gesund müde machende Faktoren in seinem Tagesablauf sorgen, bzw. mit therapeutischer Hilfe die Ursachen von Schlafstörungen weitgehend beseitigen.

2. Schwindel

Schwindel ist ein häufiges Symptom alter und sehr alter Menschen. Darunter ist aber weniger der vestibulär bedingte Dreh- und Schwankschwindel zu verstehen, sondern Gangunsicherheiten und oftmals Kopfschmerzen zeigen schwindelähnliche Symptome. Die Ursachen sind vielgestaltig und häufig auf Durchblutungsstörungen, aber auch auf Übungsrückstände im Bereich der Tiefensensibilität durch mangelnde Bewegung zurückzuführen.

Schwindel kann Stürze mit den beschriebenen Frakturfolgen nach sich ziehen und beeinträchtigt die Lebensqualität. Auch wenn manche Schwindelformen nicht primär therapierbar sind, gibt es Möglichkeiten, mit der Schwindelsymptomatik umzugehen.

3. Verdauungsstörungen

Verdauungsstörungen sind ein schon fast sprichwörtliches Problem älterer Menschen. Vor allem alten Damen wird nachgesagt, dass sie sich stundenlang über ihre Verdauung und vor allem über geheime Hausrezepte zur Förderung dieser unterhalten können.
Meinen Beobachtungen zufolge besteht tatsächlich eine erhöhte Sensibilität im Alter für die Vorgänge der Verdauungsorgane, im Sinne einer real verbesserten Spürerfahrung dieser tiefensensiblen Anteile.
Störungen der Verdauung werden demzufolge auch intensiver erlebt.

Was sonst noch Gesprächen über Verdauungsstörungen als Ersatz von sexueller Frustration angedichtet wird, kann ich nicht bestätigen und verweise sie, vielleicht von einigen Ausnahmen abgesehen, ins Feld der Spekulationen. Allerdings halte ich es schon für interessant, dass die jetzt alte Generation trotz meist rigider Sauberkeitserziehung in ihrer Kindheit sich deutlich offener einem „Tabuthema“ zuwendet.

Auch wenn es Ihnen, liebe Leser, schon zum Halse raushängt, ich kann es nicht ändern: Hauptgrund für Verdauungsstörungen ist oft mangelnde Bewegung. Aus meiner therapeutischen Erfahrung betrachte ich es daher gerade bei schwer immobilen Patienten als Erfolg, wenn sie im Anschluss an meine Bewegungstherapien Stuhlgang haben.
Neben Bewegungsarmut führen auch ballaststoffarme Ernährung (schlecht sitzendes oder gar kein Gebiss) und Flüssigkeitsmangel (vermindertes Durstgefühl) zu Verstopfung (Obstipation).

Demgegenüber sind Durchfallerkrankungen (Diarrhöe) oft auf Infektionen, schlechte Nahrungsverwertung und Medikamenten-Unverträglichkeit zurückzuführen. Durchfallerkrankungen ihrerseits mindern das Bedürfnis an Bewegung (ja, ja, Sie wissen schon...)

4. Inkontinenz

Die Unfähigkeit Urin oder Stuhl willentlich zurückzuhalten, ist ein sehr, sehr belastendes Problem für einen alten Menschen. Und der damit verbundene Umgang mit ihm, „gewikkelt“ zu werden und ein „Windelpaket am Popo“ zu tragen nicht weniger. Und – ich nehme es gleich vorweg: „Gewindelte“ Patienten sind stets schlechter zum Gehen zu mobilisieren, als Patienten, die keinen oder einen nur diskreten Inkontinenzschutz tragen.

Inkontinenz führt oftmals zu diffusen „Schuldgefühlen“ und zu sozialem Rückzug. Häufig wird Inkontinenz als Alterserscheinung einfach in Kauf genommen, dabei gibt es verschiedene Arten, insbesondere von Urininkontinenz, die, wenn erkannt, meist erfolgreich therapiert werden können.

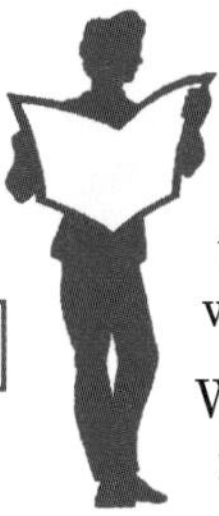

Das prophylaktische Kathederisieren alter Menschen post OP und das Liegenlassen des Katheders zur Pflegeerleichterung, obwohl der Patient zum Toilettengang mobilisierbar wäre, trägt ebenfalls nicht unwesentlich zu einer Inkontinenzentwicklung bei.

Kapitel 15

Weitere Überlegungen dazu im Kapitel 15: „Wohlbefinden fördern“.

5. Stürze

Alte Menschen haben eine höhere Sturzgefahr als junge. Die Folgen von Stürzen können verheerend sein: Neben der schon besprochenen erhöhten Frakturneigung und der schlechteren Ausheilung, kommt es aufgrund verminderter Schutzreaktionen immer wieder zu Kopfverletzungen oder Wirbelsäulenschäden, insbesondere bei Stürzen aufgrund von Glatteis, auf dem alte Menschen ausrutschen und auf den Rücken fallen. Alte Menschen mit Verwirrtheitszuständen können Gefahrenquellen oftmals weniger einschätzen, wie offene Fenster, Treppen u.ä. – dieser Umstand führt nicht selten zu einem vorschnellen „Fixieren“ alter dementer Patienten in Pflegeeinrichtungen, was in den letzten Jahren die Gegenbewegung den Slogan: „Jeder Mensch hat das Recht auf seinen eigenen Sturz“ propagieren ließ.

Umgekehrt führt die Angst vor Stürzen oftmals zu einer Übervorsichtigkeit und Bewegungsvermeidung.

Gründe von Stürzen gibt es viele: Kreislaufregulationsstörungen, Nachlassen von Aufmerksamkeit und Reaktionsvermögen, Einschränkungen des Seh-, Hör- und Gleichgewichtsvermögens, Steh- und Gehunsicherheiten sind einige typische Beispiele.

Die Sturzprophylaxe begleitet demzufolge jeden mobilisierenden Therapieauftrag.

6. Chronische Schmerzzustände

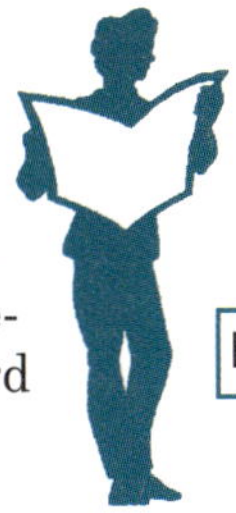

Chronische Schmerzzustände können Lebensqualität entscheidend beeinträchtigen. Als selbst betroffene Schmerzpatientin habe ich an insbesondere ergotherapeutischen Möglichkeiten zur Schmerztherapie gearbeitet, das Kapitel 15: „Wohlbefinden fördern“ wird sich ausführlich damit beschäftigen.

Kapitel 15

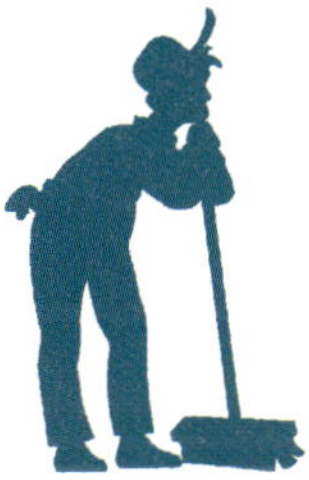

Empfehlungen zur Vertiefung der Thematik

Welche Schwerpunkte sehen Sie in der gesundheitlichen Vorsorge bei älteren Menschen?
Entwickeln Sie Ideen, wie so ein „Vorsorgeprogramm“ für ältere Menschen attraktiv gestaltet werden könnte.

Kapitel 7: Wenn sich „reife Leistungen“ einstellen

Stichworte:

Zum Ersten: einige physiologische Aspekte des Alterns

Zum Zweiten: einige psychologische Aspekte des Alterns

- Kompetenz
- Einflussnahme von Individuum und Umwelt

Zum Dritten: der enge Zusammenhang zwischen psychischer Befindlichkeit, Wahrnehmung und Bewegung

- Propriozeption

Zum Vierten: wenn der Körper fremd wird

- Körperschemastörungen

Zum Fünften: belastende Situationen und psychische Stabilität im Alter

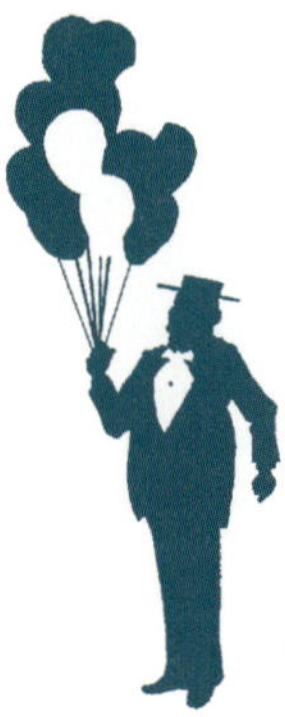

Der Begriff der „reifen Leistung“ wird allgemein verwendet, wenn als Merkmale einer Leistung nicht nur Wissen und Können, sondern auch besondere Qualitäten wie tieferer Einblick in eine Sache vorliegen. Während Alterungsprozesse von Geburt an laufen, werden sie erst als Entwicklungs- dann als Reifungs- und erst zum Schluss als Alterungsprozesse bezeichnet. In der Tat enthüllt sich erst ab einem gewissen Alter beim Menschen deutlich und sichtbar, was seit seiner Geburt begann: so genannte biomorphe Veränderungen der Sinnesorgane, der Haut, der Muskeln – der Physis und der Psyche.

Bedeutende Werke alter Künstler weisen auf die Chancen hin, die das hohe Alter – trotz oder wegen dieser Veränderungen – eröffnet.

In dieser Lebensphase sind viele Formen produktiven Schaffens und der Auseinandersetzung mit gesellschaftlichen und kulturellen Inhalten möglich. Dabei ist von Bedeutung, wie die Menschen ihr Alter gestalten.

Diese biomorphen Veränderungen können aber auch Auslöser für Erkrankungen darstellen, oft gehen sie mit Erkrankungen einher und beeinflussen diese. Dieses Kapitel befasst sich etwas näher mit den Alterungsprozessen, mit der Reife im Alter und mit dem Selbstbild alter Menschen.

Zum Ersten: einige physiologische Aspekte des Alterns.

Epithelgewebe bedeckt innere und äußere Körperoberflächen

Die Organe der Wirbeltiere lassen sich schematisch in zwei Zelltypen gliedern, die einen sind erneuerungsfähig, deren Aufgabe ist es, sich ab dem ausgewachsenen Zustand weiterhin zu teilen und Tochterzellen zu erzeugen, z.B. Epithelzellen, die anderen sind nicht erneuerungsfähig und ihr Funktionieren entspricht potentiell der Lebensdauer des Individuums, z.B. Nervenzellen. Der Vorteil in dieser Nichtteilungsfähigkeit liegt darin, dass sie sich im Laufe des Lebens nicht krebsartig vermehren können.

Beide Zelltypen erleben im Verlauf des Alterungsprozesses und vor allem im Alter selber eine Verminderung ihres Bestandes und eine Reduzierung ihrer Leistungsfähigkeit, was primär im Zusammenhang mit Flüssigkeitsverlust steht.
Die Theorien zur Begründung dieses Umstandes sind vielgestaltig, zum einen scheinen Alterungsprozesse und schließlich das Sterben als genetische Information gewissermaßen von Anfang an in den Zellen vorzuliegen. Eine andere Theorie besagt, dass Altern letztlich das Ergebnis von einer immer größeren Anhäufung von Fehlern in den Zellteilungsprozessen wäre, die während eines Lebens stattfinden, was sich durch die im zunehmenden Alter fortschreitende Anhäufung von Chromosomenanomalien zu bestätigen scheint.

Chromosomen: Träger der Erbinformation

Altern wurde und wird immer noch häufig als ein pathologisches Phänomen betrachtet, was sich durch die Abnutzung des Organismus gepaart mit Folgezuständen aus Unfällen und Erkrankungen ergibt. Dies hatte häufig die Suche nach theoretischen und praktischen Vermeidungsmöglichkeiten der Krankheit „Alter“ zufolge. Zahlreiche Untersuchungen, die hieraus folgten bestätigten jedoch immer wieder das Gegenteil, nämlich das Altern ein ganz normales Phänomen ist, das mit Differenzierung und Wachstum, sowie „Rückbildung“ im Rahmen eines **Entwicklungsprogramms** verbunden ist.

Das immer wieder gern zitierte Schema der Phase des „Wachstums“ in Kindheit und Jugend, der „Reife“ im Stadium des Erwachsenseins und des „Alterns“ – beginnend mit dem Klimakterium entspricht nicht der biologischen Realität reversibel: umkehrbar

– denn eigentlich beginnt schon vom Ende der Wachstumsperiode an eine schleichende Phase der metabolischen Rückbildung. – Im Übrigen hat man festgestellt, dass in höherem Alter „Störfaktoren", wie Immobilisation, Fieber, Nahrungskarenz etc. den metabolischen Rückbildungsprozess teilweise reversibel beschleunigen kann.

Auch funktionell beginnt der Mensch schon sehr früh zu altern. Allerdings sind nicht alle Organe synchron davon betroffen. Der Bewegungsapparat ist sicher das am ehesten „alternde" System. Dem folgen die Ventilations- und Herz-Kreislauf-Organe sowie die Nieren und der Verdauungstrakt. Demgegenüber sind die altersbedingten Einschränkungen des endokrinen Systems weniger gravierend, da sie über größeres Anpassungsvermögen an veränderte Bedingungen verfügen.

endokrines System: innere Drüsen geben ihre Sekrete (z.B. Hormone) ins Blut ab.

Der Alterungsprozess des Nervensystems beginnt früh. Man hat festgestellt, dass die Dichte der Neuronen in der Hirnrinde bereits vor dem Ende der Wachstumsphase des Menschen abzunehmen beginnt.

Dies bezieht sich insbesondere auf die präfrontalen und subtemporalen Felder der Großhirnrinde sowie auf das Kleinhirn und den Thalamuskern.

Adoleszenz: Zeit des Heranwachsens

Auch die Sinnesorgane beginnen ab dem Ende der Adoleszenz zu altern, was aber oft erst in späteren Lebensjahren bemerkbar wird.

Fazit: Die „Entwicklungspläne des Alterns" sind individuell unterschiedlich und von verschiedenen Faktoren abhängig. Dazu gehören die genetische Disposition, die fehlende Ausübung von Funktionen, z.B. der „Übungsrückstand" im Bewegen bei einer vorwiegend inaktiven Lebensführung, Risikofaktoren, wie toxische Substanzen, Überernährung u.ä. und schließlich Erkrankungen und Unfälle, die im Verlauf eines Lebens eine Beschleunigung von Alterungsprozessen zur Folge haben können.

Zum Zweiten: einige psychologische Aspekte des Alterns

Während der physiologische Alterungsprozess unausweichlich kommt und an objektivierbaren Veränderungen des menschlichen Organismus festzumachen ist, stellt sich die Frage nach dem psychologischen Alterungsprozess nach wie vor, bzw. die Frage nach der Anpassungsfähigkeit der menschlichen Psyche an Alterungsvorgängen.

Die meisten Untersuchungen verliefen hierzu unbefriedigend und beschränkten sich oft nur auf vermeintlich pathologische Prozesse, die als Senilität oder dementielle Erkrankungen beschrieben werden.

Gemeinplätze, dass im Alter intellektuelle Leistungsfähigkeit nachlässt (was Hänschen nicht lernt, lernt Hans nimmermehr...) werden Lügen gestraft durch Ärzte, Schriftsteller, Maler, Wissenschaftler, Politiker, die bedeutende Erkenntnisse (erst) im hohen Alter gewannen. Dennoch halten sich hartnäckig Insuffizienztheorien und alles andere sind (berühmte) Ausnahmen. Moderne Erkenntnispsychologen behaupten nun, dies alles sei letztlich von den „affektiven“ Variablen abhängig, oder anders ausgedrückt, von der gefühlsmäßigen Einstellung zum eigenen Alter und dem Interesse an Neuem. Ein sich selbst akzeptierender und neugieriger alter Mensch kann seinen eigenen Rhythmus finden und seine Fähigkeiten neu und anders einsetzen – trotz (oder wegen) der vermeintlichen Schwierigkeiten wie Langsamkeit, rasches Ermüden, verringerter Sensibilität der meisten Sinnesorgane und erhöhter Vergesslichkeit.

Nach Minkowski, (Quelle der Autorin unbekannt) „versteht es derjenige auf gute Weise alt zu werden, der sein Leben als Pflege eines Gartens betrachtet und sich weder darauf beschränkt, stets nur die gleichen Beete mit den immer gleichen Pflanzen zu bestellen, noch diese Beete umzupflügen, mit Sand zu bestreuen und künstliche Blumen darauf zu stellen. Gute Pflege bedeutet, verschiedene Pflanzenarten zu setzen, gute Zuchtergebnisse zu erzielen, und angemessene Veränderungen vorzunehmen, z.B. die, die Bebauungsfläche eines Beetes zu verkleinern, wenn dadurch bessere Resultate in der Pflege der übrigen Bepflanzung erzielt werden“.
In der Persönlichkeitsentwicklung des alten Menschen zeigt sich als „reife Leistung“ auch die Auseinandersetzung mit Einschränkungen und Verlusten: während auf der körperlichen Ebene eher eine Verminderung der Leistungsfähigkeit zu verzeichnen ist, sind auf der psychischen Ebene durch die Anforderungen des Alters Wachstumsprozesse möglich.

Hermann Hesse beschreibt, dass alte Menschen einen Sinn für Geschichte bekommen, was darauf beruht, dass erst im reiferen Alter der Mensch die verschiedenen Schichten menschlichen Seins, menschlicher Kulturen und Gesellschaften durchdringt; alte Menschen denken historisch, auch wenn sie sich dessen nicht immer bewusst sind.

Hermann Hesse: 1877-1962; Lyriker, Erzähler, Maler. 1956 Nobelpreis

Unterschiedliche Aspekte berücksichtigen zu können, wird als „kontextuelles Denken“ bezeichnet, wozu alte Menschen durch ihr Lebenswissen besonders befähigt sind. Dieses Potential müssen alte Menschen erkennen und sozial – konstruktiv damit umgehen. Die Sensibilität für diese Befähigungen ist allerdings von der Fremd- und Selbsteinschätzung des Wertes und der Kompetenzen alter Menschen abhängig.

Der Begriff der Kompetenz beschreibt die Fähigkeit, grundsätzlich selbstständig und selbstverantwortlich mit den verschiedenen Anforderungen des Lebens umzugehen.
Bei der Beurteilung von Kompetenzen alter Menschen spielt es ebenso eine Rolle, welche spezifischen Fähigkeiten und Fertigkeiten das Individuum im Laufe seines Lebens erworben hat und im Alter einzusetzen weiß, wie auch wie groß das Interesse der Umwelt an eben diesen Fähigkeiten und Fertigkeiten ist.
Die Förderung von Kompetenzen alter Menschen bezieht sich demnach nicht nur auf die individuelle Persönlichkeit, sondern auch auf die Akzeptanz und Flexibilität der Umwelt, das Angebot an Fertigkeiten und Fähigkeiten des alten Menschen zu integrieren.

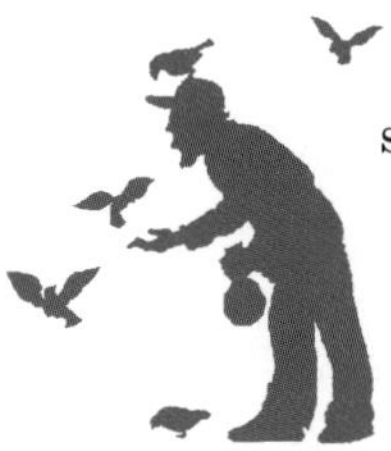

Dies bedeutet auch, dass das viel beschworene Kompetenz – und Realitätsorientierungstraining alter Menschen mit hirnorganischen Abbauprozessen sich nicht nur auf den Senioren selbst beschränken darf, sondern auch die Umgebungsbedingungen müssen die Voraussetzungen dafür schaffen, dass der Mensch seine (wiedererworbenen oder neu geschaffenen) Kompetenzen sinnvoll anwenden kann; der Alltag in vielen Alten- und Pflegeheimen entspricht oft nicht dieser Forderung.

Und ein weiterer Aspekt verdient Beachtung: Nicht nur die Kompetenzen zu einem selbstständigen und selbstverantwortlichen Leben sollten bei alten Menschen eine zentrale Rolle spielen, sondern auch die Kompetenz zu einem *persönlich zufriedenstellenden Leben.* Ich hebe dies besonders hervor, da alte Menschen im besonderen Maße mit Einschränkungen und Verlusten konfrontiert werden, was hohe Anforderungen an die psychischen Ressourcen stellt. Menschen, gleich welchen Alters, die an körperlichen Einschränkungen leiden, zeigen oft ausgeprägte Fähigkeiten und Fertigkeiten zur psychischen Verarbeitung. Voraussetzung ist allerdings, dass sie sich selbst dieser Bemühungen um eine psychische Weiterentwicklung wert scheinen und nicht mit zunehmendem Alter ihre Motivation aufgeben.

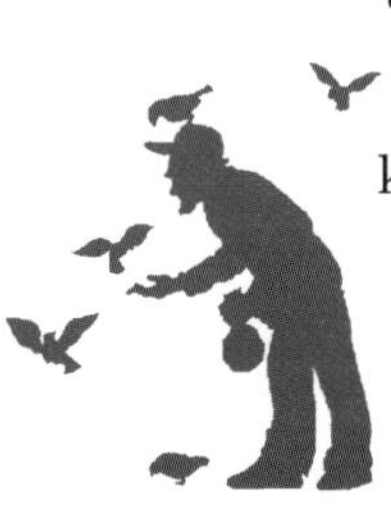

Umwelt und Individuum sind also an der Entwicklung und Aufrechterhaltung von Kompetenzen beteiligt, die ihrerseits die Voraussetzungen bilden für den Erfolg verschiedenster präventiver, rehabilitativer und palliativer Therapieangebote.

Die folgende Abbildung stellt im Überblick das organische System der Einflussnahme von **Individuum** und Umwelt auf die Entwicklung und Aufrechterhaltung von Kompetenzen dar:

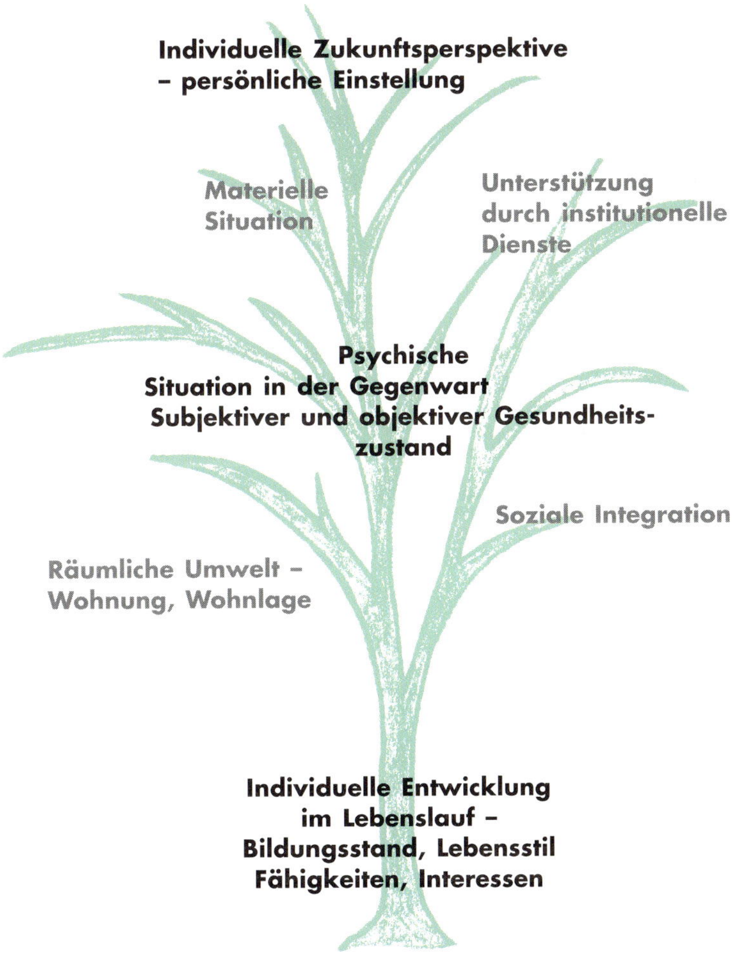

Abb. 2: Organisches System der Einflussnahme von Individuum und Umwelt auf die Entwicklung und Aufrechterhaltung von Kompetenzen

Zum Dritten: der enge Zusammenhang zwischen psychischer Befindlichkeit, Wahrnehmung und Bewegung

Der Mensch verfügt über verschiedene Sinnesorgane, die es ihm ermöglichen, sich den Umgebungsbedingungen anzupassen. Altern ist, wie im vorherigen Abschnitt beschrieben, auch durch ein Nachlassen bzw. durch Veränderung der Sinnesorgane gekennzeichnet.

Die Alterssichtigkeit und Altersschwerhörigkeit sind jedermann bekannt und können zunehmend operativ bzw. durch Brillen und Hörgeräte befriedigend kompensiert werden.

Ein überaus wichtiger Bereich menschlicher Wahrnehmung spielt in zunehmendem Alter ebenfalls eine Rolle: Die Wahrnehmung des Körpers über seine Beziehung zu seiner Umgebung: Die Propriozeption. Ihr ist dieser zweite Abschnitt gewidmet.

Leben ist Bewegung. Bewegung und Bewegungswiderstand (z.b. beim Treppensteigen), die Stellung der einzelnen Körperteile zueinander, die Position des Körpers selbst im Raum (Stehen, Sitzen, Liegen) und die Bewegungsabläufe selbst im Hinblick auf ihre Geschwindigkeit, Zielorientierung usw. basieren auf der Propriozeption. An ihr sind verschiedene Rezeptoren, verschiedene Arten von Sinnesorganen beteiligt:

- Rezeptoren in den Muskeln registrieren Dehnung, also den Grad des Bewegungswiderstandes. Beispielsweise registrieren sie, ob eine zu tragende Tasche schwer oder leicht ist, was Einfluss auf die Bewegungsgeschwindigkeit haben kann.
- Rezeptoren der Gelenke und der Sehnen registrieren die Bewegungen des Skelettsystems, insbesondere die Stellung der Gelenke zueinander. Beispielsweise, ob der Arm, der die Tasche trägt, ausgestreckt vor den Körper gehalten wird, oder ganz nah im Brustbereich.
- Beschleunigungen und Verzögerungen von Bewegungen werden durch das Vestibularorgan, – Teil des propriozeptorischen Systems – wahrgenommen. Ebenso die Richtung der Schwerkraft und die Stellung des Kopfes, die entscheidend ist für die Einleitung der Bewegung; beispielsweise leiten Sie durch die Bewegung des Kopfes und die entsprechende Veränderung der Blickrichtung ihre zielgerichtete Bewegung des ganzen Körpers ein.

- Schließlich liegen in der Haut und in anderen Geweben ebenfalls Rezeptoren, die durch mechanische Reizungen propriozeptorische Wahrnehmungen vermitteln.

Die Rückmeldung des propriozeptorischen Systems über Veränderungen erlaubt es dem Menschen erst, sich seiner Umgebung adäquat anpassen zu können. Dazu gehört auch, Gefahren wahrzunehmen und (!) Wohlbefinden zu verspüren, was schließlich zu Verhaltensänderungen hinsichtlich der Erhöhung von wohlbefindlichen Situationen führen kann.

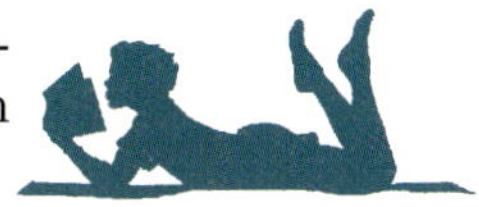

Diese lebenswichtige Bedeutung des propriozeptorischen Systems hat Sacks sehr anschaulich in seinem Buch beschrieben. In der Schilderung der „Körperlosen Frau“ beschreibt er Christine, die aufgrund eines pathologischen Prozesses im Gehirn, das „Gespür für sich“ verloren hatte und beispielsweise nur die Beine koordiniert bewegen konnte, wenn sie diese Bewegungen visuell überwachte. Fehlte ihr diese Möglichkeit, z.B. im Dunkeln, so war sie – trotz intakter Funktionen der Beine – völlig bewegungsunfähig, was sich auf den gesamten Körper bezog. Christine beschrieb sich selbst in diesem schrecklichen Zustand als „körperlos“. Diese – glücklicherweise sehr selten vorkommende – Situation verdeutlicht die elementare Aufgabe dieses Systems. Sacks beschreibt sie als „lebensnotwendigen sechsten Sinn, durch den der Körper sich selbst erkennt und mit vollkommener und augenblicklicher Präzision seine Beweglichkeit und sein Verhältnis zur Ausrichtung des Raumes erfasst“.

Unsere Bewegungen laufen bewusst und unbewusst ab. Die Körperbewegungen, die mit der Atmung im Zusammenhang stehen, werden meist nicht willentlich gesteuert, verlaufen also autonom.
Aber auch Bewegungen, die unsere aktuelle Befindlichkeit zum Ausdruck bringen, werden oft nicht bewusst gesteuert. So kommt es unwillkürlich zu muskulären Verspannungen in Zuständen seelischen Angespannt – Seins. Das Kapitel 8: „Wenn Langsamkeit Prinzip ist“, berichtet über den engen Zusammenhang zwischen körperlicher Bewegung und psychischer Beweglichkeit beim Parkinson – Syndrom. Andererseits kennen wir das Gefühl der Ent-Spannung sowohl im Hinblick auf unseren muskulären, wie auch psychischen Status.
Erkrankungen können Einfluss haben auf die Sensibilität, mit der wir unseren Körper wahrnehmen. Insbesondere Einschränkungen des Bewegungsapparates füh-

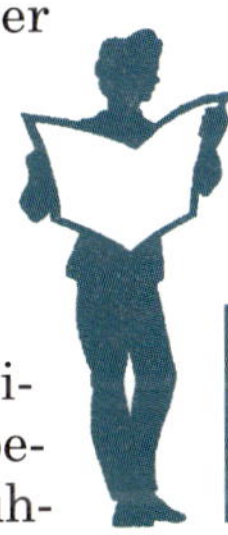

Hierzu auch: Kapitel 8

ren ihrerseits wieder zu Veränderungen der Körperwahrnehmung und damit auch zu (tiefgreifenden) Einflüssen auf das Körperschema, was ich im nächsten Abschnitt genauer beschreibe.

Unsere Bewegungen können zu Veränderungen des gesamten Körpers oder auch von Teilbereichen führen.
Wenn Sie mit Ihrer Hand eine Faust machen, verändert sich nur ein Teilbereich, wenn Sie aus dem Liegen aufstehen, verändert sich der gesamte Körper. Aber auch die (propriozeptive) Wahrnehmung erfährt unterschiedliche Qualitäten: Wenn Sie ruhig dasitzen, können Sie viel sensibler die Bewegungen Ihrer Hand zur Faust erspüren, als wenn Sie diese Detailbewegung im Gesamtkontext des Aufstehens aus der liegenden Position durchführen.

Diese Feststellung hat Konsequenzen für das Bewegen alter, oftmals immobiler Menschen. Es ist ein großer Fehler anzunehmen, dass es bei einem nahezu immobilen Menschen auf isolierte Einzelbewegungen nun auch nicht mehr ankäme.

Erstens ist der menschliche Körper eine funktionelle Einheit und isolierte Einzelbewegungen haben sehr wohl einen Einfluss auf das Gesamte.
Zweitens lässt sich die Sensibilität für isolierte Spürerfahrungen vertiefen und damit an Wahrnehmungsqualität und Ich-Erleben gewinnen.
Und **drittens** hat dies wiederum Auswirkungen auf die Steigerung der Wohlbefindlichkeit.

Ganz abgesehen davon unterstützen Bewegungen die Funktion der Atmung, des Herz-Kreislauf-Systems und damit auch der inneren Organe.

Zum Vierten: wenn der Körper fremd wird

Alter verändert den Körper. Und die individuelle Bewertung des Körpers durch das „ich“. Die Einschränkungen, die viele alte Menschen durch Alterungsprozesse oder Erkrankungen erfahren, tragen häufig zu Insuffizienzgefühlen bei. Diese wiederum können in Resignation oder gar Ablehnung gegenüber sich selbst führen, manifestiert an der vermeintlichen „Ursache allen Übels“: dem eigenen Körper.
In meinem Buch „Mein Gehirn kennt mich nicht mehr“ habe ich ein Kapitel dem neuropsychologischen Phänomen der Körperschemastörungen gewidmet. Dieser Abschnitt beschäftigt sich mit Auszügen zu dieser Thematik, von der auch alte Menschen betroffen sein können.

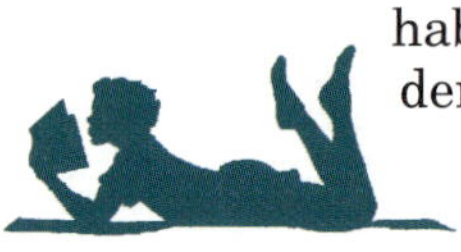

Die Wahrnehmung, die wir von unserem Körper haben, ist sehr unterschiedlich. Einerseits fühlen wir uns mit unserem Körper identisch, andererseits ist er manchmal ein „anderer“, insbesondere wenn wir uns schlecht fühlen oder krank sind, kann es sein, dass uns unser Körper nervt, uns nicht angenehm ist, oder fremd wird.

Die Repräsentation unseres Körpers im Gehirn, das auch ein Teil unseres Körpers ist, erfolgt auf weitaus mehr Ebenen als Motorik und Sensorik, also Bewegen und Fühlen.
Unser Hirn bewertet auch die Ereignisse in unserem Körper.

Die Bewertungen stützen sich auf Erfahrungen und Erkenntnisse. Schmerz und Lust sind elementare Erfahrungen. Wissen um „Symptome“ unseres Körpers ergänzen die diffusen Erfahrungen des Schmerzes und der Lust.

Körperwahrnehmung kann sich auch extrem verändern: Das wahrnehmende – und auch bewertende Organ, das Gehirn, kann aufgrund eigener (pathologischer) Prozesse den Körper nicht mehr adäquat wahrnehmen:
Dies kann etwa bei dementiellen Erkrankungen im Rahmen von pathologischen Abbauprozessen des Gehirns der Fall sein. Diese Menschen zeigen z.b. Defizite in der Integration des vestibulären und propriozeptiven Systems, also im Bereich des Gleichgewichtsempfindens und der Lage des Körpers im Raum, und reagieren beispielsweise mit vestibulärer Überempfindlichkeit, die sich in Bewegungsangst bemerkbar macht.

Unser Körper ist in unserem Gehirn auf vielfältige Weise repräsentiert. Wir nehmen unseren Körper manchmal mit uns identisch, aber auch manchmal als uns fremd wahr. Auch bestimmte Erkrankungen können ursächlich Körperwahrnehmungsstörungen hervorrufen.

Körperschemastörungen machen sich auf vielfältige Weise bemerkbar und sind Symptombilder vieler Erkrankungen, insbesondere, wenn diese sehr schwer oder chronisch verlaufen.

Das Körperschema bezeichnet die Orientierung am *eigenen* Körper, die wir durch bestimmte Sinne erhalten:
Wir sehen unseren Körper
→ der visuelle Reiz. (Blinde Menschen erfahren ihren Körper und ihre Umwelt verstärkt über taktile Reize).
Wir spüren unsere Körperoberfläche, unsere Haut, unsere Trennlinie zwischen „zum Körper gehörig“ und „fremd“.
→ der taktile Reiz.

Wir spüren die Lage unseres Körpers im Raum, z.B. ob wir stehen oder liegen. Wir spüren Schmerz und Wohlbefinden, Bewegung, die Lage unserer Gliedmaßen etc.
→ der kinästhetische Reiz.

Unser Körperschema ist also wesentlich von den Sinnen abhängig, mit denen wir uns am Körper orientieren.
Anders ausgedrückt:

Beeinträchtigungen im Sehen und Spüren führen langfristig auch zu Beeinträchtigungen im Körperschema.
Dies hat dramatische Konsequenzen für alte Menschen, deren Sinnesorgane wie auch Bewegungsfähigkeit durch Erkrankungen zusätzlich erheblich eingeschränkt sein können.

Das Körperschema wird mit der kindlichen Reifeentwicklung aufgebaut und wird ein Leben lang ergänzt.
Mit der Differenzierung der Sinnesorgane erfolgt auch das Erforschen des eigenen Körpers. Wenn Sie ein Baby beobachten, das z.B. mit seinen Füßchen spielt, bemerken Sie, dass es vorwiegend Blickkontakt, Hände und Lageveränderungen seines Körpers für die „Erkundung“ nutzt.
Aber auch Erfahrungen mit dem eigenen Körper beeinflussen die Körperschemaentwicklung des Kindes nachhaltig:
Längere Erkrankungen können den Entwicklungsprozess beeinträchtigen, indem sie das Kind daran hindern, sich mit seinem Körper zu beschäftigen (etwa durch Verbände oder Schienen) oder indem der schmerzende Körper als feindlich erlebt wird.
Der Umgang mit dem kindlichen Körper „von außen“ spielt ebenfalls eine entscheidende Rolle:
Schmusen und Streicheln der Eltern, aber auch das Akzeptieren von Grenzen am kindlichen Körper beeinflussen positiv.
Rigide Sauberkeits- und Sexualerziehung, körperliche Gewalt wie Schläge oder sexueller Missbrauch führen zu nachhaltigen Störungen des Körperschemas (und des Körperbildes).

In der weiteren Entwicklung des Menschen findet das Körperschema Reife und Ergänzungen:
Das Erleben der Pubertät in der Umwandlung vom kindlichen Körper zum Erwachsenen.
Erfahrungen im sexuellen Umgang, Lustgefühle oder Abneigungen.
Schwangerschaft und Geburt.
Erkrankungen, insbesondere wenn sie schwer oder sehr belastend verlaufen.
Erfahrungen mit Medikamenten und/oder Drogen, die nachhaltig Einfluss auf den Körper ausüben.

Gewalt, Körperverletzungen, Folter, Kriegserlebnisse etc.

Ihnen wird deutlich, dass unser Körperschema eine höchst komplexe Struktur ist, die sich mit den ersten Lebenstagen zu entwickeln beginnt und bis zu unserem Tod (und vielleicht auch mit diesem) ergänzt wird.
In unserer Arbeit mit alten Menschen, haben wir nicht nur die aktuelle Situation zu berücksichtigen, sondern ggf. auch die gewachsenen Strukturen von vielen Lebensjahrzehnten.

Ziel aller Körperschematherapien ist es, dem Gehirn die Reize und Verarbeitungsmöglichkeiten zu bieten, die es zum Aufbau eines harmonischen Körperschemas braucht.

Ihre Beine sind zum Laufen da. Gar keine Frage. Aber was machen Sie sonst noch mit Ihren Beinen, außer sie zu bewegen?
Sie pflegen Ihre Beine.
Sie waschen sie, trockenen sie ab, cremen sie ggf. ein. Sie bekleiden Ihre Beine, und es ist keineswegs egal, womit: Hosen, Strümpfe, ggf. Röcke. Vielleicht schmücken Sie auch Ihre Beine, lackieren die Zehennägel, tragen Fußkettchen, stülpen kleine Wollsäckchen über Ihre Füße und sperren Sie in Lederkästchen, die „Schuhe" heißen.
Wenn Ihre Beine krank sind, bekommen sie Einreibungen, Bäder, Verbände und dergleichen.

Sie sehen, zum „Gesamtbild" eines Körpers oder seiner Körperteile gehört mehr, als nur seine Funktionalität.
Grundprinzip aller Körperschematherapien ist es, alle Aspekte im Umgang mit dem eigenen Körper mit einzubeziehen.

Viele Therapieempfehlungen im „dritten Baustein" berücksichtigen auch die Integration des veränderten, erkrankten, schmerzhaften Körpers zu Akzeptanz des Selbstbildes „Alter".

Zum Fünften: belastende Situationen und psychische Stabilität im Alter

Der Grad der psychischen Belastung von (körperlichen) Einschränkungen im Alter hängt eng damit zusammen, wie sehr die Selbstständigkeit des alten Menschen betroffen ist. Hilfs- und Pflegebedürftigkeit sind Schreckgespenster alter Menschen und das Leben scheint zunehmend weniger wert zu sein, je höher der Hilfsbedarf ist. Zwar haben gesundheitlich stark belastete Menschen grundsätzlich ein Potential zur Verarbeitung dieser Belastungen, jedoch wird häufig übersehen, dass hilfs- und pflegebedürftige Menschen rechtzeitig, also

bereits im Frühstadium ihrer Pflegebedürftigkeit, oft entsprechende psychologische Betreuung brauchen, um dieses Potential auch zu aktivieren. Statt sich auf die veränderten Gegebenheiten einzustellen, wird oftmals lang „an vergangene Tage geklammert“ und werden Umstände der Hilfsbedürftigkeit so lang wie möglich ignoriert. Durch diese Verdrängungsmechanismen wird jedoch oft jede Chance genommen, sich auf die veränderten Bedingungen einzustellen und heilsame Ressourcen zu wecken. Diese fehlenden Kompetenzen betreffen sowohl das Individuum, wie auch die Umwelt, zu denen ich auch die Medizinalberufe zähle, deren Vertreter sich lieber auf das „jeweilige Stückchen krank“ am Menschen fokussieren, anstatt zusätzlich Unterstützung zur psychischen Verarbeitung anzubieten. Dabei geht es hier weniger um professionelle psychotherapeutische Arbeit, die auch nur von entsprechend ausgebildeten Kräften durchgeführt werden sollte, sondern es geht häufiger um Unterstützung zur ganz normalen Alltagsbewältigung in handlungsorientierten Techniken, und kognitiv-emotionalen Techniken.
Unter **handlungsorientierten Techniken** versteht man, durch eigenes Handeln eine Verbesserung der Situation herbeizuführen, indem beispielsweise medizinische und therapeutische Angebote in Anspruch genommen werden, Hilfsmittel genutzt werden (Rollstuhlakzeptanz!), der Kontakt zur Umwelt entsprechend variiert und intensiviert wird.

Kognitiv-emotionale Techniken dienen der veränderten (positiven) Bewertung einer Situation. Dazu gehört das Erleben von positiven Aspekten (trotz Krankheit oder Behinderung), die Akzeptanz und die Veränderung, Verlagerung des Anspruchsniveaus.

Wie alte Menschen belastende Situationen verarbeiten hängt eng mit ihrer prämorbiden Persönlichkeit zusammen, also mit ihrer Persönlichkeit in jüngeren Jahren, bevor die einschränkenden gesundheitlichen Veränderungen begannen.

Dazu gehören:

- Die Erfahrungen, die im bisherigen Leben bei der Auseinandersetzung mit Konflikten gewonnen wurden.
- Das Wissen um die soziale Unterstützung durch Familie, Freunde etc.
- Die persönliche Stabilität und Widerstandsfähigkeit gegenüber belastenden Faktoren.

Zusammenfassend lässt sich festhalten, dass jener Mensch im Umgang mit belastenden Situationen und beim Erhalt der psychischen Stabilität, die besten Bedingungen zu verzeichnen hat, wenn zwei Voraussetzungen gegeben sind:

Gute Motivation und Compliance zu Maßnahmen, die zur Verbesserung des Gesundheitszustandes oder zur Linderung der Beschwerden dienen	Und Bemühungen um eine Neubewertung der Situation und Akzeptanz einer neuen, veränderten „Normalität“ im Rahmen der Krankheit oder Behinderung

Empfehlungen zur Vertiefung der Thematik

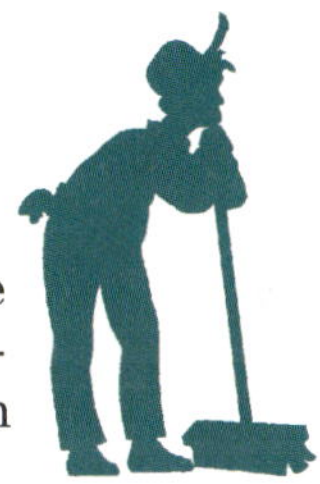

Wählen Sie einen Ihnen bekannten alten Menschen aus. Erstellen Sie im Rahmen einer Biografiearbeit speziell die psychischen Veränderungen im Verlauf des Alterungsprozesses. Beachten Sie dabei die ausgewogene Darstellung von Abbau einerseits und Entwicklung andererseits.

Kapitel 8: Wenn Langsamkeit Prinzip ist

Stichworte:

Zum Ersten: Bemerkungen über das Bewegen

- Gehen
- Sitzen
- Liegen

Zum Zweiten: prinzipiell langsam

- Das Parkinsonsyndrom
- Leitsymptome

Zum Dritten: Kultivierung der Langsamkeit

- Eine alte Dame mit Parkinson-Syndrom

cerebral: das Gehirn betreffend

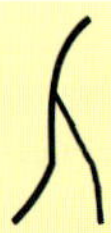

Das chinesische Schriftzeichen für Mensch wirkt stilisiert wie ein „Gehender".

Der aufrechte Gang, der uns erlaubte, die „Vorderfüße" zu hoch spezialisierten Händen zu entwickeln, ist das Hauptcharakteristikum der menschlichen Bewegung. Der menschliche Organismus ist in seiner Bewegung und in seiner Beweglichkeit gebunden an das harmonische Zusammenspiel von Knochen, Gelenken, Muskeln, Nerven, Blutgefäßen ...
Die Bewegung dient dem Körper selbst, dem Kreislauf, der Atmung, den cerebralen Vorgängen und sie dient dem Menschen zum Austausch mit seiner Umwelt in einem dynamischen Wechselspiel von gegenseitiger Beziehung und Beeinflussung. Mit unserem Bewegungsapparat gehen wir auf unsere Umgebung zu, wirken auf sie ein und stellen uns ihr gegenüber dar. Entwicklung und Älterwerden bedeutet Bewegung. Die gesunde Entwicklung eines Kindes steht in enger Abhängigkeit zu seinen Bewegungsmöglichkeiten. Die individuelle Konstitution eines Menschen bestimmt sein „normales Level" an Bewegungsfreudigkeit: Es gibt „gerne-und-viel-Beweger" und eher bewegungsvermeidende Menschen. Auch die Art und Weise der Bewegung, ob rasch und kräftig oder eher langsam und bedächtig, sind je nach Konstitution und Charakter unterschiedlich. Die psychische Gestimmtheit ist ein weiterer

Einflussfaktor auf unsere Bewegung. Bei Kindern ist dies in noch sehr ursprünglicher Form zu beobachten: Freude ist immer an intensive Bewegung gebunden. Schließlich bestimmen soziokulturelle Einflüsse unser „Leben in Bewegung“: Je nach sozialem Status bewegt man sich oder lässt sich bewegen, z.B. mittels Automobil; das Freizeitverhalten mit eher aktiven oder eher passiven Komponenten spielt eine weitere Rolle und so fort.
Der ältere und alte Mensch erfährt zunehmende Bewegungseinschränkungen aufgrund von „Materialverschleiß“ oder durch umschriebene Erkrankungen bedingt. Hinzu kommt, dass ein Nachlassen der Sinnesorgane, vor allem des Hörens und des Sehens die Bewegungsfreiheit zusätzlich beeinflussen. Erkrankungen der Knochen, wie Osteoporose, der Gelenke, wie chronische Polyarthritis und der Muskeln wie Dystrophien bilden Ursachen von Bewegungsbeeinträchtigungen. Des Weiteren Deformierungen, Stoffwechselerkrankungen und neurologische Erkrankungen, um nur einige Beispiele zu nennen. Ein neurologischer Erkrankungstyp greift besonders multipel in die Bewegungsmöglichkeiten ein und macht auf dramatische Weise den engen Zusammenhang zwischen Bewegung und Befindlichkeit deutlich: das Parkinson Syndrom, insbesondere der umschriebene Mb. Parkinson. Mit ihm wird sich dieses Kapitel, gewissermaßen exemplarisch für Bewegungsstörungen beschäftigen.

Zum Ersten: Bemerkungen über das Bewegen

Der ganze Mensch ist Bewegung. Obwohl wir bei „Bewegung“ zunächst an die unserer Extremitäten denken, ist Rumpf, Kopf und Gesicht ebenso an Bewegung beteiligt. Der Blickkontakt und die Stellung des Kopfes sind meist die primären Auslöser für die nachfolgende Bewegung. Die Bewegung unseres Gesichtes, die Mimik und die unserer Arme und Hände, die Gestik, sind sehr ursprüngliche und meist auch untrügliche Kommunikationsinstrumente. Sie lassen sich willkürlich viel schwerer beeinflussen als die verbalen Ausdrucksmöglichkeiten. Selbst der ruhende Mensch sendet Signale aus und auch der Anblick eines Toten hat auf uns einen Ausdruck, beispielsweise der, dass der Verstorbene „friedlich“ wirke.

Diese Form des Selbstausdrucks kann unwillkürlich oder manchmal auch willkürlich beeinflusst werden, oft in Form von Blockaden, die z.B. anerzogen sein können, wie die viel beschriebene Selbstbeherrschung. Innere Unbeweglichkeit, Starrheit und Verkrampfung finden auch in der „Körpersprache" ihren Ausdruck: hochgezogene Schultern, „verbissen" wirkende Mimik, flache Atmung, eng an den Körper gehaltene Arme und steife Beinbewegungen. Die seelische Stimmung kommt in der körperlichen Regung zum Ausdruck. Schwere oder chronifizierende Erkrankungen wirken destabilisierend auf den Menschen: Die Folge kann der künstliche Aufbau von Stabilität durch muskulären Hypertonus sein. Der Mensch wirkt rigide. Die Pathologie des Muskeltonus im parkinsonoiden Erkrankungsbild wird mit „Rigor" bezeichnet. Wo Tonusregulation gelingt, erfährt der Mensch Ausgeglichenheit und Wohlbefinden, ein Zustand, der als Eutonie bezeichnet wird. Umgekehrt haben körperliche bewegungseinschränkende Zustände, durch Schmerzen, Lähmungen, Gelenkverschleiß und dergleichen hervorgerufen, auch Einfluss auf die psychische Beweglichkeit und Ausgeglichenheit.
Die Tonuslage beeinflusst Körperfunktionen. Ein herabgesetzter muskulärer Hypo-Tonus bewirkt seinerseits Müdigkeit, Erschöpfung, Antriebslosigkeit und Unlustgefühle.
Der enge Zusammenhang zwischen „inneren" Vorgängen und körperlichen Ausdrucksformen wird schon umgangssprachlich repräsentiert: Etwas schlägt auf den Magen; der Atem stockt; starr vor Schreck; Hartnäckigkeit; kein Rückgrat haben; zu viel auf den Schultern tragen u.s.w.

Der berühmte Pantomime Samy Molcho beschreibt, dass Stehen etwas mit „Haltung" und „Standpunkt" zu tun habe, und in der Tat wirken wir durch die Art uns darzustellen. Der gekrümmte (alte) Mensch wirkt schwach und hilfsbedürftig. Dies hat leider oft zur Folge, dass ihm damit auch Autorität und Souveränität entzogen wird. Gehen ist, nach Molcho, eine „bewusste Zweckbewegung", um beispielsweise etwas in Gang zu bringen. Dieser Eindruck verliert sich beim mühsamen, schlurfenden Gangbild, das auch den Eindruck eines geschwächten Selbstbewusstseins hinterlässt. Das „aufrechte Gehen" ermöglicht erst dem Menschen, unabhängige Bewegungsmöglichkeiten im freien Stand und bei gutem, dynamischen Gleichgewicht. Steh- und Geh-Einschränkungen können den Menschen auch seelisch „aus dem Gleichgewicht" bringen. Die Häufigkeit von Rückenschmerzen, insbesondere im Bereich des Kreuzbeines können auch Kennzeichen sein der fehlenden Rückbesinnung auf die eigene Verwurzelung, zu spüren, wie die Erde uns trägt.

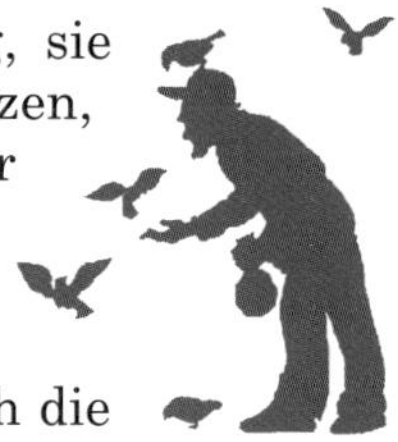

Sitzen ist nicht nur eine entspannende Körperhaltung, sie ist auch eine sehr kommunikative! Wenn wir uns hinsetzen, signalisieren wir Zuwendung und Zeit. Gerade der Mensch, der häufig oder dauerhaft im Rollstuhl „sitzt" ist auf eine Verfeinerung dieser Signale angewiesen: Einerseits muss er die Möglichkeit haben, obwohl sitzend, Distanz zu demonstrieren, andererseits jedoch auch die besondere kommunikative Hinwendung, wenn er es wünscht. Das „Einheitssitzen" im Rollstuhl mit den „Einheitslagerungshilfen" nehmen auf dieses wichtige Instrumentarium zwischenmenschlicher Kommunikation kaum Rücksicht.

Insbesondere, wenn Aufmerksamkeit erwünscht wird, ist es notwendig, den Patienten zum aufrechten Sitzen zu unterstützen. Die Füße nach Möglichkeit, statt auf den Fußstützen auf dem Boden zu platzieren, hat nicht nur eine durch Lageveränderung durchblutungsfördernde und stimulierende Wirkung: Es demonstriert auch, „mit beiden Beinen festen Boden unter den Füßen zu haben". Obgleich die „physiologische Sitzhaltung" eine sehr durchblutungsfördernde und wahrnehmungsfördernde ist, entspricht sie nicht unserer Form „kommunikativen Sitzens". Wir sollten, insbesondere den Patienten, die aus eigenen Möglichkeiten heraus nicht ihre Sitzposition verändern können, Lagerungsalternativen in den Sitzpositionen anbieten. Dazu gehört bereits ein höher gestellter oder ausgestreckter Fuß oder variierende Haltung der Arme. Im Übrigen: Unsere meisten Patienten nehmen – sehr zum Leidwesen der physiologietreuen Therapeuten – ohnehin nach Möglichkeit die Sitzposition im Rollstuhl ein, die ihrer Befindlichkeit am ehesten entspricht: Der antriebsschwache und interessenlose Patient sitzt früher oder später wieder in sich zusammengesunken da. Und der unsichere oder gar ängstliche Patient wird versuchen, sich mit seiner Körperhaltung Schutz zu bieten und pfeift auf die physiologisch extendierte Lagerung seiner Arme: Körpernah fühlt er sich wohler!

physiologische Sitzhaltung: aufrechte Sitzhaltung, bei der Hüfte, Knie und Fußgelenke im 90° Winkel gelagert sind.

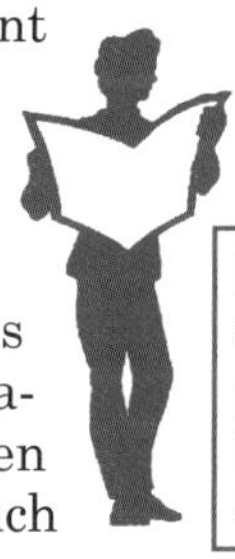

Meines Erachtens ist es eben unter anderem auch aus Gründen der Kommunikationsfähigkeit und des sozialen Status erforderlich, Patienten, die (dauerhaft) den Rollstuhl nutzen, ihren Möglichkeiten entsprechend auch alternative Sitzplätze anzubieten.

Hierzu auch Kapitel 13: Bewegung erfahren

Das Liegen dient meist der völligen Entspannung des Bewegungsapparates und wirkt als Voraussetzung für die Regeneration des gesamten Organismus. Die Lage, die ein Mensch dabei einnimmt, gibt Auskunft über sein Befinden. Die Rükkenlage, bei der „alle Viere ausgestreckt“ sind, signalisiert im Allgemeinen Vertrauen, Entspannung und Wohlbefinden. Dennoch kennt jeder Mensch seine individuelle „Lieblingslage“ beim Schlafen und Ruhen. Daneben gibt es noch viele „Zwangs“- oder „Schonlagen“, die eingenommen werden. Beispielsweise das extrem erhöhte Liegen im Bett bei Atemnot und Herzerkrankungen oder das „gekrümmte Liegen“ bei starken Schmerzen.

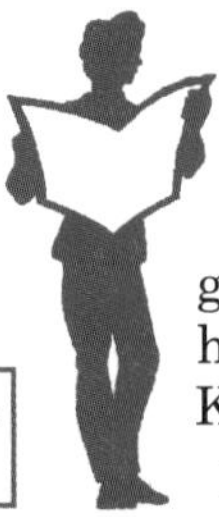

Es dürfte sich von selbst verstehen, dass gerade beim schwerstpflegebedürftigen alten Menschen das „Lagern“ nicht nur therapeutischen Gesichtspunkten gehorchen darf, sondern im Sinne eines ganzheitlichen Konzeptes auch denen des Wohlbefindens. In den Kapiteln 16: „Ruhe genießen“ und 18: „Sterben erleben“ gehe ich noch genauer darauf ein.

Kapitel 16 und 18

Schließlich sind noch die Bewegungen unserer Arme und Hände von elementarer Bedeutung und sollten im Hinblick auf Konsequenzen bei Bewegungseinschränkungen etwas genauer betrachtet werden:
Unsere Arme symbolisieren das Zupacken, das Helfen und auch die Einflussmöglichkeiten daraus, wenn wir beispielsweise jemanden gegen seinen Willen „auf den Arm nehmen“ können. Arme demonstrieren Stärke und Schutz für jeden, der „in den Arm genommen“ wird. Das Sentitas® Konzept für schwerstpflegebedürftige und sterbende alte Menschen basiert darauf. Dazu mehr im Kapitel „Sterben erleben“.
Mit dem aufrechten Gang konnten sich die Hände zu unserem sensibelsten und ausdrucksstärksten Werkzeug entwikkeln, und damit eng im Zusammenhang steht die Sprachentwicklung unseres Gehirns.
Wir können in „gute Hände geraten“ oder jemandem „in die Hände fallen“. Bewegungseinschränkungen der Arme und Hände können als sehr belastend erlebt werden – weit über die funktionellen Defizite hinaus.

Unseres gesunden Körpers sind wir uns im Alltag kaum bewusst. Bei Verletzungen oder Erkrankungen jedoch nimmt die Tatsache, dass wir einen verstauchten kleinen Finger haben oder einen verdorbenen Magen unsere ganze Aufmerksamkeit in Anspruch. Leider oft nur dann. Unser Körpererleben ist neuropsychologisch im Körperschema repräsentiert. Bei Beeinträchtigung oder Verlust des Körperschemas fühlen wir uns desintegriert, wir erleben uns nicht mehr als (harmonische) Einheit. Dies kann sowohl eher im körperlichen als auch eher im psychischen Bereich begründet sein und hat auf beide Bereiche (wenn sie überhaupt so zu trennen sind) Einflüsse.

Im ersten Schritt, liebe Leser haben wir einiges zum Bewegen bemerkt. Ihnen ist deutlich geworden, dass jede Bewegungseinschränkung vielerlei Konsequenzen haben kann, auch und gerade im seelischen Bereich.

Zum Zweiten: prinzipiell langsam

Das Parkinsonsyndrom ist eine Erkrankung des extrapyramidalmotorischen Systems.
Unter dem Begriff extrapyramidalmotorischem System (EPS) wird neuroanatomisch eine Gruppe von Nervenzellgebieten im Bereich des Stammhirns zusammengefasst, die für die Regulierung von **unwillkürlichen** Bewegungen verantwortlich sind. Außerdem regeln sie die Grundspannung in der Muskulatur und steuern das „affektive Ausdrucksverhalten" des Menschen, das sich verbunden mit verschiedenen Stimmungen über Mimik, Gestik, Körperhaltung u.ä., darstellt. Die wichtigsten Kerngebiete des EPS sind der Streifenkörper, der Linsenkern, der geschweifte Kern, der blasse Kern und die schwarze Substanz (substantia nigra).
Das EPS ist das entwicklungsgeschichtlich ältere Bewegungssystem. Den jüngeren Teil stellt das pyramidale System (PS) dar und bezeichnet die Gesamtheit der absteigenden, efferenten, Leitungsbahnen im Gehirn, die in der Großhirnrinde entspringen. 80-90% aller Fasern kreuzen auf der Höhe der Medulla oblongata bei ihrem Austritt ins Rückenmark zur anderen Seite (Pyramidenkreuzung).
Das pyramidale System leitet **willkürliche** Bewegungsimpulse als Hauptgrundlage für gezielte und differenzierte Feinmotorik. Beide Bewegungs"systeme" stehen in so enger Verbindung miteinander, dass man eigentlich nicht von zwei verschiedenen Systemen bei der harmonischen ganzheitlichen Funktion von Bewegung sprechen kann.
Jedoch lassen bei Läsionen recht typische Störbilder klinisch den Schluss auf Beeinträchtigungen im einen und/oder anderen System zu.

Zu unterscheiden ist der „Mb. Parkinson" als spezifizifierte Alterserkrankung und „Parkinsonoide Erkrankungsbilder", die unterschiedliche Ursachen, z.B. im Bereich der Psychiatrie als Nebenwirkung von Neuroleptika oder nach Schädel-Hirn-Traumen (Boxer!) oder bei Tumoren oder bei dementiellen Prozessen.
1817 beschrieb James Parkinson eine Krankheit, die lange

Zeit unter dem Namen „Schüttellähmung“ bekannt war. Es handelt sich hierbei um eine Form, bei der Erbfaktoren, wenn auch nicht in großem Maße, ein Rolle spielen.

Später fand man heraus, dass sich eine Form des Parkinsonsyndroms speziell bei älteren Menschen entwickelt, die vermutlich auf hirnsklerotische Prozesse zurückzuführen sind. Pathologisch-anatomisch findet man eine Degeneration und zahlenmäßige Verringerung von Nervenzellen in der substantia nigra. Diese Nervenzellen sind an Dopamin verarmt.
Das Dopamin ist ein Neurotransmitter, welches Bewegungen und psychische Prozesse als Stimmungsaufheller steuert.
Es kann bei Dopaminmangel in seiner Vorstufe als Larodopa Präparat substituiert werden. Die therapeutische Wirkung verflacht jedoch nach einigen Jahren.

Die Bewegungsstörungen bei Erkrankungen des EPS werden als „Athetosen“ bezeichnet.
Neben der „rigiden Athetose“ („Rigor“), die durch Bewegungsmangel gekennzeichnet ist, gibt es die „choreatrische Athetose“, die sich durch unwillkürliche, rasche, kurze Bewegungen bei eher hypotoner Muskulatur ausdrückt. Schließlich beschreibt man noch die dystone Athetose die sich in übersteigerten Ausdrucks- und Mitbewegungen äußert.

Das Parkinsonsyndrom ist durch sog. „Leitsymptome“ beschrieben. Sie kennzeichnen durch die Häufigkeit ihres Auftretens die Erkrankung. Ich werde im Folgenden die Klinik dieser Leitsymptome beschreiben und danach die individuelle Bedeutung für den alten Menschen mit einigen Beispielen illustrieren.

Als Leitsymptome gelten:
- Akinese
- Rigor
- Tremor
- Bradyphrenie
- verschiedene vegetative Dystonien

Die **Akinese** ist auf den ersten Blick erkennbar und zeigt sich als **Bewegungsstarre.** Insbesondere die unwillkürlichen Bewegungsabläufe sind stark verlangsamt und reduziert oder können fast völlig fehlen. Dies macht sich besonders beim Mitschwingen der Arme während des Gehens bemerkbar: Die Arme hängen nicht locker an der Seite, sondern werden im Ellbogen angewinkelt, körpernah gehalten. Auch der Richtungswechsel in der Bewegung ist erschwert: Das oft mit „start-stop-Symptomatik“ bezeichnete Phänomen erschwert es dem Patienten unmittelbar in seiner Bewegung anzuhalten

oder sie bei auftretenden Hindernissen entsprechend zu verändern. Der Kopf kann meist nur mit Schultern und Rumpf gemeinsam gedreht werden.
Der Gang ist bei angewinkelten Armen und leicht angewinkelten Knien kleinschrittig. Die Füße werden schlecht vom Boden gehoben, kleinste Bodenunebenheiten können ein Hindernis darstellen, erhöhte Stolper- und Sturzgefahr stellt sich ein. Insbesondere auch deshalb, weil er nicht wie ein Gesunder durch ausgleichende Schritte beim Kippen sein Gleichgewicht wiederherstellen kann.

Auch die Mimik und Gestik sind von der Akinese betroffen: Der verminderte Lidschlag hat Folgen für die Befeuchtung des Auges, bei Freude kann kaum mehr gelächelt werden, geschweige denn, richtig gelacht. Kaubewegungen sind verlangsamt. Die Schrift ist mikrografisch, ausholende Bewegungen sind nicht mehr möglich. Auch die Sprache wird leise, langsam, monoton und in der Sprachmelodie eintönig.

Der **Rigor** bezeichnet einen **erhöhten Muskeltonus,** der sich jedoch anders als die Spastik darstellt. Bei passivem Bewegen eine Armes oder Beines hat man das Gefühl, dass man gegen einen Widerstand bewegen würde, der als **wächsern** bezeichnet wird, ähnlich dem Umbiegen einer weichen Wachskerze, die sich Biegen lässt ohne zu brechen, jedoch eben einen Widerstand entgegensetzt. Außerdem spürt man in Gelenknähe kein fließendes, sondern eher ruckartiges Nachgeben in die Bewegung, was als **Zahnradphänomen** beschrieben wird. Dieses Zahnradphänomen ist gut beim liegenden Patienten zu beobachten, der seinen Kopf auf ein Kissen legen soll: Dies geht unglaublich langsam aufgrund des extrem erhöhten Tonus der Nackenmuskulatur, die sich nicht „entspannen“ kann. Die Beobachtung wurde schon als „physiologisches Kissen“ beschrieben, da der Eindruck entsteht, der Kopf des Patienten ruhe bereits auf einem (unsichtbaren) Kissen.

Der **Tremor** macht sich beim charakteristisch vollausgebildeten Parkinson-Bild durch ein **feinschlägiges Zittern** in Ruhe bemerkbar. Ca. 10% aller Patienten mit Parkinsonsyndrom sind jedoch tremorfrei.
Er kommt durch die rasch wechselnde Innervation der Antagonistenmuskulatur zustande und macht sich besonders deutlich an den Händen und am Kopf bemerkbar. Der Tremor reduziert sich im Schlaf und bei gezielten, willkürlichen Bewegungen. Bei Aufregung, Angst, großer Freude etc. verstärkt er sich jedoch. Differentialdiagnostisch ist der „senile Tremor“ zu beachten, der dem parkinsonoiden Tremor äh-

nelt, jedoch fehlen dem Patienten alle weiteren Leitsymptome des Parkinson-Syndroms.

Unter **Bradyphrenie** versteht man die **Verlangsamung und Dehnung der psychischen Abläufe.** Insbesondere herabgesetzt ist die schnelle Anpassung an wechselnde Situationen. Dazu gehören auch fremde Personen und fremde Umgebung. Ferner lassen sich häufig (reaktive) depressive Verstimmungen beobachten. Vereinzelt wird beschrieben, dass das Parkinson-Syndrom Einschränkungen der intellektuellen Leistungen zur Folge haben kann, wie etwa bei der Demenz. Jedoch können auch durch die Symptomkette hervorgerufene Rückzugstendenzen des Patienten auf Gebieten der emotionalen, sozialen und intellektuellen Auseinandersetzung sekundär als „aus der Übung kommen", zu intellektuellen Leistungseinbußen führen.

Vegetative Dysregulationen weisen Symptome wie starke Schweiß- und Talgsekretion auf, die zum klinischen Bild des „Salbengesichtes" führen. Aber auch vermehrter Speichelfluss (und dann noch gekoppelt mit verminderter Mundmotorik!), Kreislaufregulationsstörungen, Obstipation, nachlassende Potenz und Libido, und Temperaturregulationsstörungen, die besonders an heißen Tagen lebensbedrohliche Folgen haben können, gehören zum Bild des Parkinson-Syndroms.

Zum Dritten: Kultivierung der Langsamkeit

Die Darstellungen in „prinzipiell langsam" haben es deutlich gemacht: Alte Menschen mit Parkinson-Syndrom erleben sich in nahezu allen Bereichen als „reduziert" und werden so erlebt.

Ich betreute therapeutisch vor einigen Jahren eine alte, 78-jährige Dame, die am Parkinson-Syndrom erkrankt war. Sie wurde zu Beginn ihrer Erkrankung mit hoch dosierten Gaben von L-Dopa behandelt. Diese Medikation verminderte entscheidend die Symptomatik und die alte Dame sah über lange Jahre keine Notwendigkeit, zusätzlich therapeutisch für sich etwas zu tun. Sie war von Beruf Sekretärin und viel auf Reisen und stellte hohe Ansprüche an ihre Fitness. Wie schon erwähnt, ist das „therapeutische Fenster" von L-Dopa nicht unbegrenzt und die Wirksamkeit ließ nach ca. 9 Jahren drastisch nach. Hinzu kamen skoliotische Veränderungen der Wirbelsäule, die ihrerseits zu Einschränkungen der Beweglichkeit beitrugen. Als ich die alte Dame kennen lernte, benutzte sie im Hause und für kurze Wege einen Stock.
Ihr Wunsch war es, ins nahe gelegene Einkaufszentrum be-

gleitet zu werden. Dabei war eine Straße mit Fußgängerampel zu überqueren. Bei den Einkaufsbummeln wurde die Problematik der Akinese in den grobmotorischen Bewegungen besonders deutlich: Schaltete die Fußgängerampel auf „grün“ so dauerte es einige Sekunden bis die alte Dame, die aufmerksam gewartet hatte, losgehen konnte. Durch ihre Kleinschrittigkeit war sie sehr langsam und nicht selten schaltete bereits auf halber Strecke die Ampel wieder auf „rot“. An einem Tag ließ sich die alte Dame davon völlig aus der Fassung bringen: Sie blieb mitten auf der Straße stehen. Die Autofahrer, die inzwischen „grün“ hatten, entblödeten sich nicht, die Dame auch noch anzuhupen. Meine Patientin und ich hatten schon oft geübt, mit Hilfe von auffordernden verbalen Signalen wie „Los“ „Hopp“ „Auf geht's“ u.ä. diese Start-Stop Symptomatik günstig zu beeinflussen und es wirkte zum Glück: Ich rief „auf geht's“ und gab ihr einen leichten Klaps auf die Schulter und meine Patientin setzte sich wieder in Gang. An der anderen Straßenseite erklärte sie mir entsetzt, sie habe „Todesängste“ ausgestanden aber sah sich nicht in der Lage weiterzulaufen. In der Folge wollte sie eine ganze Zeit nicht mehr die Straße überqueren, schließlich übten wir beide wieder, an Sommerabenden spät in der Dämmerung, wenn wenig Autoverkehr war...
Im fortgeschrittenen Krankheitsbild nutzte die alte Dame dann fast nur noch den Rollstuhl, den sie jedoch aufgrund der akinetischen Bewegungsstörungen selbst kaum bewegen konnte, weder durch Trippeln, noch durch den Antrieb mittels der Arme. Insbesondere unebene Böden, selbst ein Telefonkabel, das auf dem Boden lag, blockierte sie völlig. Schließlich konnte sie nur noch ihr Enkel, ein sehr großer und stattlicher Mann, dazu „bewegen“, mit seiner Unterstützung etwas zu laufen. Er hob kurzerhand seine Oma immer etwas hoch, wenn „Hindernisse“ in Form von wechselndem Untergrund auftauchten und setzte sie dann wieder ab. Dies machte er auch draußen mit wunderbarer Souveränität und ermöglichte seiner Großmutter dadurch viele Spaziergänge im Park.
Dies kennzeichnete das vertraute Verhältnis von Großmutter und Enkel. Da dieser in München studierte, kam er während des Semesters nur ein- bis zweimal im Monat an Wochenenden zu Besuch. Ich brachte der alten Dame die Post, mit der er seinen Besuch ankündigte: Riesengroße Briefumschläge mit riesengroßer Briefkarte, auf der ebenfalls groß geschrieben der Brief an die Oma stand. Mit Hilfe des therapeutischen Führens von mir, konnte die alte Dame mit ihrer eingeschränkten Feinmotorik diese groß dimensionierten Brie-

fe in unendlicher Langsamkeit öffnen, obwohl sie, wie sie sagte, sehr aufgeregt war. Sie öffnete, las und verweilte über dem Gelesenen – eine Minute, zwei Minuten. Dann schloss sie langsam die Augen, öffnete sie wieder, versuchte sehr konzentriert und mit unglaublicher Anstrengung zu lächeln (der Tremor an ihren Händen verstärkte sich dabei) und sagte ganz langsam, leise und sehr monoton: „Ich freue mich so!" Ich saß dabei und genoss jedes Detail.

Die Mimik, die Sprache und die das Sprechen begleitende Gestik sind nach unserem Verständnis elementare Ausdrucksmittel im sozialen Umgang. Sie können sich sicher vorstellen, liebe Leser, wie „abweisend" Patienten mit Parkinson-Syndrom durch die ausdruckslos wirkende Mimik, das leise, langsame und monotone Sprechen und nicht zuletzt auch durch das Fehlen der Gestik von ihrer Umgebung erlebt werden können und wie quälend dieses innere „Gefangen"-sein für den Betroffenen selbst dann ist.

Nicht nur die Reaktion auf Außenreize ist verzögert – auch das Denkvermögen wird subjektiv als verlangsamt empfunden. Vor allem aber wird von den meisten Patienten als besonders belastend beschrieben, dass sie ihrem emotionalen Erleben nicht mehr adäquat Ausdruck verleihen können.

Das Kapitel hat bisher dargestellt, welche vielgestaltigen Konsequenzen Bewegungsstörungen im Alter haben können und das eben nicht nur für die „Beweglichkeit an sich", sondern auch im besonderen Maße für das emotionale und soziale Wohlbefinden.
Ist „Heilung" im Sinne von Rückführung zum Ausgangszustand nicht möglich oder schreitet die Erkrankung eher fort, dann sind wir zu angemessener Kompensation aufgefordert.

Kompensation ist das „Gesunde im Kranken". Ein sehr plakatives Beispiel:

Für einen Patienten mit irreversiblem Querschnittssyndrom ist unter anderem Rollstuhlanpassung und -Handling **Kompensationstraining.** „Gehen" steht funktionell nicht mehr zur Verfügung – stattdessen wird mit adäquater Fortbewegung im Rollstuhl kompensiert.
Dabei ist Ziel der Intervention **nicht** das Rollstuhlfahren **irgendwie, sondern physiologisch, den Möglichkeiten und Bedürfnissen angepasst, und – vor allem akzeptiert.** Die persönliche Akzeptanz der Kompensation einer ursprünglich „gesunden" Fähigkeit ist die Grundlage eines jeden Kompensationstrainings.

Geriatrische Patienten, deren Erkrankungsverläufe häufig chronisch progredient sind, bilden die „klassische Zielgruppe“ für Kompensation.
Paradoxerweise werden aber oft entsprechende Programme nicht durchgeführt, da Selbst- und Fremdbild des alten Menschen ein „neues Lernen“ mit „fremden Inhalten“ zu verbieten scheinen.

Mit dem Angebot zur Kompensationstherapie haben wir nicht nur einen therapeutischen, sondern auch einen pädagogischen Auftrag zu erfüllen. Denn jeder Umgang mit neuen oder veränderten Bedingungen muss voraussetzen, dass der Patient sein (krankes oder behindertes) Zustandsbild akzeptiert und damit in Form eines neuen, veränderten „Gesundseins“ umgeht.

Das ist ein langer Weg. Nicht nur, aber vor allem für alte Menschen, die ohnehin schon durch ein insuffizientes und defizitäres Selbstbild „blockiert“ sind.

Die weiteren Kapitel, insbesondere die des dritten Bausteines haben ihre Orientierung am „Gesunden“ im „Kranken“. Ich lade Sie ein, sie kennen zu lernen.

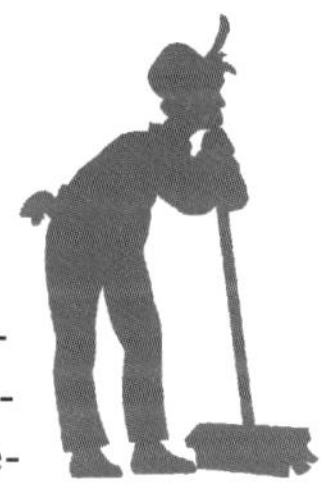

Empfehlungen zur Vertiefung der Thematik

Erarbeiten Sie sich ggf. am konkreten Beispiel eines Parkinsonpatienten, wie eng der Zusammenhang zwischen körperlicher Beeinträchtigung und der Abhängigkeit von anderen Menschen sein kann.

Analysieren Sie am Beispiel, welche körperlichen Beeinträchtigungen besonders gravierende Auswirkungen auf das „tägliche Leben“ haben können. Beachten Sie Details!

Kapitel 9: Wenn die Hälfte plötzlich nicht mehr dazugehört

Stichworte:

Zum Ersten: die Neurologie alter Menschen

Zum Zweiten: Was ist das jetzt genau ... ein Schlaganfall?

- ischämischer Insult
- hämorrhagischer Insult
- Hirnödem

Zum Dritten: Wie kann sich das Gehirn nach einem Schlaganfall helfen?

- vereinfachte Grundsätze zur Arbeitsweise unseres Gehirns

Zum Vierten: die „Funktionsausfälle“ nach Schlaganfall in verschiedenen Hirngebieten im Überblick

- Läsionen des Frontallappens
- Läsionen des Patietallappens
- Läsionen des Temporallappens
- Läsionen des Occipitallappens

Zum Fünften: das tiefgreifende Ereignis „Schlaganfall“ für die Integrität eines Menschen

- Lähmungen
- Störungen der Sensibilität
- Neuropsychologische Symptome

Zum Sechsten: ein paar Gedanken zur Pflegebedürftigkeit

- Pflege und Intimität
- Sexualität alter Menschen

Der Gedanke an eine plötzliche Durchblutungsstörung im Gehirn wird von vielen Menschen als furchterregend empfunden. Gleichzeitig ist der „Schlaganfall“ eine allgemein bekannte neurologische Erkrankung.
In den Köpfen vieler Menschen stellt sich der Schlaganfallpatient als einheitliches Bild dar: Eine Körperhälfte mehr oder weniger gelähmt, oft Rollstuhlfahrer, ach ja ... manche Schlaganfallpatienten können nicht mehr reden ... (???).

Hippokrates war angeblich der erste Arzt, der diese Krankheit beschrieben hatte.
Seit seiner Zeit wurde bis vor wenigen Jahren der apoplektische Insult als ein unabänderliches Schicksal betrachtet. Ärzte, Therapeuten und Pflegekräfte sahen sich nur als Begleiter eines Erkrankungsverlaufs, den sie nicht wesentlich beeinflussen können.
Alte Menschen haben ein vergleichsweise hohes Risiko an neurologischen Erkrankungen. Der Schlaganfall stellt die häufigste Form dar.
Wir werden uns in diesem Kapitel etwas genauer mit den Ursachen und Symptomen der Apoplexien beschäftigen, und mit den Konsequenzen für einen alten Menschen, dessen „eine Hälfte" plötzlich nicht mehr dazugehört.

Zum Ersten: die Neurologie alter Menschen

Wie bei allen Organen des Menschen zeigen sich auch beim zentralen Nervensystem lebenslang Entwicklungen, Veränderungen und Alterungsprozesse. Insbesondere das Gewicht des Gehirnes nimmt mit zunehmendem Alter ab, was vorwiegend auf die Abnahme des Wassergehaltes in den Zellen und auf physiologischen Zelluntergang zurückzuführen ist.
Die Arteriosklerose ist eine typische Alterserscheinung. Die verminderte Elastizität von Blutgefäßen und Ablagerungen, sog. „Plaques" erschweren den Durchfluss des Blutes, was eine Vielzahl von Problematiken in der Versorgung der einzelnen Organe mit sich bringt. Auch das Blutgefäßsystem des Gehirns kann von arteriosklerotischen Prozessen betroffen sein, was zur Unterversorgung des Hirngewebes führen kann – bis hin zum Absterben von Hirnzellen. Im Übrigen besteht zwischen dem Gefäßstatus im Gehirn und dem im Übrigen Körper kein direkter Zusammenhang: So können Hirngefäße durchaus von Durchblutungsstörungen betroffen sein, während die übrigen Organe keine Problematiken aufweisen und umgekehrt. Häufig sind auch nicht die Hirngefäße insgesamt von Arteriosklerose betroffen, sondern nur bestimmte Stellen.
Der neurologische Status bei alten Menschen zeigt auch – physiologisch – Veränderungen, die bei einer Untersuchung berücksichtigt werden müssen:

- Motorik: Die Bewegungen des alten Menschen sind oft langsamer, die Schrittlänge nimmt ab, ebenso die allgemeine Beweglichkeit und damit auch Reaktionsfähigkeit auf Lageveränderungen. Im Habitus nimmt der alte Mensch eine

Flexionshaltung des Rumpfes und der oberen Extremitäten ein: Er geht leicht gebeugt, die Arme werden körpernah gehalten, schwingen beim Laufen weniger mit und auch die Finger der Hände sind leicht flektiert.

- Muskeltonus: Der Grundtonus der Muskulatur ist leicht erhöht. Aktives Entspannen der Muskulatur gelingt schwerer. Wird der Körper passiv in einer Untersuchung bewegt, so fühlt sich die Bewegung für den Untersuchenden „widerständiger" an, was oft auf eine Kontraktion der antagonistischen Muskulatur bei der Bewegung zurückzuführen ist, also der Muskulatur, welche die „Gegenspieler" der an der Bewegung beteiligten Muskulatur darstellen. Wenn Sie bei einer Untersuchung Ihres Patienten dessen Arm beugen, so kommt es zu einer „Mit-Kontraktion" der „Strekker" und umgekehrt. Dieses Phänomen wird als „oppositionelle Hypertonie" beschrieben.
- Sensibilität: Im Verlauf des Alterns vermindert sich die Reaktionsbereitschaft des Menschen auf **äußere** Reize. Die visuelle, auditive, gustatorische und taktile Sensibilität lässt nach. Häufig ist jedoch zu beobachten, dass Aspekte der **Körper**eigenwahrnehmung davon weniger betroffen sind. Das tiefensensible Gespür ist bei alten Menschen oftmals sehr gut vorhanden.
- Kognitive Tätigkeiten: Die Veränderungen der kognitiven Funktionen sind bei alten Menschen ebenfalls deutlich. Vorschnell werden sie oft als „Nachlassen" interpretiert. In der Tat zeigen sich Verschiebungen des Nachlassens einerseits zugunsten von Befähigungen andererseits. Durch die einseitige defizitäre Darstellung werden aber oft die Befähigungen nicht mehr gesucht, wahrgenommen und gepflegt. Die kognitiven Funktionen sind pauschal durch nachlassende Reaktionsschnelligkeit und nachlassende Flexibilität in der Umstellung auf neue Eindrücke gekennzeichnet. Andererseits verbessert sich die Detailwahrnehmung, der Prozess des Memorierens ist zwar verlängert, dafür wird aber deutlich besser langfristig Gelerntes behalten. Und grundsätzlich erfährt auch die Fähigkeit zu assoziativem Denken keine Verschlechterung, sofern nicht negative Voreinschätzungen den Menschen daran hindern, „in der Übung zu bleiben".

Sie bemerken, liebe Leser, dass bereits ohne Vorliegen einer Erkrankung der neurologische Befund eines alten Menschen deutlich von dem eines jüngeren abweichen kann. In der Tat

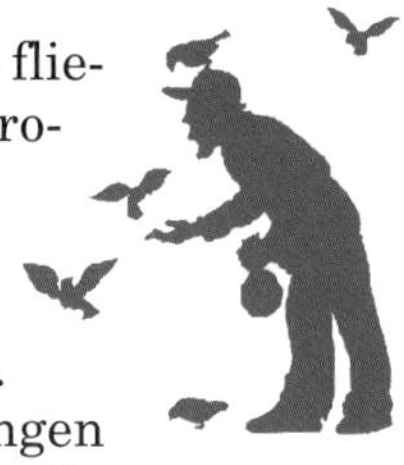

sind die Übergänge von physiologisch zu pathologisch oft fließend, und umgekehrt ist eben aus dem veränderten neurologischen Status des alten Menschen eine Rückführung zu dem, was wir als „gesund“ bezeichnen gar nicht möglich. Dies sollte uns bewusst sein, aber vor allem auch unseren Patienten, die bei Eintritt einer Erkrankung, z.B. eines Schlaganfalls oftmals nur noch diffuse Erinnerungen daran haben, wie ihre Befindlichkeit „vorher“ war und die dann eben meist gekoppelt an Erwartungen aus den „jungen Jahren“.

Zum Zweiten: Was ist das jetzt genau ... ein Schlaganfall?

Der Schlaganfall, die Apolexie, der Apoplex, engl.: „stroke“ kann ätiologisch grob in den ischämischen und den hämorrhagischen Insult sowie in das Hirnödem unterteilt werden.

Der ischämische Insult ist der Hauptgrund für apoplektische Ereignisse. Im Falle des ischämischen Insultes kommt es zu einer vorübergehenden oder bleibenden Durchblutungsstörung in einzelnen oder auch mehreren Hirngefäßen. Ursache sind meist arteriosklerotische Veränderungen der Blutgefäße, also Ablagerungen in den Blutgefäßen, welche die Strömung des Blutes behindern. Die Gefäßproblematik kann lange bestehen, ohne dass sich dies bemerkbar macht. Oft sind es nur flüchtige Erscheinungen, die der alte Mensch kaum wahrnimmt, er fühlt sich dann beispielsweise an einem Tag etwas schwach und schlecht „auf den Füßen“, vielleicht klagt er auch über Taubheitsgefühle in einem Arm oder einem Bein, doch diese Erscheinungen verschwinden wieder und werden als Schlaganfall gar nicht registriert. Es handelt sich dann um so genannte „Transitorische Ischämische Attacken“, abgekürzt „TIA“ oder um ein „Prolongiertes Reversibles Neurologisches Defizit“ abgekürzt „PRIND“. Das Entscheidende hierbei ist eben, dass solche kurzzeitigen Symptome eine Art „Warnsignal“ zu einem größeren Schlaganfall mit mehr Konsequenzen darstellen können, ein Warnsignal, das aber eben bei alten Menschen mit einem ohnehin nicht sehr guten Gesundheitszustand oft übersehen wird. Auslöser für kleinere oder größere ischämische Insulte ist neben arteriosklerotischen Wandveränderungen ein plötzlicher Blutdruckabfall: Die ohnehin beeinträchtigte Fließfähigkeit des Blutes wird durch Abfall des Druckes, mit dem das Blut durch die Gefäße strömt, zusätzlich vermindert. Dies hat eine vorübergehende oder dauerhafte Mangelversorgung des entsprechenden Hirngewebes zur Folge, was schließlich zu einem Absterben des Hirnareals, verbunden mit den eigentlichen Symptomen eines Schlaganfalles führt. Das Ausmaß der Konsequenzen ist von der Größe und Bedeutung des Blutgefäßes abhängig.

Stellen Sie sich bitte die Verkehrsstraßen einer Ihnen bekannten Stadt vor. Da gibt es große Zufahrtsstraßen, welche die verschiedenen Stadtteile miteinander verbinden und es gibt ganz kleine Gässchen, die zu wenigen Häusern führen. Die Häuser sind die Nervenzellen, die über die Zufahrtstraßen, den Blutgefäßen, mit Lebensmitteln versorgt werden. Entsteht nun ein Stau, eine Verstopfung einer großen Zufahrtsstraße, so sind mehr dahinter liegende Häuser / Nervenzellen betroffen, als wenn nur ein kleines Gässchen, ein kleines Blutgefäß verstopft ist. Je nachdem, wie lange diese Verstopfung dauert, kann es zu „Hungersnöten" der Nervenzellen kommen, bzw. sie können auch durch fehlende Versorgung mit ihren „Lebensmitteln" Sauerstoff und Glukose sterben. Ein weiteres Kriterium ist auch, ob die Häuser, das Hirngebiet, noch durch andere Zufahrtsstraßen, andere Blutgefäße versorgt werden kann, wenn eines verstopft ist, oder nicht. Diese anderen Straßen, die ein Hirngebiet noch versorgen, nennt man kollaterale Blutgefäße. Auch dies hat Konsequenzen für das Ausmaß der Schädigung des Hirngewebes.

Ich habe Ihnen dies sehr vereinfacht dargestellt, es soll Ihnen helfen, ein „inneres Bild" von den Ereignissen im Kopf bei einem Schlaganfall zu bekommen.

Anders verhält es sich bei der zweiten großen Ursache für Schlaganfälle, die zwar nicht so häufig wie der ischämische Insult vorkommt, aber meist erhebliche Konsequenzen hat. Es handelt sich um den **Hämorrhagischen Insult.**
Er entsteht durch eine Ruptur von Blutgefäßen und folgender Einblutung ins Hirngewebe. Hier hilft uns das Beispiel von den verstopften Straßen nicht recht weiter, eher müssen wir uns ein Wasserleitungssystem in einer Stadt vorstellen, das einen Rohrbruch hat. Im Prinzip verhält es sich wie bei der „Verstopfung" eines Blutgefäßes: Je größer das Gefäß ist, je größer das Gebiet ist, welches versorgt wird, umso schlimmer sind die Konsequenzen, die sich aus dem „Wasserrohrbruch" ergeben. Wenn ein Blutgefäß platzt, wie es beim hämorrhagischen Insult der Fall ist, so wird Hirngewebe quasi überschwemmt und das Blut „erstickt" gewissermaßen die Hirnzellen.
Arterielle Hypertonie, Arteriosklerose, Gefäßfehlbildungen, gefäßschädigende Prozesse wie Diabetes mellitus können Ri-

sikofaktoren sein: Die Wände des Blutgefäßes werden immer dünner, es bildet sich eine Gefäßwandschwäche in Form einer Aussackung, die als Aneurysma bezeichnet wird, bis es insbesondere bei Bluthochdruck plötzlich nicht mehr standhält und reißt.
Je nach Blutungsstärke (bis zur Massenblutung) können umgrenzte oder weite Teile des Gehirns geschädigt werden.

Das **Hirnödem** kann als Folge von hämorrhagischen Insulten entstehen.

Ursache ist die vermehrte Einlagerung von Wasser in das Gehirn, als Folge der apoplexbedingten Schädigung der Blut-Hirn-Schranke oder der Blut-Liquor-Schranke, zwei „Schutzmechanismen" des Gehirns, die weitgehend verhindern, dass Hirnzellen in Kontakt mit für sie unverträgliche Substanzen kommen. (Genaueres erfahren Sie in entsprechender Literatur)
Die Symptome sind Zeichen der Hirndrucksteigerung durch die Volumenzunahme des Gehirns.
Die Hirndrucksteigerung äußert sich u.a. in Kopfschmerzen, Hirnnervenstörungen, Bradykardie, also Verlangsamung der Herztätigkeit, Atemstörungen, Bewusstseinsstörungen.
Darüber hinaus kann durch die Hirndrucksteigerung (massiv) weitere Hirnsubstanz geschädigt werden, (Nervenzellen werden gewissermaßen „erdrückt"), was wiederum zu neurologischer Symptomatik führt.

Das Hirnödem stellt als Sekundärsymptomatik im Zustand nach Apoplex, aber auch nach anderen Ereignissen wie Hypoxie, also Sauerstoffunterversorgung des Gehirns oder Schädel-Hirn-Trauma, eine gefürchtete Komplikation dar.

Die Folgen eines Insultes können sehr unterschiedlich sein. Je nach Lokalisation können typischerweise folgende Störungen auftreten:

- Halbseitenlähmungen des Gesichtes / Armes / Rumpfes / Beines
- Sensibilitätsstörungen in verschiedenen Qualitäten
- Neuropsychologische Symptomatiken, z.b. Beeinträchtigungen der Sprache, der Handlungsfähigkeit, der räumlichen Orientierung, der eigenen Körperwahrnehmung u.v.m.
- Psychische Veränderungen, Veränderungen die individuelle Persönlichkeit betreffend.

Grundsätzlich „gibt es nichts, was es nicht geben könnte".

Zum Dritten: Wie kann sich das Gehirn nach einem Schlaganfall helfen?

Einmal geschädigte Hirnzellen können sich, je nach Ausmaß der Schädigung, nicht regenerieren. Hierzu steht die „Rehabilitation“ von Schlaganfallpatienten scheinbar im Widerspruch. Wie wird das Hirn denn dann gesund?

Zur Einsicht ein paar **stark vereinfachte (!)** Grundsätze der Arbeitsweise unseres Gehirns.

Bei der Entwicklung eines Menschen in der embryonalen Phase entwickelt sich das Gehirn nach der Befruchtung der Eizelle durch die Samenzelle aus einer gemeinsamen neuronalen Zelldifferenzierung. Gewissermaßen sind also alle Nervenzellen, so unterschiedlich ihr Aufgabenbereich auch sein mag, miteinander „verwandt“.
Ein gesundes Gehirn basiert auf einer harmonischen Kooperation aller Hirnbereiche, unabhängig also, ob es sich um das „intelligente Großhirn“ oder den „primitiven Hirnstamm“ handelt.
Dementsprechend führt eine Schädigung, – in welchem Hirnbereich sie auch auftritt – immer zu einer Beeinträchtigung oder Störung des gesamten Gehirns. Aber noch ein anderes Problem taucht auf. Die betroffenen Hirnzellen nehmen das apoplektische Ereignis nicht einfach so gelassen hin und warten diszipliniert auf mögliche Rettung, sondern sie geraten schnell in massive Panik und geben diese neurochemisch auch an andere – an sich nicht betroffene Hirnzellen weiter.
Diese Panik setzt sich chaosartig fort und die Folge ist, dass durch die Hyperstimulation zusätzliche Hirnzellen den „Erregungstod“ sterben.

Die Art und Weise, Störungen zu unterteilen und z.b. von einer Lähmung von Bewegungen oder einer beeinträchtigten Sensibilität zu sprechen, dient lediglich der künstlichen Vereinfachung als Starthilfe für ärztliche, therapeutische oder pflegerische Maßnahmen. Es bedeutet jedoch **nicht,** dass tatsächlich nur umgrenzte Gebiete im Gehirn betroffen sind und anderen Hirnbereichen die Läsion „völlig egal“ ist.
Das Gehirn hat ein „Notfallprogramm“, das einerseits kleinere Schäden (für eine kurze Zeit) überbrücken kann, und andererseits Ressourcen bereitstellt, um größere Schäden zu minimieren oder gar zu beheben.

Die bereits im vorigen Abschnitt beschriebenen Kollateralkreisläufe der Blutgefäße ermöglichen es z.b. Hirngebiete (notfallmäßig) zu versorgen, wenn die Hauptgefäße ausfallen. Au-

ßerdem steht ein Potential an Hirnzellen zur Verfügung, das, insbesondere bei richtiger Förderung, imstande ist, die Arbeit der durch die Läsion „verstorbenen Kollegen“ zu übernehmen.
Dieses Prinzip der „Re-Organisation“ von Hirntätigkeit funktioniert jedoch nur optimal, wenn beachtet wird, dass es keine, noch so winzig kleine, Hirnfunktion gibt, die nicht auf das gesamte Gehirn eine Auswirkung hätte. Umgekehrt, und das ist die **Chance** der Therapeuten, können die nicht von der Läsion betroffenen Anteile den betroffenen Hirngebieten **helfen,** sich neu zu organisieren. Die Betonung liegt auf **neu.** Dies heißt, dass die Hirnzellen, die nach der Läsion aktiviert werden, sich ganz von vorne neu in das Gesamtgefüge integrieren.

Die Arbeit des Gehirns funktioniert nach dem Prinzip der Aktivierung und der Hemmung. Entwicklungsgeschichtlich sind zunächst zwei Typen von Nervenzellen entstanden: Solche, die Reize aufnehmen (afferente Nervenfasern) und solche, die Reaktionen auf die Reize auslösen (efferente Nerverfasern). Dieses „Reiz-Reaktionsprinzip“ funktioniert nur auf einfacher Ebene. Wir nehmen ständig Reize aus unserer Umwelt auf und müssten auf diese ständig reagieren. Dies tun wir jedoch nicht. Wir „wählen aus“, welchem Reiz wir nachgeben und welchem nicht. Dazu befähigt uns ein dritter Nervenzelltyp, der die Reizantwort der efferenten Nerven entweder „erlaubt“ = aktiviert, oder „untersagt“ = hemmt, – also die Vorgänge steuert. Dieser imgrunde einfache Mechanismus funktioniert in einem Organ mit vielen Milliarden von Nervenzellen. Und befähigt das gesunde Gehirn zur Steuerung aller Lebensvorgänge.

Dieses Prinzip hat Konsequenzen für eine Hirnschädigung: Nach einer Läsion kommt es zunächst zu einem schockähnlichen Zustand unseres Gehirns. Danach bricht meist ein Chaos aus. Dieses Chaos ist oft dadurch gekennzeichnet, dass mit dem Versuch der Reservehirnzellen, die Arbeit zu übernehmen, die Aktivierung gegenüber der Hemmung überwiegt. Es kommt gewissermaßen zu einem „Übereifer“, einer Hyperreaktion der Helfer. Diese drückt sich im motorischen Bereich z.b. durch einen Hypertonus der Muskulatur, einer Spastik aus.

Kurz gesagt, und respektlos formuliert, wir Therapeuten müssen die Hirnzellen in ihrer Reorganisation weniger darin unterstützen, dass sie „reden“, sondern ihnen vor allem zeigen, wie sie „die Klappe halten.“

Dazu sind sie am ehesten bereit, wenn die Therapieangebote – egal in welchem Bereich, physiologisch sind, also der gesunden Körperfunktion entsprechen. Dies gilt sowohl für Ruhezustände, z.b. durch physiologische Lagerung und physiologische Ruhereize, als auch für Aktivierungen, z.b. das Bewegen, das Verarbeiten von Sinneseindrücken und darauf Reagieren, das Kommunizieren u.s.w.

Zum Vierten: die „Funktionsausfälle" nach Schlaganfall in verschiedenen Hirngebieten im Überblick

Viele Körperfunktionen werden von den Hirnhälften contralateral gesteuert. Dies bedeutet, dass die linke Hirnhälfte für die Funktionen der rechten Körperseite verantwortlich ist und die rechte Hirnhälfte für die Funktionen der linken Körperseite. Aber auch das Gehirn hat sich mit seinen verschiedenen Gebieten auf Funktionen spezialisiert.

Es ist sehr wichtig, hier noch einmal darauf hinzuweisen, dass gesunde Funktionen nicht auf einer isolierten Spezialisierung von Hirngebieten beruhen, sondern dass die **Zusammenarbeit** der spezialisierten Gebiete die **gesunde Hirnfunktion** ausmacht.

Die arteria cerebri media ist ein Blutgefäß, das mit seinen Verästelungen viele Teilbereiche des Gehirns versorgt.
Dazu gehören insbesondere weite Teile des Frontal-, Temporal- und Parietal-Lappens.
Gerade dieses Blutgefäß ist relativ häufig von ischämischen Insulten betroffen.
Entsprechend differenziert sind die Beeinträchtigungen und Störungen.

Wenn Sie mit Schlaganfallpatienten arbeiten, sollten Sie in der Lage sein, nach der ärztlichen Diagnose über den Ort der Lokalisation, auf die möglichen Beeinträchtigungen schließen zu können.
Am Anfang werden Sie immer wieder in Literatur nachschlagen müssen, mit der Zeit merken Sie sich dann viele „typische" Lokalisationen.
Es ist sicher eine ganz unsinnige „Paukerei", alle Möglichkeiten auswendig können zu müssen.

Im ÜBERBLICK stelle ich Ihnen daher typische Funktionen im Versorgungsbereich der a. cerebri media dar.
Dies ist keineswegs vollständig und berücksichtigt auch nicht die Versorgungsgebiete der übrigen Arterien.

Läsionen des Frontallappens können, je nach genauerer Lokalisation, zu folgenden Symptomen führen:

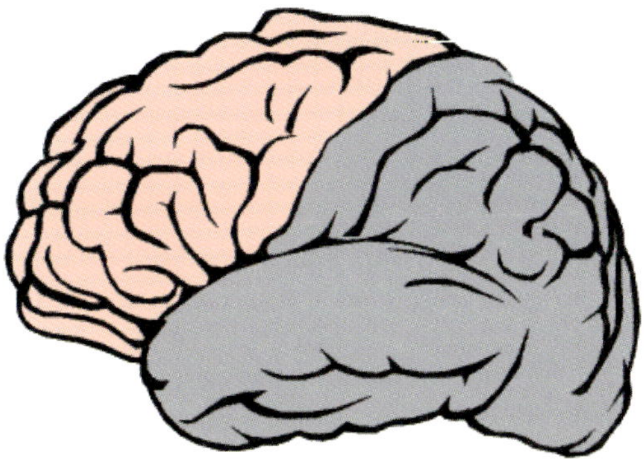

→ Die Bewegung ist betroffen in Form von Lähmungen (motorische Lähmungen), die zunächst schlaff sind und meist später, nach einigen Tagen oder Wochen spastisch werden.

Dieses Prinzip von schlaff zu spastisch erklärt sich ebenfalls durch das Prinzip der Re-Organisation von Hirntätigkeit. Stark vereinfacht: Nachdem Hirnzellen durch das apoplektische Ereignis „verstorben" sind, passiert zunächst nichts, keine Bewegung, schlaffe Muskulatur. Mit dem schon beschriebenen Übereifer der Reservehirnzellen wird dann aber die Parole: „Aktivieren! Das gilt für alle!" ausgegeben, also alle Muskeln werden zur Arbeit, d.h. zur Kontraktion veranlasst. Gesunde Bewegungen funktionieren jedoch nur, durch das antagonistische Prinzip: Wenn eine Muskelgruppe, beispielsweise die Beuger, sich kontrahiert, muss die andere, also die Strecker erschlaffen, also „nicht arbeiten". Die Steuerung von Kontraktion und Erschlaffung ist aber in der Frühphase nach dem Apoplex nicht, oder nur unzureichend vorhanden: Es fehlt an Hemmung zugunsten der Aktivierung. Geschieht nun durch unphysiologisches Handling der Patienten, „Lernen" dieses Bewegungsmusters, so „glaubt das Gehirn", hypertone Muskeln i.S. einer Spastik seien „normal". Entsprechend schwer ist es, ein manifestiertes spastisches Muster wieder ver-lernen zu lassen.

Das Problem der Bewegung kann sich sowohl auf einfachen Ebenen motorischer Kontrolle wie Kraftdosierung oder Geschicklichkeit als auch auf höherer Ebene motorischer Kontrolle, z.B. angemessene Bewegung in Umgang mit Gegen-

ständen äußern. Die Fähigkeit des adäquaten Umgangs mit Gegenständen wie Tasse, Schere, Bleistift, wird neuropsychologisch als „Praxie" bezeichnet; (davon leitet sich das Wort „praktisch" ab). Ist der Patient nicht mehr in der Lage, Gegenstände „richtig" zu handhaben oder vertauscht er die Reihenfolge bei der Handhabung mehrerer Gegenstände, so wird er als a-praktisch beschrieben.
Zum Nachlesen zu diesen und anderen neuropsychologischen Phänomenen verweise ich auf entsprechende Literatur.

→ Ferner zeigen sich bei Läsionen des Frontallappens Sprachstörungen (Aphasien) in Form der Sprachproduktion, also des „inneren" Formulierens von Worten und Sätzen und damit auch des Aussprechens von diesen, obwohl es sich nicht um eine Störung der am Sprechen beteiligten körperlichen Strukturen im engeren Sinne handelt.

→ Des Weiteren zeigt der Patient Beeinträchtigungen in: Persönlichkeit, Sozialverhalten, problemlösendem Denken, Wahrnehmungsbeurteilung, Handlungsplanung u. v. m.

Läsionen des Parietallappens können, je nach genauerer Lokalisation, zu folgenden Symptomen führen:

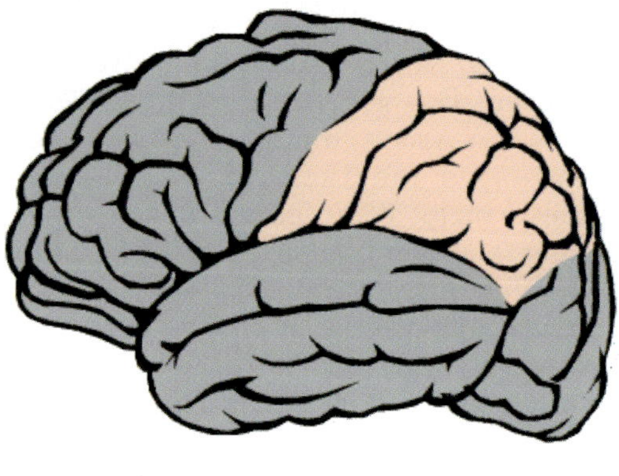

→ Sensible Störungen insbesondere der taktilen, propriozeptiven und kinästhetischen Wahrnehmung.

→ Störungen des Körperschemas

→ Sprachstörungen in Form des Sprachverständnisses

→ Störungen der räumlichen Orientierung und der Fähigkeit, etwas zusammenzubauen, der Konstruktionsfähigkeit u. v. m.

Bitte beachten Sie:

Einzelne Qualitäten, wie z.B. Sprache oder räumliche Orientierung sind unterschiedlich seitendominant repräsentiert. Das heißt, dass zwar in beiden Hirnhälften die Funktionsbereiche angelegt sind, dass sie jedoch unterschiedlich ausdifferenziert wurden.
So ist bei den meisten Menschen die linke Hirnhälfte z.B. sprachdominant, während die rechte Hirnhälfte z.B. in der räumlichen Orientierung differenzierter ist.

Läsionen des Temporallappens können, je nach genauerer Lokalisation, zu folgenden Symptomen führen:

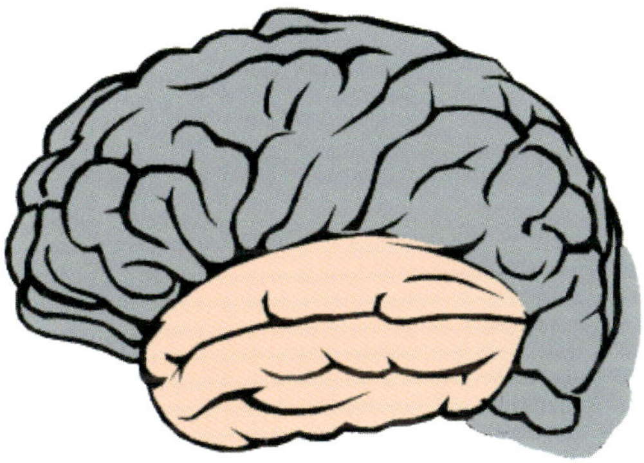

→ Verschiedene Funktionen im Bereich des Hörens können beeinträchtigt sein, z.B. die akustische Reizaufnahme, aber auch die Verarbeitung sowie musikalische Fähigkeiten.

→ Die Verarbeitung verschiedener Sehleistungen kann beeinträchtigt sein. Darunter fallen auch sog. „höhere“ Sehfunktionen. Beispielsweise fällt das Erkennen bzw. Wiedererkennen von Objekten und/oder Gesichtern schwer oder ist ganz unmöglich geworden. Man bezeichnet dies als Agnosie. Für den Patienten kann dieser Umstand dramatisch sein!

→ Verschiedene Bereiche des Gedächtnisses, beispielsweise das verbale und räumliche Langzeitgedächtnis können beeinträchtigt sein u. v. m.

Läsionen des Okcipitallappens, der kein Hauptversorgungsgebiet der a. cerebri media darstellt, aber vollständigkeitshalber erwähnt wird, können, je nach genauerer Lokalisation, zu folgenden Symptomen führen:

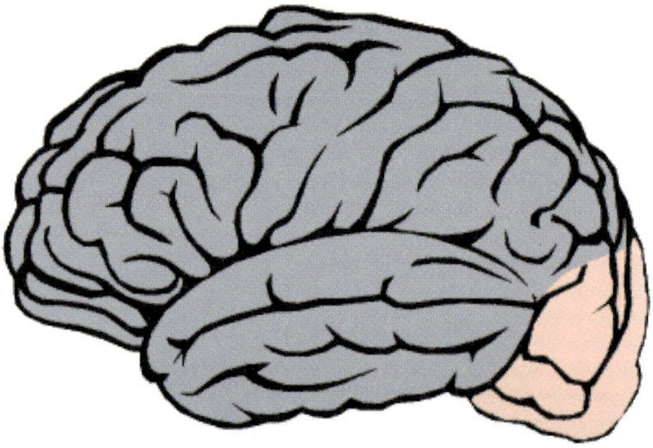

→ Gesichtsfeldausfälle, Hemianopsien mit visuellen Illusionen

→ Farbbennenungsstörungen

→ Alexie, also nicht Lesen können, jedoch ohne Agraphie (nicht schreiben können)

Den engen Zusammenhang zwischen „Körperfunktionen" und Psyche habe ich bereits dargestellt. Leider wird bei neurologisch-funktionell orientierten Medizinern, Therapeuten und Pflegekräften öfter übersehen, dass „Psyche" nicht nur im Wort „Neuropsychologie" Berücksichtigung finden muss, sondern dass nicht selten der Schlaganfallpatient neben seinen funktionellen Störungen ganz massive psychische Beeinträchtigungen zeigen kann.

Ätiologisch ist die apoplexbedingte Depression noch ungeklärt. Es liegt jedoch die Vermutung nahe, dass, da durch das apoplektische Ereignis auch die Neurotransmitter aus dem Gleichgewicht geraten, eine Entgleisung des Neurotransmitters „Noradrenalin" neben anderen Transmittern für die Ausbildung einer Depression verantwortlich sein kann.

Hinzu kommt das Konzept einer bestimmten „Vulnerabilität". Der Begriff bedeutet etwa „Verletzlichkeit" und bezeichnet das individuelle Risiko, mit dem ein Mensch an psychischen Störungen erkranken kann.
Nach diesem Konzept tragen Menschen ein höheres Depressionsrisiko, wenn zum einen der Schlaganfall und seine Fol-

gen als erheblich psychotraumatisches Ereignis erlebt wird und im Konzept des Patienten keine oder nur unzureichende Bewältigungsstrategien vorhanden sind – und wenn zum anderen die Rehabilitationsbedingungen sehr ungünstig sind, sowohl was die Qualität der Arbeit von Medizinern, Therapeuten und Pflegekräften betrifft, als auch die Veränderung des sozialen Umfeldes zum Negativen.

Erste Zeichen einer depressiven Veränderung können sein:

- Verschlechterung eines zuvor stabilen Therapiepotentials
- Vegetative Symptome wie Schlafstörungen, Appetitlosigkeit, Gewichtsabnahme
- Nachlassen der Compliance, also der Bereitschaft zur Mitwirkung an therapeutischen Maßnahmen
- Affektlabilität – beispielsweise schnell wechselnde Gefühlsäußerungen, auch unangemessenes Lachen oder Weinen. Möglich auch: einige Zeit irrationaler Optimismus über den Krankheitsverlauf, dann Antriebslosigkeit, suizidale Gedanken ...

Das depressive Stimmungsbild ist ernst zu nehmen! In starker Ausprägung behindert es erheblich die rehabilitativen Chancen der wichtigen ersten 6 Monate.

Zum Fünften: das tiefgreifende Ereignis „Schlaganfall“ für die Integrität eines Menschen

Der Schlaganfall ist ein tiefgreifendes Ereignis in die Integrität eines Menschen. Die auffälligste Folgeerscheinung ist die Einschränkung der Bewegungsfähigkeit, die sich meist als Halbseitenlähmung ausdrückt. Die Bewegungseinschränkungen gehen meist einher mit Störungen der Oberflächen- und Tiefensensibilität sowie neuropsychologischen Symptomen.

Jedoch können Apoplexien auch keine oder kaum sichtbare Bewegungsverluste nach sich ziehen. Diese Menschen können trotzdem in ihren Spürerfahrungen beeinträchtigt sein und/oder mehr oder weniger schwere neuropsychologische Symptomatiken zeigen.
Da von außen „nichts sichtbar“ ist (anders als bei Lähmungen der Fall), werden diese Menschen wegen der Veränderungen, die sie in Ausdruck und Reaktion zeigen als „nicht normal“ im umgangssprachlichen Sinne angesehen. Damit

teilen sie dann das Schicksal der dementen Menschen, die ebenfalls auf mehr Distanzierung aufgrund ihrer „Beeinträchtigungen im Kopf“ stoßen, als sie dies vergleichsweise bei „nur“ körperlichen Behinderungen erleben würden.

Am bedrückendsten für die meisten Menschen, die einen Schlaganfall erleiden, ist das Gefühl der Hilflosigkeit und Angst.
Viele „verstehen“ nicht, was plötzlich passiert ist. Durch ein gelähmtes Bein im Gehen beeinträchtigt zu sein, ist gravierender als z.B. durch eine Fraktur, weil meist das taktil-kinästhetische Empfinden mit beeinträchtigt ist. Das kann zu – vermeintlich irrationalen – Ängsten führen umzufallen.
Die Ängste wirken sich oft blockierend auf die Rehabilitation des Wieder-Laufen-Lernens aus. Das apoplektische Ereignis kann aber auch auf andere Art traumatisierend sein, was zur Ablehnung der betroffenen Körperhälfte führt. Daraus ergibt sich die große Gefahr der zusätzlichen Bewegungsverarmung und des falschen, lieblosen Umgangs mit dem gelähmten Arm oder Bein, was Kontrakturen, Schmerzsyndrome und dergleichen zur Folge hat.

Der Schlaganfall kann weiter ein Auslöser für depressive Erkrankungen sein, die oft als solche gar nicht wahrgenommen werden und der Patient in die Schublade „er könnte schon, wenn er nur wollte“ gesteckt wird. Als besonders belastend werden dann noch die neuropsychologischen Symptome erlebt; in meinem Buch „Mein Gehirn kennt mich nicht mehr ...“ habe ich die Alltagsrelevanz solcher „Störungen“ dargestellt:

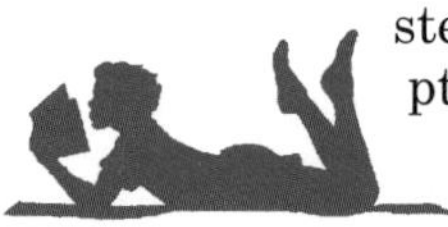

Wenn der Körper fremd wird, werden neue Integrationen des veränderten Körpergefühls, z.B. nach einem Schlaganfall, behindert **(Körperschemastörungen)**. Der alltägliche Umgang mit sich selbst wird erschwert, allen voran das selbstständige Anziehen **(Ankleidestörungen).** Der Mensch ist die einzige Spezies, die sich bekleidet. Kleidung dient dem Schutz, der Ethik, Ästhetik, dem sozialen Status, persönlicher Vorlieben und situativer Aspekte. Im selber Bekleiden und bekleidet Werden unterscheiden sich selbstständige von unselbstständigen Menschen, kleine Kinder von noch kleineren Kindern und kranke Menschen von Gesunden...

Wenn das Erkennen schwer fällt, verlieren Personen und Objekte, obwohl sie z.B. visuell wahrgenommen, also gesehen werden, ihre Bedeutung, ihre Aussagekraft **(Agnosien).** Das Wahrgenommene wird im Gehirn nicht mehr verarbeitet, Neues wird nicht mit Altem verknüpft, (Wieder) Erkennen wird erschwert oder unmöglich gemacht. Eine Kaffeemaschine, obwohl jahrelang vertraut wird zu einem unbekannten „Objekt“ und selbst das Gesicht der eigenen Tochter ist höchstens noch als „weiblich“ zu erkennen oder noch nicht mal das. Besonders gravierend stellt sich die Vernachlässigung der eigenen Körperhälfte dar **(Neglect)** oder das fehlende Erkennen des Umstandes, dass man, z.B. an einem Schlaganfall erkrankt ist **(Anosognosie)**.

Wenn Handlungen unverständlich werden, beeinträchtigen Störungen der Bewegungsprogrammierung und der Bewegungskoordination Handlungsabläufe der verschiedensten Art **(Apraxien)**. Das kann sich auf den Umgang mit sich selbst beziehen, z.B. gezielt nach Aufforderung die Nase zu rümpfen **(ideomotorische Apraxie)** oder es bezieht sich, noch häufiger, auf den Umgang mit Gegenständen, die nicht mehr „praktisch“ gehandhabt und in Handlungssequenzen durcheinander gebracht werden, z.B. ein Brötchen aufschneiden, mit Butter bestreichen und mit Wurst belegen **(ideatorische Apraxie).**

Im engen Zusammenhang damit stehen die Probleme, **sich nicht mehr sprachlich ausdrücken zu können** oder/und auch Probleme beim Verstehen sprachlicher Äußerungen zu haben **(Aphasien)**. Doch nicht nur sprachlich ist die Kommunikation beeinträchtigt: Auch Gesten, Zeichen, Mimik und Symbole werden gar nicht oder falsch verstanden.

Wenn Zusammenhänge verloren gehen oder auf Details nicht mehr geachtet wird (räumliche Grundstörungen), gerät der Alltag der Menschen in Unordnung. Das kann sich auf relativ „harmlose“ Probleme beziehen, wie das Tragen von ungleichen Socken, es kann aber auch massive Orientierungsstörungen zur Folge haben, wie z.B. die fehlende räumliche Einschätzung beim Umgang mit dem Rollstuhl. Diese Menschen „ecken überall an“ oder gefährden sich und andere, weil sie räumliche Dimensionen, Richtungen und Geschwindigkeiten nicht mehr adäquat einschätzen können.

Aus den dargestellten „sichtbaren“ und „unsichtbaren“ Problemen kann sich ein enormer seelischer Leidensdruck entwickeln. Der alte Mensch, der zusätzlich noch multimorbide von weiteren Einschränkungen wie z.B. der Herz-Kreislauf-Situation, der Verminderung der Seh- und Hörfähigkeit, der schmerzhaft beeinträchtigten Gelenkbeweglichkeit betroffen wird, erlebt diesen Leidensdruck oft noch viel gravierender.

Zum Sechsten: ein paar Gedanken zur Pflegebedürftigkeit

Auch (Familien-) Angehörige werden durch den Schlaganfall vor große Probleme gestellt: Die meist ebenso alten (Ehe-) Partner fühlen sich den pflegerischen und betreuenden Verpflichtungen nicht gewachsen. Eine Veränderung der jahrzehntelang gewohnten häuslichen Umgebung bedeutet für alte Menschen oft eine bedrohliche Situation und bei allem bleibt oftmals die Angst „zu einem Pflegefall" zu werden und „in ein Heim zu müssen". Die Worte „Pflege**fall**" und „ins Heim **müssen**" entstammen typischerweise dem gängigen Vokabular der alten Menschen und kennzeichnen die Abwertung, die in einem solchen „Zustand" steckt.

Menschen im Pflegeheim werden als „Empfänger routinierter Fürsorge" bezeichnet. Das Altenheim hat sich durch seine Entstehungsgeschichte das Image eines Altenasyls für sozial Schwache erworben. Als „letzte Station des Lebens" wird im Altenheim der „soziale Tod" gestorben – oft Jahre vor dem individuellen Tod. In der Tat wird das Führen eines selbstständigen Lebens nicht nur durch die individuelle Verfassung, sondern auch durch institutionalisierte Regeln eingeschränkt. Die Wohnung weicht einem kleinen Zimmer, das man meist mit einer bis dahin fremden Person teilen muss, die vertrauten Möbel sind nur noch in Relikten vorhanden und wichtige, zentrale Räume für die (Psycho)-Hygiene wie Küche und Bad sind – oftmals ersatzlos – gestrichen. Was bleibt, ist ein Waschbecken und ein „Toilettenstuhl". Glücklicherweise erfährt das dargestellte, düstere Bild langsam einen Wandel: Sowohl die Baulichkeiten und Ausstattung als auch die personelle Besetzung und der Anspruch an deren fachliche und persönliche Kompetenzen, zeigen in „moderneren" Häusern den erfreulichen Trend zur Verbesserung. Dennoch: Es ist noch ein weiter Weg und er ist zeitweilig voller Rückschritte.

Pflege bedeutet Zuwendung. Mit dem Gefühl der Pflegebedürftigkeit stellt sich auch das Gefühl der Hilflosigkeit und Abhängigkeit ein. Bei Pflegezuwendungen und auch bei vielen therapeutischen und ärztlichen Zuwendungen wird intime Nähe aufgebaut. Intimitäten, wie beispielsweise das Reinigen nach dem Stuhlgang, die selbst von vertrautesten Angehörigen und Sexualpartnern im „täglichen Leben" nicht durchgeführt werden. Die Sexualität und die Erotik bleiben wiederum auf der Strecke. Jahrelang wurde Sexualität bei alten Menschen ignoriert, oder gar als „unappetitlich" empfunden, dabei gibt es ausreichende Studien, die belegen, dass

ältere und alte Menschen durchaus ein aktives Sexualleben pflegen. Während der Fortpflanzungsaspekt der Sexualität im Alter naturgemäß verschwindet und körperliche Veränderungen sich einstellen, wie beispielsweise kürzere Erektionsfähigkeit des Mannes oder dünnere und trockenere Scheidenschleimhäute der Frau, verändern sich auch die Wünsche und Ansprüche an ein befriedigendes Sexualleben. Verändern! Nicht minimieren!
Problematisch wird die gelebte Sexualität bei allein stehenden alten Menschen, die (vermeintlich) aufgrund ihres hohen Alters Schwierigkeiten haben, einen neuen Lebens- (und Sexual-) Partner zu finden. Insbesondere für allein stehende Frauen ist das Problem aufgrund der zahlenmäßig unterrepräsentierten Männerwelt gravierend. So bleiben grundsätzlich die Möglichkeiten, Liebesbeziehungen zu Partnern zu entwickeln, die ihrerseits bereits in einer festen Beziehung sind, (Problem der Ethik) oder gleichgeschlechtliche Beziehungen aufzubauen, (sofern das Bedürfnis danach besteht) oder sich selbst zu befriedigen. Diese letzte Möglichkeit ersetzt jedoch nicht das, was lt. Befragungen den meisten alten Menschen am wichtigsten ist: Nähe, Berührungen und Geborgenheit.

Ein weiteres Problem stellt sich bei manchen pflegebedürftigen alten Menschen: die Inkontinenz.
Sie ist eine der Hauptursachen, auch wenn sie nur in leichter Form vorliegt, die erotische Nähe zu einem anderen Menschen zu meiden: aus Scham. Die Problematik vertieft sich bei pflegebedürftigen Menschen, die einen Dauerkatheder haben, wobei anzumerken ist, dass nach meiner Erfahrung und nach Aussagen anderer KollegInnen mehr als die Hälfte der dauerkathederisierten Menschen hierzu Alternativen hätten, die bloß nicht genutzt werden. Tatsache ist jedoch, dass der kathederisierte Mann oder die kathederisierte Frau eher keine Möglichkeiten der Selbstbefriedigung mehr haben. Nicht selten werden bei entsprechenden Versuchen Katheder herausgerissen, was ein erhebliches Verletzungsrisiko in sich birgt. Leider fehlt für dieses Bedürfnis vielen Pflegekräften, Medizinern und Therapeuten jegliches Verständnis, die lediglich die schlechte Compliance des Patienten beklagen. Ähnliche Reaktionen sind auch zu berichten, wenn der alte Mensch, der mit windelartigem Inkontinenzschutz versorgt ist, in mühevoller Kleinarbeit endlich den Inkontinenzschutz „zerlegen“ konnte.

Compliance: Bereitschaft des Patienten zur therapeutischen Mitarbeit.

Meiner Ansicht nach, haben wir jedoch die Verpflichtung, wenn wir so gravierend in die Intimsphäre des alten Menschen eingreifen, auch und gerade die sexuellen Bedürfnisse mit zu berücksichtigen und entweder in vertrauensvollen Gesprächen oder/und durch Schaffen von entsprechenden nicht kathederisierten oder nicht gewindelten „Freiräumen“ dafür Sorge zu tragen, dass diesen Bedürfnissen Ausdruck verliehen werden kann.

Zum Schluss noch eine Anmerkung zur Pflege und Therapie von sexuell traumatisierten alten Menschen, insbesondere Frauen. Obgleich das Thema sexuelle Gewalt gegen Frauen und Kinder in den letzten Jahren immer mehr enttabuisiert wurde, können wir davon ausgehen, dass zum einen Missbrauch keine Erscheinung der Neuzeit ist und dass zum anderen der inzwischen alte Mensch entsprechende Erlebnisse nach wie vor tabuisiert. Früher wie heute gab es sexuelle Traumatisierungen von Kindern durch Verwandte, Nachbarn, Lehrer usw., es gab Vergewaltigungen in den Ehen und – es gab den zweiten Weltkrieg, in dem sexuelle Gewalt häufige Kriegsverbrechen waren bis hin zur Zwangsprostitution. Alle Formen der pflegerischen und therapeutischen Annäherungen sollten von diesem Bewusstsein bestimmt werden: Nicht nur die Intimpflege im engeren Sinne, auch das Kathederisieren, das rektale Einführen von Zäpfchen, das An- und vor allem Auskleiden und selbst die Mundpflege kann Erinnerungen an traumatische Erlebnisse wecken. Die Anwendung von „sanfter“ Gewalt bis zum Fixieren des Patienten zur Durchführung medizinischer oder therapeutisch-pflegerischer Maßnahmen muss unter diesen Gesichtspunkten erst recht als verwerflich angesehen werden.

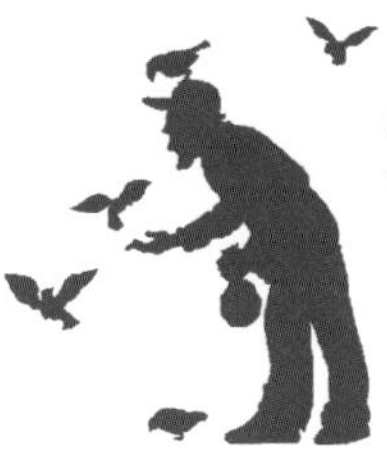

Wir sollten uns daher sensibilisieren für Erzählungen alter Menschen mit Bemerkungen von einer „wenig schönen“ Ehe, dem „Froh-gewesen-Sein, wenn es vorbei war“, vermeintlich pauschale und irrationale Angst vor den Russen oder den Soldaten u.ä. Besonders deutlich zeigen uns aktive Abwehrmaßnahmen des alten Menschen, wie Schreien oder Um-sich-Schlagen, dass traumatische Erlebnisse vorliegen könnten. Nicht minder dramatisch sind aber auch Reaktionen vermeintlich „ruhiger“ Patienten zu werten, wie „Erstarren“ bei Berührungen oder eng an den Körper gepresste Arme und Beine.

Unserem behutsamen und kreativen Umgang mit alten Menschen, um trotz oder besser wegen pflegerischer oder therapeutischer Maßnahmen ihre Intimität zu schützen, sollten keine Grenzen gesetzt sein!

Empfehlungen zur Vertiefung der Thematik

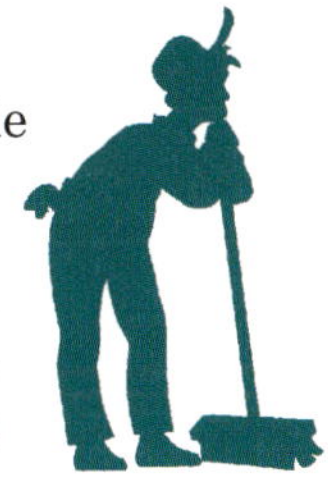

Besuchen Sie ein (Ihnen vertrautes) Lokal, und schaffen Sie sich künstliche Handicaps: Ohrstöpsel, eine sehr dunkle Brille, grobe Handschuhe, unpassendes Schuhwerk u.ä. Bestellen Sie Speisen und Getränke, unterhalten Sie sich mit Ihrer Begleitung u. s. w.. Erleben und notieren Sie, welche Probleme Sie haben, und vor allem, welche Gefühle in Ihnen ausgelöst werden.

Kapitel 10: Wenn Gedanken sich verlieren und Spüren wichtig wird

Stichworte:

Zum Ersten: Gründe, warum „da oben“ was nicht stimmt

- Gehirnsubstanz wird zerstört
- Gehirnsubstanz wird nicht ausreichend versorgt
- Das Gehirn erhält keine ausreichenden Informationen

Zum Zweiten: Biographiearbeit ist Suche nach verlorenen Spuren

- Die Persönlichkeit und das Selbst
- Stadien der Orientierungsstörungen nach Feil

Zum Dritten: die Gefühls- und Handlungslogik „verwirrter Menschen“

- Der Verlust abstrakten Denkens
- Unmögliche Entscheidungsfähigkeit
- Keine Korrekturen möglich

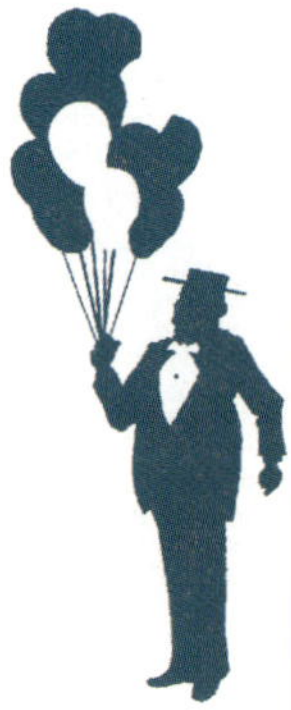

Die Demenz ist eine bekannte und, wie ich meine, oft missverstandene Erkrankung im Alter. Umgangssprachlich mit „Alzheimer“ gleichgesetzt, macht sie uns Gruseln bei dem Gedanken, verwirrt zu werden und einen Persönlichkeitsverlust zu erleiden. Die Definition von Demenz als „Abbau intellektueller Leistungsfähigkeit“ drängt den Betroffenen und oft auch seine Angehörigen an den Rand der sozialen Anerkennung. Das nicht nur Persönlichkeitsverlust, sondern auch Veränderung eine Rolle spielt, zeigt uns der demente Mensch rasch in den „Problemen“, die er verursacht. Er verwirrt zwischenmenschliche und gesellschaftliche Strukturen, wirkt unberechenbar und rätselhaft. Die Verwirrung, die er in seiner Umgebung hinterlässt, wird umgedreht: „Verwirrt“ ist der demente Mensch. Es erinnert an die uralte Überlegung über den Menschen, der bei einem Zoobesuch den Affen als „nahen Verwandten“ hinter Gitter sieht: Aus Sicht des Affen befindet sich der Mensch hinter Gittern ... Dass eine dementielle Erkrankung ein pathologischer Umstand ist, wird nicht bestritten. Problematisch finde ich jedoch die überwiegende oder ausschließliche Einordnung dementen Verhaltens unter pathologischen Gesichtspunkten! Der „Abbau der intellektuellen Leistungsfähigkeit“ wird oft mit emotionalen Befähigungen sehr gut kompensiert. Wenn Gedanken sich verlieren, beginnen Gefühle wichtig zu werden. Dieses Kapitel befasst sich mit den möglichen Ursachen und Formen von Verwirrtheitszuständen, es lädt Sie ein, die Gefühls- und Handlungslogik dementer Menschen besser zu verstehen und den Wert einer ab- und umgebauten Persönlichkeit zu erhalten.

Wenn ich dement werde, soll mein Leben einfach, übersichtlich und voraussehbar sein. Und so sein, dass ich das gleiche mache jeden Tag zur gleichen Zeit – auch wenn es dauert, bis ich es begreife.

Wenn ich dement werde, musst du ruhig zu mir sprechen, damit ich keine Angst bekomme und nicht das Gefühl kriege, dass du böse mit mir bist. Du sollst mir immer erzählen, was du tust. Du solltest mich wählen lassen und respektieren, was ich wähle.

Wenn ich dement werde, denke daran, dass es für mich gut wäre, schöne Erlebnisse zu haben und auch dass du sie mir erzählst – bevor ich sie erlebe.

Wenn ich dement werde, brauche und kriege ich viel mehr Schlaf, als ich eigentlich will. Und wenn ich einschlafe habe ich immer Angst, dass ich nicht mehr wach werde. Gib mir Mut zu schlafen.

Wenn ich dement werde, kann ich vielleicht nicht mehr mit Messer und Gabel essen, aber bestimmt sehr gut mit den Fingern. Lass mich das tun.

Wenn ich dement werde, kann ich mich nicht mehr erinnern, was ich gerne möchte, dann musst du lernen, mir das zu zeigen.

Wenn ich dement werde, und ich bin eigensinnig und boshaft und habe schlechte Laune, dann bin ich das, weil ich mich so machtlos und hilflos fühle, das hasse ich.

Wenn ich dement werde, und Panik kriege, dann nur, weil ich an zwei Dinge gleichzeitig denken soll. Halt meine Hand fest und hilf mir, mich auf eine Sache zu konzentrieren.

Wenn ich dement werde, bin ich zu beruhigen, nicht mit Worten, sondern indem du ganz ruhig neben mir sitzt und meine Hand festhältst.

Wenn ich dement werde, verstehe ich nicht das Abstrakte, schwach Formulierte. Ich will sehen, spüren und begreifen wovon du sprichst.

Wenn ich dement werde, habe ich das Gefühl, dass andere mich schwer verstehen. Genauso schwer ist es für mich, andere zu verstehen. Mach deine Stimme ganz leise und sieh mir ins Gesicht, dann verstehe ich dich am besten. Mache nur wenige Worte und einfache Sätze und versuche herauszufinden, ob ich alles verstanden habe. Guck mich an und berühre mich, wenn du mit mir sprichst.

Wenn ich dement werde, habe ich häufig keine Lust spazieren zu gehen. Aber ich weiß hinterher, dass es mir besser geht.

Wenn ich dement werde, möchte ich gute Musik hören von damals, aber ich habe vergessen, welche. Lass sie uns zusammen hören. Ich vermisse das. Ich mag gerne singen, aber nicht alleine.

Wenn ich dement werde, dann ist da manchmal gar nichts, wenn ich was begreifen soll. Aber vielleicht begreife ich besser, als du denkst. Ich vermisse schöne Dinge: Bilder, Sonnenuntergang und gutes Essen und spüre das tiefer als du.

Wenn ich dement werde, und sage „ich will nach Hause“ dann antworte mir ernsthaft, damit ich merke, dass du weißt, dass ich mich im Moment sehr unsicher fühle.

Wenn ich dement werde und schimpfe, dann gehe einen Schritt zurück von mir, so spüre ich, dass ich immer noch Eindruck machen kann.

Ich bin oft verzweifelt. Verzweifle nicht auch du.

Verfasser der Autorin unbekannt.

Zum Ersten: Gründe, warum „da oben“ was nicht stimmt

Verwirrtheitszustände alter Menschen können verschiedene organische Ursachen haben. Der „Alzheimer“ ist nur eine von mehreren Möglichkeiten. Wenn dieser Begriff auch umgangssprachlich für dementielle Prozesse oder Verwirrtheitszustände steht, bin ich doch der Ansicht, dass wir uns professionell nicht mit solchen Pauschalen zufrieden geben dürfen. Also untersuchen wir genauer:

Die erste Möglichkeit: *Die Gehirnsubstanz, also Nervenzellen, Axone, Gliazellen etc. ist nicht mehr intakt.*

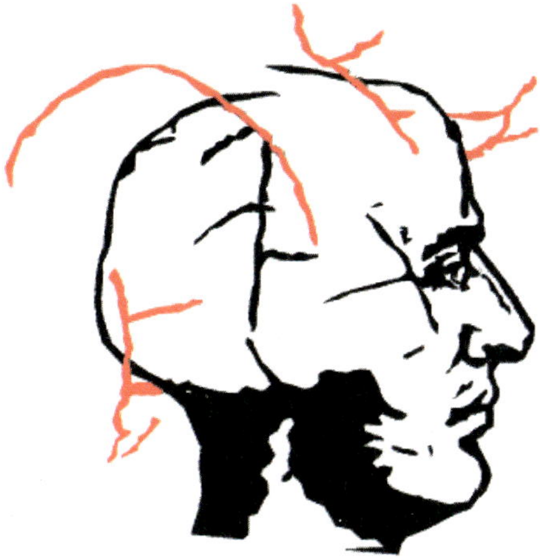

Schädigungen des Gehirns haben Veränderungen „geistiger Leistungen“ zufolge. Bekannt ist, dass Erinnerungsvermögen, z.B. nach einem Unfall mit Gehirnerschütterung, oder Sprache, z.B. nach einem Schlaganfall, beeinträchtigt sein können.
Bevor wir auf Gehirnschädigungen näher eingehen, die typisch für Altersdemenzen sind, möchte ich ein paar weitere Ursachen aufzählen, die ebenfalls zu dementiellen Prozessen und Verwirrtheitszuständen führen können:

- Unfälle mit Schädel-Hirn-Traumen
- HIV- Infektionen
- Vergiftungen, z.B. schwerer Alkoholabusus (Korsakow-Syndrom)
- Tumoren

Es ist mir wichtig, damit deutlich zu machen, dass nicht nur Alter, gewissermaßen selbstverständlich, von Verwirrtheitszuständen „bedroht“ sein kann. Also auch ein jugendlicher Motorradfahrer nach einem schweren Unfall oder ein erwachsener Alkoholiker kann von dementiellem Hirnabbau betroffen sein. Bei diesen Personengruppen werden aber nicht vorschnell alle Symptome „auf das Alter“ geschoben und damit als nicht mehr der Mühe wert stigmatisiert. Nur bei *alten* dementen Menschen, hört man immer wieder, dass „er oder sie eben „alt“ sei, was will man da noch machen...“.

Der Neurologe Alzheimer beschrieb Anfang des vorigen Jahrhunderts eine Form von Demenz, die erstens familiär gehäuft auftrat, also eine Störung der Erbsubstanz aufwies und zweitens in relativ jungen Jahren bereits auftrat, also eine präsenile Demenz. Diese nach ihm benannte Alzheimersche Erkrankung oder auch Mb. Alzheimer ist sehr selten. Trotzdem steht sie als Synonym für alle möglichen Formen dementieller Prozesse. Tragisch.

Die Forschung der letzten Jahrzehnte hat gezeigt, dass es einen Erkrankungstyp gibt, der eher nicht-erblich begründet ist und speziell höheres Lebensalter hierfür einen Risikofaktor darstellt. Die Pathologie der Hirnprozesse ähnelt aber sehr dem „Mb. Alzheimer“: Ein eiweißreiches Amyloid lagert sich schädigend in den Hirnzellen und dazwischen ab und vernichtet somit einerseits die Zelle selbst und beeinträchtigt bzw. zerstört andererseits auch die Kommunikation zwischen dem Hirngewebe.
Diese Erkrankung wird inzwischen als „Senile Demenz vom Alzheimer Typ“ bezeichnet (SDAT) und ist eben weit häufiger anzutreffen als die eigentliche Alzheimersche Erkrankung.

Ein Verdacht auf Demenz liegt vor, wenn über einen Zeitraum von mindestens 6 Monaten:

- Der Mensch sich immer mehr sozial zurückzieht,
- sein Gedächtnis deutliche Beeinträchtigungen aufweist,
- er kaum noch zu irgendetwas Lust hat,
- er mit seinen Gefühlen schlechter umgehen kann, z.B. häufiges Weinen oder unvermittelte Gereiztheit.

Gerade was den „Rückzug“ und den „verminderten Antrieb“ betrifft, ist auf Differentialdiagnosen (DD) zu achten, beispielsweise auf das Vorhandensein einer:

- Depression. Das ist eine Gemütskrankheit und auch hier wird der Mensch z.B. interesseloser, er ist schwer zu motivieren, seine Gefühlswelt verflacht u.s.w.

Der Verlauf eines dementiellen Prozesses ist am Anfang langsam und unmerklich vorausgesetzt, dass kein plötzliches Ereignis das Hirngewebe schädigt, wie z.B. ein Unfall.

Zu den beschriebenen ersten Anzeichen kann noch hinzukommen, dass der Mensch über verschiedene körperliche Beschwerden ohne erkennbare Ursache klagt und insgesamt sehr unruhig wirkt.

Dass diese Symptome über mindestens 6 Monate kontinuierlich beobachtbar sein sollen, soll ausschließen, dass der alte Mensch „einfach mal eine zeitlang „schlecht drauf““ war. In der Regel geht man davon aus, dass so eine „seelische Erkältung“ nicht so lange (6 Monate und mehr) anhält.

Im fortgeschrittenen Stadium

- wird der Mensch zunehmend vergesslich, besonders das Kurzzeitgedächtnis lässt nach.
- Er verliert die Orientierung für Ort und Zeit.
- Die Sprachproduktion und auch das Sprachverständnis lassen nach.
- Es können auch Symptome einer Psychose auftreten – z.B. wahnhaftes Erleben.

Im letzten Stadium schließlich

- beeinträchtigt der Hirnabbauprozess zunehmend alle Befähigungen zum eigenverantwortlichen, selbstständigen Leben, so auch die Nahrungsaufnahme oder die Mobilität.
- Der Mensch wird schwer bis schwerst pflegebedürftig.
- Aufgrund des nachlassenden Allgemeinzustandes wird er erhöht anfällig für Infektionen und stirbt meist auch daran.

Neben der Senilen Demenz vom Alzheimertyp, gibt es noch weitere Gründe, die zu einem Untergang des Hirngewebes führen können. Die Symptome und auch der Verlauf ist meist recht ähnlich. Daher beschreibe ich nur die Unterschiede.

Die zweite Möglichkeit: *Die Gehirnsubstanz wird nicht ausreichend versorgt.*

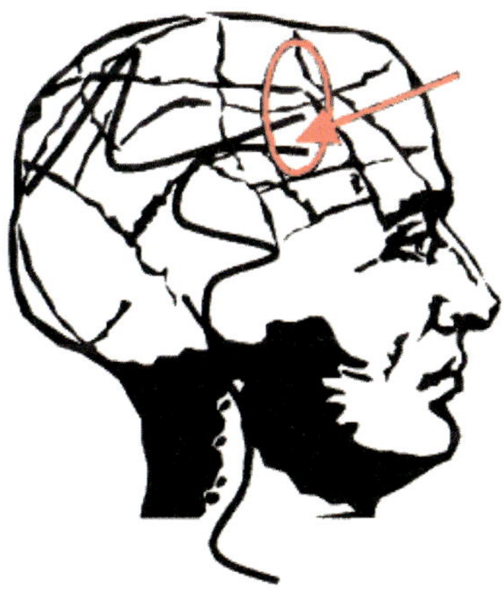

Unser Gehirn ist ein Penibelchen. Kein anderes Organ unseres Körpers reagiert derartig sensibel auf Durchblutungsstörungen und damit verbundener Mangelversorgung mit Sauerstoff und Glukose.

Daher sollten uns die Kreislaufverhältnisse und natürlich auch die Ernährung, Atmung und Bewegung eines alten Menschen „von Haus aus“ interessieren: Sie bilden die Grundlage für die Hirnfunktion.

- Herzschwäche und Arteriosklerose sind bekannte Risikofaktoren.
- Flüssigkeitsmangel (viele alte Menschen trinken relativ wenig) wirkt sich negativ auf die Fließfähigkeit des Blutes, durch die oft ohnehin schon verengten Gefäße aus.
- Große Urinmengen (durch Diuretika) oder Durchfall (bei Laxanzienabusus) führen ebenfalls zu gefährlichen Bilanzen im Flüssigkeitshaushalt.
- Psychopharmaka, insbesondere mit sedierender Wirkung, für „unruhige Patienten“ gerne verordnet, führen ihrerseits wieder zu Blutdrucksenkung und damit verbunden die Gefahr der Unterversorgung des Gehirns!
- Auch ausgeprägte Dekubiti haben erhöhten Flüssigkeitsverlust zur Folge.

Die „Qualität“ des Blutes muss stimmen!

Eingeschränkte Atmung führt dem Blut zu wenig Sauerstoff zu! Zum einen leiden viele alte Menschen unter Ventilationsstörungen und zum anderen wird die Sauerstoffzufuhr durch Bewegungseinschränkungen bis hin zur Immobilität erheblich behindert. Von permanent bettlägerigen Menschen, die nie oder kaum einmal an die frische Luft mobilisiert werden, ganz zu schweigen!
Daher ist aktive und passive Bewegungstherapie verbunden mit atemfördernden Maßnahmen, wie z.B. der Atemstimulierenden Einreibung (ASE) ein tägliches Muss für Statuserhalt und zur Prophylaxe.

Nervenzellen benötigen stets ausreichend Traubenzucker (Glukose). Unterzucker führt zu Unruhe, Schweißausbrüchen, Kopfschmerzen, Konzentrationsstörungen, Halluzinationen, Verwirrtheit etc.
Insbesondere die Nacht und die frühen Morgenstunden stellen gefährdete Zeiten aufgrund der oft zu langen Nahrungskarenz seit den Abendstunden dar. Ich kenne Pflegeheime, da bekommen pflegebedürftige Menschen abends gegen 17.00 das Abendessen und erst am Morgen ab 7.00 Frühstück. Das ist unverantwortlich!

Im Blut transportierte Giftstoffe wirken sich ebenfalls schädigend auf Hirnfunktionen aus. Wenn beim alten Menschen die Hauptentgiftungsorgane Leber und Niere nur noch eingeschränkt arbeiten, kann das Giftpotential im Blut zu hoch werden. Auch Medikamente, allen voran Digitalis, können zu – vorübergehenden – Vergiftungen der Nervenzellen führen.

Die **Multiinfarktdemenz** (MID) entsteht auf Grund vasculärer, also gefäßbedingter Prozesse. Ursächlich dafür ist die Arteriosklerose, die, wie bereits beschrieben, Auslöser vieler Erkrankungen alter Menschen sein kann. Multi-Infarkt bedeutet, dass viele kleinere Blutgefäße infolge Ablagerungen verengt und schließlich verschlossen sind. Diese Infarkte im Gehirn führen zu Absterben der jeweils versorgten Hirnbereiche. Dieser Prozess kann über das ganze Gehirn verteilt sein und/oder in Bereichen vorgeschädigter Gefäße sog. „Herde“ bilden.

Die Arteriosklerose betrifft nicht nur die Hirngefäße. Insgesamt sind diese Menschen in einer schlechteren gesundheitlichen Verfassung und zeigen Durchblutungsstörungen, Bluthochdruck, Herzschwäche wie auch ein erhöhtes Risiko von Herzinfarkten und Schlaganfällen.

Bei manchem Patienten wird oft erst nach einem Schlaganfall in der Symptomatik deutlich, dass bereits seit vielen Jahren zusätzlich Mikroinfarkte das Hirngewebe geschädigt haben, jedoch bis zum apoplektischen Ereignis einigermaßen kompensiert werden konnten. Der „große“ Schlaganfall bringt nun alles „durcheinander“ und die betroffenen Menschen zeigen ein verwirrendes Bild an neurologischen Störungen, die oft nicht den „reinen“, einer Hirnhälfte zuzuordnenden Symptomen entsprechen. Entsprechend diffizil gestaltet sich die Rehabilitation geriatrischer Patienten nach einem Schlaganfall.

- Während senile Demenzen vom Alzheimertyp meist kontinuierlich progredient ablaufen,
- bietet die Multiinfarktdemenz oft ein schubweises Bild.
- Typisch sind plötzliche Verschlechterungen,
- die dann aber wieder über längere Zeit stabil bleiben.
- Bei „Herdbildungen“ der betroffenen Blutgefäße
- können auch nur Einzelbereiche der neuropsychologischen Leistungen betroffen sein, z.B. die Sprache.

Die dritte Möglichkeit: *Das Gehirn erhält keine ausreichenden Informationen*

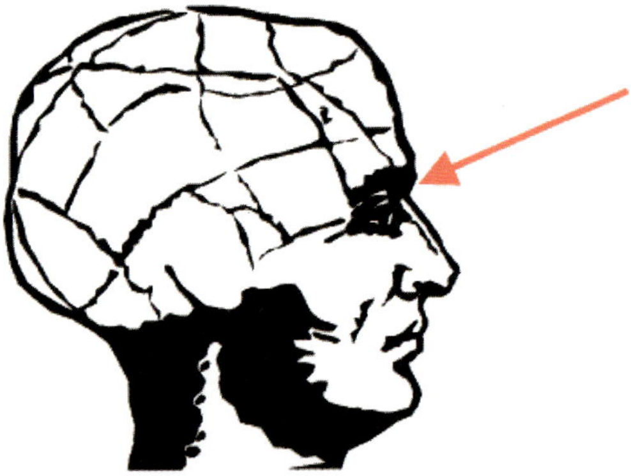

Eine typische Alterserscheinung ist das Nachlassen der Sinnesorgane. Insbesondere Seh- und Gehörschärfe sind oft deutlich beeinträchtigt. Dies bedingt selbstverständlich, dass auch die visuelle und akustische Orientierung davon betroffen sind.

Da vor allem das nahe Sehen beeinträchtigt ist, tendieren alte Menschen dazu, beispielsweise bei Tisch nach den Gegenständen zu greifen, die für sie erkennbar sind, da sie weiter weg stehen. Für den Beobachter scheint es verwirrend, wenn der Patient nach dem weit entfernten Teller seines Tischnachbarn greift, den eigenen, – jedoch nahe vor ihm stehenden – nicht wahrnimmt.

Alten Menschen fällt es schwerer, aus einer Geräuschkulisse die richtigen Töne herauszufiltern, was in Umgebungen, wo mehrere Personen in einem Raum sind, so z.B. Speisesäle, Mehrbettzimmer u.ä. problematisch werden kann.

Mangelhaftes Sehen und Hören führt häufig zu Missverständnissen mit der Umwelt und die Tendenz besteht beim Patienten, anderen zu misstrauen, was das soziale Miteinander nicht gerade fördert. Zudem können illusionäre Verkennungen entstehen, sodass ein an der Tür oder am Schrank hängendes Kleidungsstück als fremde Person „erkannt“ wird.

Kommt ein leichter dementieller Prozess hinzu, etwa hervorgerufen durch Durchblutungsstörungen im Gehirn, so können Sinnestäuschungen und mangelnde Fähigkeit, Missverständnisse zu korrigieren, sich gegenseitig erschweren und die „Verwirrtheit“ nimmt zu. Dabei können gerade auf dem sensorischen Bereich viele probate Hilfen angeboten werden, um diese Auswirkungen zu mildern. Abgesehen von Seh- und Hörhilfen, taugt gute Beleuchtung (damit ist nicht das grelle Neonlicht gemeint!) und vor allem Wissen um die sensorische Problematik, auf die Rücksicht genommen werden kann, bevor vorschnell alles in den Topf von „Verwirrtheit“ geworfen wird.

Zum Zweiten: Biographiearbeit ist Suche nach verlorenen Spuren

Alte Menschen, die dementiell erkranken, verändern bzw. verlieren im Laufe des Prozesses immer mehr ihre Persönlichkeit. Dieses für uns umgangssprachlich so selbstverständliche Wort hat sich in unserer Kultur erst im Hochmittelalter etabliert: Während „Persona“ einerseits mit „Maske des Schauspielers“, „Rolle“, „Charakterrolle“ übersetzt werden kann, bezeichnet „Person“ den Menschen als Individuum in seiner besonderen Eigenart. Gerade im Frühstadium einer Demenz, beginnen die Betroffenen, den vermeintlichen Verlust der „Person“ mit Elementen der „Persona“ zu kompensieren, indem sie an erworbenen, gefestigten Rollenselbstbildern festhalten, auch wenn diese zur tatsächlichen Situation nicht passen, wie beispielsweise der pensionierte Ehemann, der die meiste Zeit seines Lebens berufstätig war und nun die Bedingungen zu Hause für seinen Arbeitsplatz hält und sich entsprechend in der Rolle benimmt.
Eine **Persönlichkeit** stellt schließlich eine Person dar, die lt. Duden, als „in sich gefestigter Mensch“ bzw. im (öffentlichen) Leben als anerkannt bezeichnet werden kann. In dem Zusammenhang sei die Bemerkung erlaubt, dass sorgfältig hingeschaut werden sollte, ob der individuelle alte Mensch als „in sich gefestigt“ – unabhängig von pathologischen Strukturen – bezeichnet werden kann. Es ist wahrscheinlich, dass in ihrer Persönlichkeit gefestigte Menschen subjektiv weniger gravierend von den Auswirkungen dementieller Veränderungen betroffen sein können, als weniger „in sich“ Gefestigte.
Der „Sitz“ unserer Persönlichkeit im Gehirn wird mit dem Präfrontallappen angegeben, der direkt hinter der Stirn liegt und der auch für *differenziertes* Gefühlserleben verantwortlich ist. Mit „differenziert“ ist gemeint, dass Sie beispielsweise das Gefühl der Liebe für Ihre Eltern anders empfinden als für Ihren Lebenspartner und für diesen wieder **anders** als für Ihre Kinder. Schädigungen des „Frontalhirns“, z.B.

Mb. Pick: Umschriebene Hirnatrophie im Bereich des Frontalhirns und der vorderen Anteile des Temporallappens.

nach Schädel-Hirn-Traumen oder auch durch umschriebene dementielle Prozesse, wie bei Mb. Pick der Fall, haben entsprechend deutliche Auswirkungen auf unsere Persönlichkeit.

Die Persönlichkeit eines Menschen ist geprägt von seiner Biographie. Es genügt daher nicht, sich mit der aktuellen Situation der Demenz auseinander zu setzten. Viele Verhaltensweisen dementer Menschen werden nachvollziehbar, wenn man ihre Biographie kennt und um Veränderungen in der Handlungslogik dementer Menschen weiß. Das Festhalten an „Rollen" in der biographischen Entwicklung, z.B. die Rolle der Mutter oder des berufstätigen Ehemannes, sind eine für den Dementen wichtige Coping-Strategie im heilenden Umgang mit sich selbst und sollte nicht durch ignorante Maßnahmen, wie „Realität – Orientierung – Training" um jeden Preis zerstört werden.
Eine sehr tief geprägte Rolle in der Entwicklung der menschlichen Persönlichkeit ist die des Kindes. Sie basiert auf vielen Althirnstrukturen, die im dementiellen Prozess noch relativ lange zur Verfügung stehen. Damit erklären sich kindliche Verhaltensweisen, wie das Rufen nach Mama und Papa, wenn der demente Mensch sich alleine fühlt, die dann auch dementsprechend beantwortet werden sollten, beispielsweise durch in-den-Arm-nehmen und trösten.

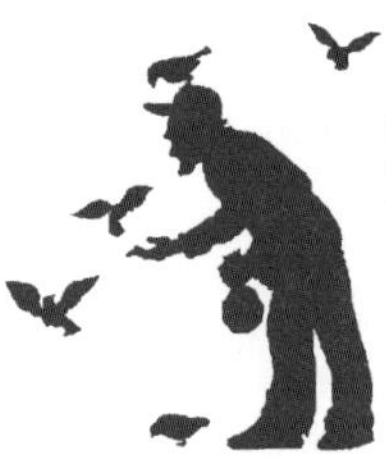

Zugang zur Biographie des alten Menschen erhält man durch Gespräche mit ihm, Betrachten alter Fotos etc. Das oft vorgebrachte Argument, eine biographische Anamneseerhebung sei bei Dementen nicht möglich, weil diese ja alles „durcheinander" bringen, ist letztlich das Problem in den Köpfen derer, die als „verwirrt" immer die anderen bezeichnen: Auch Phantasie ist eine Leistung unseres Gehirnes und wenn mein Patient, obwohl nachweisbar Einzelkind, mir von einer ganzen Schar von Geschwistern berichtet, so wird dieses „innere Erleben" vermutlich mehr Einfluss auf sein jetziges Verhalten haben, als der objektive Beweis, dass dem nicht so sei.

Eine Ergänzung der biographischen Arbeit stellen Gespräche mit Angehörigen dar. Angehörige sind alle, die dem Patienten angehören, also beispielsweise auch der gleichaltrige befreundete Nachbar, der die Jugendzeit des Patienten miterlebt hat.

Und schließlich bietet eine wertvolle Quelle die biographische Arbeit über die, jetzt alt gewordene, Generation an sich. Das Kapitel „Tradition ist, das Feuer zu bewahren" im ersten Baustein gibt hierzu einige Anregungen.

Zur Biographiearbeit gehört aber auch, diese dem dementen Menschen zugänglich zu machen, und ihm gewissermaßen dabei zu assistieren.

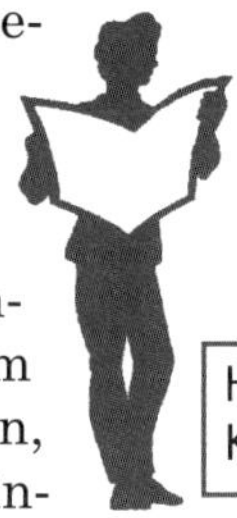

Hierzu: Kapitel 4

- Die persönlichen Räume des dementen Menschen sollen auch (in übersichtlicher Form, da Wahrnehmungs- und Verarbeitungsdefizite) mit Persönlichem ausgestattet sein. Neben Bildern sind auch Kissen, Lieblingstassen, Wecker, Bücher, etc. vertraute Einrichtungsgegenstände. Fotos, Zeitungsausschnitte, Briefe etc., die zur Identität eines Menschen beitragen, sollten jederzeit zugänglich sein. Auch Schränke und Kommoden sind mit „Vertrautem" zu füllen, neben Kleidung auch Bettwäsche, Geschirrtücher, Nähzeug, Briefpapier, alte Illustrierte, etc.
- Inkontinenzeinlagen, Kathederbeutel und Kompressionsbinden gehören ganz sicher nicht dazu!
- Zur „häuslichen Umgebung" gehören auch Möglichkeiten, diese zu reinigen und instand zu halten, was häufig übersehen wird, da Zimmer oder Wohnung meist von Putzkräften oder Angehörigen gereinigt wird. Das Risiko von Gesundheitsschädigungen sollte selbstverständlich beachtet werden. Ich habe einem alten Herren, der bei fortgeschrittener Demenz großen Wert auf Reinigung seines Zimmers legte, ein Putzkistchen eingerichtet, in dem er Staubtuch, Schwamm, einen kleinen Eimer, Kehrbesen und Schaufel und ein „Reinigungsmittel" bestehend aus (täglich frisch zubereitetem) stillem Mineralwasser mit Zitronensaft fand. Zu keinem Zeitpunkt hat er von diesem (ungefährlichen) Reinigungsmittel getrunken!
- Ferner ist es nicht so abwegig, etwas zu Essen und Trinken „im Hause zu haben", für den Fall, dass Besuch kommt. Und „Besuch" in Form von Pflegekräften, Therapeuten, Ärzten etc. – ganz zu schweigen von Angehörigen – kommt relativ oft! Wenn also dahingehend Bedürfnis besteht, ist es angemessen, insbesondere mit mobilen Patienten, kleinere Einkäufe zu tätigen und sich entsprechend mit möglichst wenig verderblichen Nahrungsmitteln zu bevorraten. Ich habe gute Erfahrungen gemacht, wenn meine Patienten mit einem kleinen Korb einkaufen gingen, der nur ein begrenztes Volumen für die Einkäufe hatte und wenn der „Lebensmittelschrank" ebenfalls von der Aufnahmekapazität begrenzte Bedingungen, vor allem aber Übersichtlichkeit, aufweist.

Zu Konzepten zum größtmöglichen Erhalt der Persönlichkeit dementer Menschen gehört aber vor allem, sie auch als solche wahrzunehmen und zu respektieren. In der Regel ist die psycho-soziale Umgebung im Umgang mit dementen Menschen eher destruktiv, da viele, auch professionelle Bezugspersonen eine mehr oder weniger unbewusste Abwehrhaltung gegen demente Menschen einnehmen. Dies wiederum führt zu immer weiterführenden Fehlinterpretationen und Missverständnissen, die ihrerseits dem dementen Menschen zunehmend die Vertrauensebene zu seinen Bezugspersonen entziehen, was sich wiederum verschlechternd auf Kommunikation und soziale Umgangsformen auswirkt. Ein Teufelskreis ist schnell entstanden.
Jedoch auch unter „idealen“ Bedingungen ist oftmals schwer zu erfassen, ob der demente Patient sich tatsächlich wohl und in seiner Persönlichkeit respektiert fühlt: Insbesondere im fortgeschrittenen Stadium der Demenz zeigt der Patient zunehmende Verluste der sprachlichen Ausdrucksfähigkeit und der Selbsteinschätzung.
Eine Forschungsgruppe, die „Bradford Dementia Group“, hat ein Verfahren entwickelt, das speziell im Rahmen der Beziehungspflege zu dementen Patienten Aussagen über das individuelle Wohlbefinden quantifizierbar machen soll. Dieses Verfahren, „Demencia Care Mapping“ (DCM) ist urheberrechtlich geschützt und darf nur von lizenzierten Trainern unterrichtet werden. Nähere Auskünfte unter der in den Literaturangaben beschriebenen Adresse.

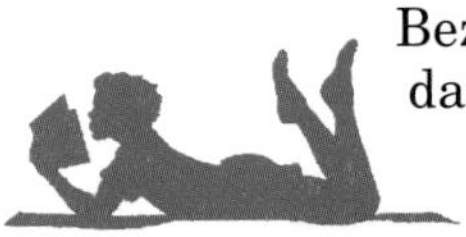

Naiomi Feil hat ein pflegetherapeutisches Verfahren entwikkelt, welches den Umgang zwischen dem Dementen und seiner Umgebung erleichtert. Feil teilt die mit der Demenz verbundene Desorientierung in vier Stadien ein und gibt Empfehlungen, mit dem Patienten auf seiner, für ihn realen Gefühlsebene umzugehen. Diese Vorgehensweise wird als Validation® bezeichnet. Das validierende Verfahren trägt meinen Erfahrungen nach hervorragend zum Verständnis und Respekt gegenüber der (veränderten) Persönlichkeit des dementen Menschen bei. Abgesehen davon hat es auch positive Rückwirkungen auf die Befindlichkeit des Pflege-Therapeuten, der selbst den Umgang mit dem dementen Menschen als weniger verwirrend und befriedigender empfindet.

Das Stadium 1 wird als das der unglücklichen und mangelhaften Orientierung an der Realität bezeichnet. Der insgesamt physisch und psychisch angespannte Patient klammert sich an die Realität, hat das Bedürfnis, zu verstehen und verstanden zu werden und (unterdrückte) Gefühle zum Ausdruck zu bringen.

Dementsprechende validierende Techniken sind: Hilfen geben zum Zentrieren, die Gefühlswelt des Patienten konkretisieren und spiegeln, Nachfragen, jedoch „warum" – Fragen, wegen des abstrakten Denkens vermeiden, bei Erinnerungen behilflich sein.

Das Stadium 2 ist charakterisiert durch Zeitverwirrtheit und zunehmendes Verschwinden des rationalen Denkens, Seh- und Hörvermögens. Gleichzeitig wirkt der Patient jedoch gegenüber dem Stadium 1 entspannter, erinnert sich an angenehme Gefühle, vorwiegend aus der Kindheit und hat ein gutes Gespür für warmherzigen und authentischen Umgang ihm gegenüber, im Gegensatz zu „verstellter" Freundlichkeit.

Dementsprechende validierende Techniken sind: Häufige Gelegenheiten für Wiederholungen, das bevorzugte Sinnesorgan erkennen und Kommunikationsmöglichkeiten anbieten, Berührungen, echter, langer Blickkontakt, Zusammenhänge suchen, mit Musik arbeiten, Sprechen mit klarer, tiefer, liebevoller Stimme, Emotionen beobachten, nicht interpretieren, sondern annehmen.

Das Stadium 3 zeichnet sich aus durch Wiederholungen und Stereotypien, sowohl im sprachlichen Bereich (auch Melodien oder Geräusche betreffend) als auch im Bereich der Bewegung, z.B. durch stets Hin- und Her-Schaukeln. Die sprachliche Ausdrucksfähigkeit ist nach unseren Maßstäben kaum noch vorhanden, jedoch besteht hohe Sensibilität für nicht-sprachliche Angebote wie Berührungen, körperliche Nähe, und sich wiederholende, rhythmische Klänge. Menschen in diesem Stadium sind meist inkontinent, haben die Augen häufig geschlossen und können sich auch sonst inadäquaten äußeren Stimuli verschließen. Das Erinnerungsvermögen an (angenehme) frühe emotionale Erfahrungen ist zugänglich, wenn auch sprachlich nicht adäquat auszudrücken.

Dementsprechende validierende Techniken sind: Berührungen, echter Blickkontakt, Wiederholungen, Stimulieren der jeweils bevorzugten Sinnesorgane, Zentrieren des Patienten, Versuchen, sein Gefühlserleben in Worte zu fassen und sich den Emotionen anzupassen, also nicht gegenzusteuern wie „Sie brauchen doch nicht traurig sein..." o.ä.

Das Stadium 4 zeigt meist kaum noch Anzeichen von Körperbewusstsein. Der Muskeltonus ist schlaff, der Körper meist in embryonaler Stellung, der Blick leer, die Augen meist geschlossen, Gefühle werden, obwohl mit hoher Wahrscheinlichkeit erlebt, kaum zum Ausdruck gebracht.

Dementsprechende validierende Techniken sind: die dem Stadium 3 entsprechenden, in verstärkter Form mit Berührungen und Stimulierungen des taktil-kinästhetischen Systems einhergehend. Des Weiteren: Sprechen mit tiefer, fürsorglicher Stimme und Anwenden von Musik.

Zum Dritten: die Gefühls- und Handlungslogik „verwirrter Menschen“

Über Demenzerkrankungen wird viel geforscht. Dabei liegen die Schwerpunkte der Forschung meist bei dem Umstand, dass Demenz eine **Erkrankung** ist und dass die **Orientierungslosigkeit** in allen Qualitäten eines der Leitsymptome darstellt.

Obwohl dies im Grunde genommen richtig ist, hat die Fokussierung auf diese Umstände jedoch häufig zur Folge, dass andere, weitere Aspekte der Demenz nicht besonders wahrgenommen werden und entsprechend kaum Berücksichtigung finden.
Außerdem ist für unsere Spezies die Funktionsfähigkeit unseres Großhirnes elementar! Auf **verbale** Kommunikationsfähigkeit und die Fähigkeit zur **Abstraktion** sind zum jetzigen Stand der Evolution unsere (Über-)Lebensbedingungen aufgebaut, insbesondere in den Kulturkreisen, die wir als „modern“ oder „industrialisiert“ bezeichnen.
Demente Menschen weisen genau in diesen Bereichen relativ schnell Defizite auf (ein Hinweis darauf, wie störanfällig eben diese neocorticalen Fähigkeiten sind?).
Die Fähigkeit zur Abstraktion verliert sich, an ihre Stelle tritt das Bedürfnis nach **unmittelbarem Ausdruck des Gefühles.**

Und ebenso verliert sich die Fähigkeit zu (komplexer) verbaler Kommunikation, an ihre Stelle treten **non-verbale Ausdrucksformen,** allen voran die Berührung.

Bitte bemerken Sie, dass der Verlust von Fähigkeiten im dementiellen Prozess nicht einfach ein „Loch“ zur Folge hat, sondern, dass – zumindest im Früh- und Mittelstadium der Demenz an diese Stelle ein „Ersatz“ tritt. Dieser „Ersatz“ mag zwar, gemessen an unseren Standards alles andere als voll-

wertig sein – nicht von ungefähr kommen ja trotzdem die erheblichen Defizite dementer Menschen in der Alltagsbewältigung, aber dennoch – es bieten sich Alternativen an, auf die sich im Umgang mit dementen Menschen aufbauen lässt.
Und aus diesem Grunde sehe ich die Fokussierung auf „Krankheit" und „Abbau bzw. Verlust" als problematisch an, weil sie Wege versperren kann.
Wie schon angesprochen, wird der dementielle Prozess für die Umwelt als verwirrend und bedrohend erlebt. Meiner Erfahrung nach, und die Literatur bestätigt dies, stößt der demente Mensch eher auf ablehnende Reaktionen. Während der körperbehinderte alte Mensch in seinem Rollstuhl bei den meisten Hilfsbereitschaft und Rücksichtnahme hervorruft, zieht man sich vom Dementen, insbesondere wenn er mobil ist und selbstständig Kontakt aufnimmt, lieber zurück. Dieses Schicksal teilen demente oft mit geistig behinderten Menschen.

Die Arbeit mit alten Menschen, die dementiell erkrankt sind und oft dabei noch multimorbide ist anstrengend und aufreibend, aber – meiner Erfahrung nach oft auch sehr befriedigend. Eine Angehörige äußerte sich einmal über ihren dementen Mann, er „sei nicht mehr von dieser Welt". Obwohl das sicher bitter und erschreckend ist, lohnt es sich doch, die andere Welt des Patienten zu erkunden. Ich möchte ausdrücklich darauf aufmerksam machen, dass auch für mich die dementielle Erkrankung ein hoch dramatisches Ereignis ist und sie bedeutet für den Betroffenen selbst, wie auch für seine Umwelt eine enorme Belastung. Gerade deshalb möchte ich Sie einladen, diese „andere Welt" etwas näher kennen zu lernen zum Wohle des Patienten und seiner Betreuer.

Wenn auch der Gedächtnisverlust als „typisches Leitsymptom" der Demenz bekannt ist, so scheint mir nicht der „Verlust des Gedächtnisses an sich" mit der sprichwörtlichen Vergesslichkeit das zentrale Problem, sondern

a. der daraus folgende Mangel bzw. Verlust an Ich-Identität und

b. der Mangel bzw. Verlust an Abstraktionsfähigkeit, aus den „Überbleibseln" noch etwas zusammenzubauen.

Der Verlust des abstrakten Denkens bedeutet,
dass Ereignisse und Erfahrungen aus der Vergangenheit
und auch in der Gegenwart
nicht mehr zugeordnet, also konkretisiert werden können,
was die Entscheidungsfähigkeit erschwert
oder unmöglich macht
und verständlicherweise zu Ängsten führt.

Gefühle werden von dementen Menschen sehr konkret erlebt. Aufgrund der Erkrankungssituation sind diese Gefühle häufig die der Unsicherheit, der Hilfsbedürftigkeit, der Angst. Da jedoch die Fähigkeit, über Gefühle abstrakt nachzudenken, verloren gegangen ist, bezieht der demente Mensch seine konkreten Gefühle auf Situationen, in der er ähnliche Gefühle erlebt hat, vor allem aber auf solche Situationen, die zum Trost beigetragen haben. Da das Altgedächtnis, insbesondere das kindheitsgeprägte noch am Längsten funktioniert, liegt es für den dementen Menschen, aufgrund des ihm eigenen „unklaren" Denkens nahe, nach seiner Mama oder seinem Papa oder jede andere schutzbietende Bezugsperson aus früheren Tagen zu rufen. Ist doch völlig logisch, oder? Wie ignorant und unsensibel, möglicherweise sogar grausam wäre es dann, den 80-jährigen Patienten über den Umstand „aufzuklären", dass seine Eltern bereits tot sind!

Unter die gleiche „Logik in der Verwirrung" fällt auch, dass eine gegenwärtig beunruhigende Situation nicht abstrakt durch „Nachdenken" analysiert werden kann, sondern auf das Situationsrepertoire zurückgegriffen wird, dass lt. Altgedächtnis ähnliche Gefühle auslöste und das kann sehr wohl der Fliegeralarm im Krieg gewesen sein! Also ist die einzig richtige Reaktion auf das angstvolle: „Es ist Fliegeralarm" des dementen Menschen die: „Ich bringe Sie in Sicherheit".

Demente Menschen teilen sich in dieser unkonkreten Art und Weise oft nicht nur durch Worte, sondern häufig auch sehr gegenständlich mit. So weist ein stetes Umhertragen eines Kissens, einer Decke oder eines Kuscheltieres auf das Gefühl der Unsicherheit und des Schutzbedürfnisses hin. Auch die „Sammelleidenschaft" und das Umhertragen von – unserer Meinung nach – untauglichen Gegenständen, ist ein Selbstheilungsversuch, der dementen Menschen die Sicherheit vermittelt, „auf alles vorbereitet" zu sein. Fehlt abstraktes Denken und Analysieren an Konkretem hat dies die Folge, dass kaum etwas für demente Menschen „vorhersehbar" ist. Wir brauchen für unsere innere Ruhe und psychische Stabilität ein Grundpotential an Vorhersehbarem! Überlegen Sie sich einmal, wie Sie sich fühlten, wenn Sie sich bei „ganz normalen" Alltagsabläufen nicht sicher sein könnten: Ob morgens Ihre Küche noch da ist, ob Ihre Kleidung nicht ein anderer trägt, ob Ihr Auto auch anspringt, ob Sie den Weg zu Ihrem Arbeitsplatz finden, ob Ihre Kollegen Sie erkennen, ob Sie zur Mittagspause gehen dürfen, ob Sie genug Geld bei sich haben, um einzukaufen, ob Ihre Kinder von der Schule nach Hause kommen, ob Sie noch kochen können, ob Ihr Lebenspartner Sie noch lieb hat .... Das wissen Sie alles. Sie wissen es, weil Sie abstrakt und vorhersehbar denken können, weil Ihre Erinnerungen funktionieren, weil Sie aus konkreten Umständen mögliche Folgen ableiten können und so weiter. Aber ein Faktor aus diesem Gefüge könnte Sie schon in Unruhe versetzen, ob es die Sorge um die Kinder ist, dass sie auch wirklich von der Schule aus gleich nach Hause gehen oder die Peinlichkeit im Supermarkt, wenn Sie mit vollem Einkaufswagen an der Kasse stehen und bemerken, dass Sie nicht genug Geld dabei haben. In der Welt dementer Menschen besteht stets das Risiko von peinlichen oder auch existenzbedrohenden Situationen. **Sie** würden in diesem Falle auch nur Ihre Wohnung verlassen, wenn Sie nicht nur Geld und Schlüssel bei sich hätten, sondern unter Umständen auch Taschentücher, Pflaster, eine Plastiktüte, etwas zu Essen, ein Bild von Ihren Kindern, einen Bindfaden, warme Socken, zwei Waschlappen...

> *Wer neue, aktuelle Bedingungen nur mit „altem" Repertoire beantworten und keinen korrigierenden Einfluss nehmen kann,*
> *der muss Entscheidungen für riskant halten.*

Und wie vielen Entscheidungen sind wir täglich ausgesetzt: Trinken wir morgens Tee oder Kaffee, ziehen wir Hemd oder Pullover an, gehen wir auf die Toilette oder warten wir noch, legen wir uns Schlafen oder bleiben wir noch auf... Entscheidungen, denen auch unser dementer Patient ausgesetzt ist. Die meisten Menschen, die vor Entscheidungen stehen, deren Konsequenzen sie nicht abschätzen können, haben das Bedürfnis nach umfassenden Informationen. Bekommen sie diese nicht, sagen sie lieber „nein". Insbesondere dann, wenn sie schon schlechte Erfahrungen gemacht haben. Unser dementer alter Mensch kann vielleicht auch nicht abschätzen, was er auf die Frage „Möchten Sie zur Toilette gehen"? antworten soll. Er benötigt weitere Informationen und fragt vielleicht: „Wozu? Was soll ich denn da?" Oder er sagt – vorsichtshalber – lieber erst mal „Nein!" Das sofortige „Nein" kann oft bereits auf eine Störung des Vertrauensverhältnisses hinweisen, die insbesondere schnell geschaffen ist, wenn er auf die Frage, was er auf der Toilette soll, ein belächelt Werden erntet, gar keine Antwort oder eine abwertende. Wie viel angebrachter ist es, ihn nach konkret spürbaren Bedürfnissen zu fragen, z.B. ob er „Wasser lassen muss" oder „Pinkeln" oder was auch immer. Die „Benennung" des Bedürfnisses richtet sich nach dem biographischen Wortschatz des alten Menschen, nicht nach dem, was wir für „professionell" halten. Die wenigsten Menschen „lassen Wasser“! Aussagen wie: „Sie waren dort schon öfter, es hat Ihnen gut getan, ich begleite Sie, ich passe auf Sie auf“, o.ä. wirken beruhigend bei einer solchen Entscheidung.

Eine täglich wiederkehrende, sehr beunruhigende Entscheidung ist die, die zu einer Art Bewusstseinsverlust über mehrere Stunden führt und häufig auch noch bei völliger Dunkelheit stattfindet. Nicht selten befindet man sich im Zustand dieser Bewusstseinsveränderung in ganz anderen Situationen und Umgebungen, die dann plötzlich verschwunden sind. Man nennt dies „Schlafen“.
Die nächtliche Unruhe dementer Menschen kommt nicht von ungefähr! Demente Menschen können, ähnlich wie Babys, einen veränderten „Schlaf-Wachrhythmus“ haben. Sie schlafen stundenweise am Tag, weil die Umgebungsbedingungen weniger bedrohlich sind. Nachts sind sie wach und versuchen durch Aktivitäten die beunruhigende Zeit der Dunkelheit zu überbrücken. Für „normale“ Menschen ist ein solcher Zeit- und Zimmergenosse eine Tortur! Abgesehen von „gern genommenen“ Hilfen wie Schlaf- und Beruhigungsmitteln, deren Nebenwirkungen nicht zu unterschätzen sind, hat sich nach meiner Erfahrung bewährt, auf „Rituale“ aus der Kinderzeit zurückzugreifen.
Für demente Menschen ist Strukturierung und Wiederholung essentiell. Dass die Strukturen eher den Bedürfnissen der Patienten als dem Pflege-Therapeuten-Team entsprechen sollten, versteht sich von selbst, wird jedoch in vielen Einrichtungen kaum praktiziert. Die Betreuung dementer Menschen zu Hause kann oft nicht durch entsprechende „Schichten“ gewährleistet werden. Kompromisse sind gefragt. So ist der Verzicht aufs Mittagsschläfchen (außer es besteht tatsächliche Notwendigkeit) schon der erste Schritt. Der zweite ist die angemessene Beanspruchung und Auslastung des alten Menschen über den Tag – wie bei jedem anderen Menschen auch. Und schließlich ist das „A und O“ das Vermitteln von Geborgenheit am Abend, um vertrauensvolles Einschlafen und entspanntes Durchschlafen zu gewährleisten. Das kann ein abendlicher Spaziergang sein, ein beruhigendes Bad, ein Schlummertrunk mit und ohne Alkohol, beruhigende Düfte, schöne Musik, eine Gute-Nacht-Geschichte, in den Arm genommen Werden und ein kuscheliges Bett, wofür auch der „Sensi-Bär“® aus meinem Behütungsprogramm „Sentitas“® hervorragend geeignet ist.

Demente Menschen nutzen bekannte Handlungsmuster, mit denen sie (irgendwann) gute Erfahrungen machten.

Unser Hauptproblem im Umgang mit dementen Menschen tritt auf, wenn sie widerständig und uneinsichtig sind und Argumenten nicht zugänglich. Wenn der alte, lebenserfahrene Mensch, der seit zig Jahren verheiratet ist, einen Beruf gehabt hat und Kinder großzog nun plötzlich an „abstrusen Ideen“ festhält oder urplötzlich Dinge ablehnt, die er vor wenigen Minuten noch befürwortet hat, so kann schon der Verdacht entstehen, dass dies gewissermaßen „mit Absicht“, „um uns zu ärgern“ erfolge.

Ein beabsichtigtes „Ausdenken“ von Handlungen und Verhaltensweisen setzt jedoch eine Abstraktionsfähigkeit voraus, die mit an Sicherheit grenzender Wahrscheinlichkeit gerade bei fortgeschrittenen dementiellen Prozessen nicht vorhanden ist. Jedoch ist es richtig, dass auch der demente Mensch mit seinem Handeln eine Absicht verfolgt, die jedoch uns Nicht-Dementen häufig verborgen bleibt, weil wir Signale nicht beachten oder Handlungen und Aussagen gemessen an unserer Normalität interpretieren. Nachdem sich demente Menschen häufig hilflos und unglücklich fühlen, ist es unwahrscheinlich, dass sie damit auch noch provokativ wirken möchten. Im Gegenteil. Ihr Hauptbestreben ist, wie bei jedem anderen Menschen auch, respektiert und geborgen zu sein.
Die „Widerständigkeit“ und vermeintliche „Aggression“ ist entsprechend meist auf Überforderung zurückzuführen, wenn Umstände zu abstrakt sind. So können sich manche Patienten nicht vorstellen, dass sich hinter der geschlossenen Tür ihres Zimmers immer noch ihre Möbel befinden und reagieren beunruhigt. Erst ein Öffnen der Tür kann sie überzeugen, keine Argumente auf dem Flur.

Demente Menschen, die sich im Bad, auf der Toilette, im Bett oder beim Ankleiden befinden, sind kaum zu Gesprächen über Vorhaben zu bewegen, bei denen sie **außerhalb** dieser Situation sein müssen. So verneinen sie strikt in der Badewanne oder im Bett, dass sie an einer Feier oder einem Ausflug teilnehmen werden, weil das in ihrer *augenblicklichen* Situation auch völlig undenkbar ist. Kein nackter Mensch in der Badewanne oder kein Mensch im Nachthemd nimmt an Feiern oder Ausflügen teil !!! So ist die Hilflosigkeit auf Seiten der wohlmeinenden Helfer, die mit dieser Aussicht der Tagesplanung eine Motivation erzeugen wollten. Der gewaschene, fertig gekleidete, frisierte und geschmückte alte Mensch nimmt nun *selbstverständlich* an der Feier oder dem Ausflug teil und verbittet sich jede Bemerkung, dass er dies abgelehnt haben solle...
Da Menschen kaum an zwei Orten gleichzeitig sein können,

fällt es vielen Dementen auch schwer, sich auf Fotos oder gar auf Videofilmen wieder zu erkennen. Die alte Dame oder der alte Herr, der im Sommer auf der Wiese am Grillfest teilnimmt, kann nicht gleichzeitig hier im Raum sein, während es draußen schneit! In dem Zusammenhang haben demente Menschen auch manchmal mit ihrem Spiegelbild Probleme.

Liebe Leser, ich möchte hiermit unseren Ausflug in die „andere Welt" dementer Menschen beenden. Ich beabsichtigte Ihnen einen kleinen Einblick zu geben, der letztlich, von welcher Seite auch betrachtet immer wieder zum selben Ergebnis führt:

Demente Menschen können nicht abstrakt denken!

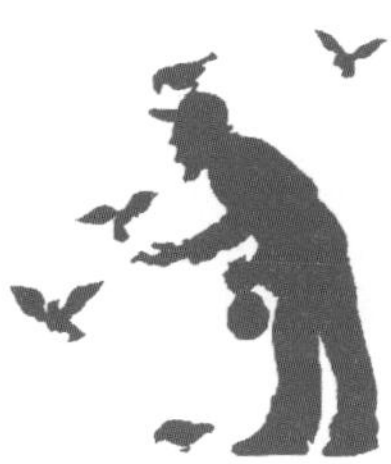

Sie haben sicher mithilfe der Alltagsbeispiele festgestellt, dass „abstraktes" Denken den für unsere Spezies „normale" Denkprozess darstellt und eben nichts „Abstraktes" ist, wie wir es umgangssprachlich gerne formulieren. Wir haben uns nur an unsere Abstraktion so gewöhnt, dass nur ungewohntes Denken, wie etwa Philosophisches uns wieder „abstrakt" erscheint. Ganz sicher dient dieser Einblick nur als Grundlage im Umgang mit dementen Menschen, auf der wir aber aufbauen können und müssen. Jedes noch so erfolgreiche Konzept im Umgang mit Dementen können wir nicht umsetzen, wenn wir uns nicht auf die Ebene des dementen Denkens begeben. Dabei ist es irrelevant, ob wir diese „Ebene" über, unter oder neben der unseren sehen.

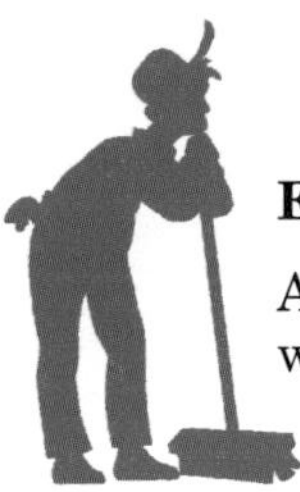

Empfehlungen zur Vertiefung der Thematik

Auch ein Mensch mit einem so komplexen Erkrankungsbild wie der Demenz, kann darüber hinaus noch multimorbide sein. Erarbeiten Sie sich ggf. an einem konkreten Patientenbeispiel die Symptome, die

a) vermutlich direkt auf die dementielle Erkrankung zurück zuführen sind

b) andere Erkrankungsbilder zur Ursache haben können und

c) Reaktionen oder „Selbstheilungsversuche" des Patienten darstellen.

Versuchen Sie, sich stets vom Patienten seine „Beschwerden" so genau wie möglich beschreiben zu lassen. Fragen Sie vor allem nach Umständen, welche die Beschwerden lindern!

Kapitel 11: Wenn gesund und krank sich näher kommen

Stichworte:

Zum Ersten: das ausschließliche Stückchen krank

- Multimorbidität

Zum Zweiten: wenn gesund und krank sich näher kommen

- Abschied vom gegensätzlichen Denken
- Überlegungen zu „Bewusstsein“ und „Sterben“

Zum Dritten: Nähe geben zum heilsamen Kranksein

Dieses Kapitel macht Sie mit einer geriatrischen Besonderheit vertraut: der Multimorbidität.
Der Umstand, dass alte Menschen häufig mehrere Erkrankungen gleichzeitig haben, ist so häufig, dass uns die Multimorbidität wie ein alt bekanntes Phänomen erscheint, über das es sich nicht mehr sehr nachzudenken lohnt. Wenn altern jedoch Entwicklung ist, tragen Phänomene des Alters ebenso dazu bei. Und dazu gehört auch die Zunahme an Erkrankungen, die ihrerseits eine Bedeutung haben können. Das Bedürfnis nach der Suche nach ihr kann in Ihnen und mir entstehen, die wir in unserer Arbeit mit alten Menschen immer wieder an Grenzen geführt werden. Grenzen, die auch Verbindungslinien sein können, zwischen zwei scheinbar unvereinbaren Gegensätzen: gesund und krank.

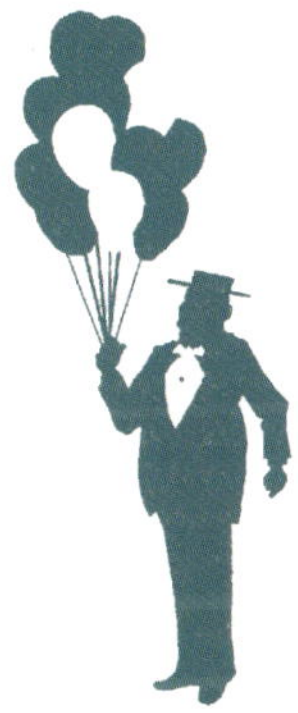

Zum Ersten: das ausschließliche Stückchen „Krank“

Multimorbidität – dieser Begriff bedeutet, dass mehrere Erkrankungen gleichzeitig nebeneinander bestehen und sich gegenseitig beeinflussen. Dieser lehrbuchhafte Umstand hat erhebliche Konsequenzen für die Arbeit mit alten Menschen – insbesondere bei daraus resultierender Pflegebedürftigkeit – und führt häufig zu dem „Drehtüreffekt“ der geriatrischen Rehabilitation.

Das klassische Beispiel ist der 65-jährige Patient, der bei jahrelang bestehendem Diabetes mellitus einen zunehmend schlechten Gefäßstatus aufweist, hierdurch sehbehindert ist, über Sensibilitätsstörungen in beiden Füßen klagt und schließlich einen ischämischen Insult im Linkshirn erleidet, was zu einer Halbseitenlähmung der rechten Körperhälfte führt. Die Sehbehinderung erschwert ebenso wie die Sensibilitätsstörungen in den Füßen die Re-Mobilisierung des Patienten. Sturzgefährdung stellt sich ein. Die Folge eines Sturzes ist eine Oberschenkelfraktur, die schlecht verheilt, wobei der lange Zustand der Bettlägerigkeit eine Lungenentzündung nach sich zieht.....

Angesichts einer so komplexen Problematik lässt die Forderung, den Patienten so gut wie möglich „wieder gesund werden" zu lassen, alle beteiligten medizinischen Berufsgruppen oftmals resignieren, was nicht selten zu einer „Gegenbewegung" der Sichtweise führt, nämlich das Potential des alten Menschen eher zu unterschätzen, manche Möglichkeiten nicht mehr „als der Mühe wert" zu betrachten und letztlich das defizitäre Alterskonzept als bestätigt zu sehen.

Kein Wunder also, dass mit der Einführung der Pflegeversicherung „Rehabilitation **vor** Pflege" postuliert, aber „kaum Rehabilitation **bei** Pflege" praktiziert wird.

Trotz wiederkehrender Bemühungen, den Rehabilitationsbegriff für alte und pflegebedürftige Menschen neu zu definieren und die Förderung des individuellen Wohlbefindens statt der Wiedergewinnung sozialer und beruflicher Fähigkeiten in den Vordergrund zu stellen – viele Therapeutinnen und Therapeuten halten alte Menschen ab irgendeinem Zeitpunkt der „Gebrechlichkeit" und „Pflegebedürftigkeit" nicht mehr für „Reha –fähig", und dies alles nur als Folge eines oftmals missverstandenen Zieles der geriatrischen Rehabilitation.

Spitzfindig könnte sich hieran nun eine Diskussion anschließen, wann denn kurative (heilende), wann rehabilitative(wieder „tauglich" machende) und wann palliative (lindernde) Maßnahmen bei alten Menschen angebracht seien, aber auf diese entweder – oder Strategien lasse ich mich nicht ein. Vielmehr bin ich davon überzeugt, dass diese Form der Klassifizierung bestenfalls abrechnungstechnisch für die Kostenträger tauglich ist, in einer umfassenden und ganzheitlichen Behandlung eines Menschen jedoch **alle** Aspekte zu finden sind, unabhängig von dessen Alter oder Erkrankung.

Zum Zweiten: wenn „Gesund“ und „Krank“ sich näher kommen

Veranlassung therapeutischer und pflegerischer Bemühungen sind meist schulmedizinische Verordnungen, entstanden aus Symptomen, die ihrerseits zu einer Diagnose und damit zu Therapiekonzepten führen.
Der Auftrag ist Linderung oder Heilung von Symptomen, im Sinne der Wiederherstellung von Gesundheit. Diese Sichtweise zielt darauf ab, dass es sich bei den Symptomen von Erkrankungen um Störungen der „normalen“ Abläufe handelt, die zu beseitigen sind. Lassen sie sich nicht – oder nur unzureichend beseitigen, wie im Sinne der „Multimorbidität“ beschrieben, kommt man gerne zu dem Ergebnis, dass die Störungen selbst als zu dem Gesamtbild gehörig, als „normal“ zu akzeptieren sind. Daraus resultiert die enge Kopplung der Begriffe „alt“ und „krank“, womit gleichzeitig eine Stigmatisierung des Zustands „Alter“ entstanden ist.
Therapie- und Pflegekonzepte, die auf dieser Sichtweise beruhen, begrenzen oft ihre Möglichkeiten der Einflussnahme. Ergänzend hierzu kann eine Erkrankung nicht eine zu bekämpfende Störung darstellen, sondern auch als bedeutungsvolles Signal verstanden werden.
Wenn auch primär von einer Erkrankung nicht geheilt werden kann, so kann doch gegebenenfalls in einer Erkrankung Heilung erfahren werden?!
Nach Dethlefsen und Dahlke ist der Gebrauch des Begriffes „Krankheiten“ inkorrekt, da der Gebrauch des Plurals von Krankheit genauso sinnlos ist wie der Gebrauch des Plurals von Gesundheit – Gesundheiten. Denn Krankheit bezieht sich ebenso wie Gesundheit auf einen Gesamtzustand des Menschen und nicht nur auf Körperteile von ihm. Somit kann der Mensch nur als Ganzes erkranken, es gibt keine Herz- oder Knochenkrankheiten.

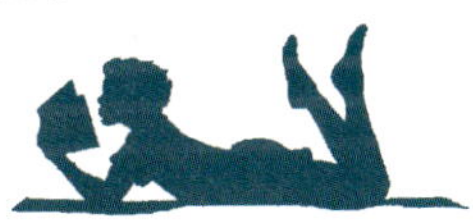

Das harmonische Miteinander aller Körperfunktionen in Einheit mit dem Bewusstsein des eigenen „Ich“ kann als Zustand der Gesundheit bezeichnet werden. Entgleist eine oder mehrere dieser Funktionen, ändert sich der Zustand „Gesundheit“ in den Zustand „Krankheit“, als Ausdruck einer Disharmonie.
Krankheiten sind demzufolge die Ansammlung von Symptomen, die zur Diagnosestellung führt, aber nicht die Zustandsveränderung des gesamten Menschen. Die Benennung als Diagnose umschreibt und personifiziert gewissermaßen die Symptomansammlung als eine „von außen eindringende“ Störung

des Gesamtablaufes, und Heilung wird als Beseitigung der Störung verstanden.
Nach diesem Betrachtungsansatz kann es in der Tat in der Behandlung multimorbider alter Menschen zu einer Sisyphusarbeit werden, diese „Störungen" zu entfernen.

Die Charakterisierung einer Störung bezieht sich immer relativ auf den ursprünglichen Zustand, der als ungestört bzw. gesund beschrieben wird. Unter einem anderen Blickwinkel betrachtet kann aber unter Umständen die Veränderung in einer Krankheit auch ein Prozess sein, eine Ordnung erst (wieder) herzustellen, die tatsächlich nach der Definition des vermeintlich Gesunden gar nicht existiert hat.
Die Psychiatrie zum Beispiel erkennt in vielen Symptomen der Schizophrenie – Erkrankung im engeren Sinne eine Art Selbstheilungsversuch des Gehirns: Durch das Schaffen einer „neuen Realität" wird der Umgang mit der widersprüchlichen und beängstigenden „alten Realität" vermieden (die Auseinandersetzung aber auch verhindert). Auch die Feststellung, dass Krankheit vorliegt setzt eine Bewusstseinsebene voraus: Selbst wenn einzelne Körperbereiche vermeintlich nicht „normgerecht" funktionieren, muss erst ein Bewusstsein für die Dysfunktion geschaffen werden, sodass der Mensch sich selbst als krank empfindet.
Die neurologische Grundlage des Bewusstseins kann ihrerseits erkranken, so gibt es das neuropsychologische Phänomen der Anosognosie, was mit der fehlenden Fähigkeit, Krankheit zu erkennen, übersetzt werden könnte.
Ein halbseitengelähmter Anosognostiker nimmt beispielsweise seinen gelähmten Arm zwar wahr, er erkennt ihn aber nicht als zu sich gehörend. Ähnliches tritt auch bei dementiellen Prozessen auf und wird mit mangelnder Krankheitseinsicht beschrieben.

Schizophrenie: Form der endogenen Psychose, durch ein Nebeneinander von „gesunden" und veränderten Erlebens- und Verhaltensweisen gekennzeichnet.

Die Signale eines Vorliegens von Krankheit werden als „Symptome" bezeichnet und genießen meist die Hauptaufmerksamkeit aller medizinisch – therapeutischer Bemühungen.
Man glaubt, dass eine Symptommilderung auch auf eine Verminderung des Krankheitszustandes schließen lässt.
Dass dies ein Denkfehler sein kann, zeigen Dethlefsen und Dahlke in ihrem Buch sehr anschaulich am Beispiel eines kaputten Autos auf, was ich im Folgenden darstellen möchte:

„...Benutzen wir zur Verdeutlichung einen Vergleich: Ein Auto besitzt verschiedene Kontrolllampen am Armaturenbrett, die nur dann aufleuchten, wenn irgendeine wichtige Funktion des Autos nicht mehr gesetzmäßig funktioniert. Leuchtet nun im konkreten Fall während der Fahrt ein solches Lämpchen auf, so sind wir hierüber keineswegs erfreut. Wir fühlen uns von diesem Signal aufgefordert, unsere Fahrt abzubrechen. Trotz unserer verständlichen Beunruhigung wäre es aber dumm, auf das Lämpchen böse zu sein; schließlich informiert es uns über einen Vorgang, den wir sonst gar nicht so schnell wahrgenommen hätten, da er für uns in einem „unsichtbaren" Bereich liegt. So nehmen wir nun das Aufleuchten des Lämpchens als Anstoß, einen Automechaniker zu rufen, mit dem Ziel, dass nach dessen Intervention das Lämpchen nicht mehr leuchtet und wir ruhig weiterfahren können. Doch wir wären sehr erbost, würde der Mechaniker dies Ziel verwirklichen, indem er lediglich die Birne des Lämpchens entfernt. Zwar brennt das Lämpchen nun nicht mehr, und das wollten wir eigentlich auch, aber der Weg, der zu diesem Ergebnis führt, ist uns zu vordergründig. Wir halten es für sinnvoller, das Leuchten des Lämpchens überflüssig zu machen, anstatt es an seinem Leuchten zu hindern. Dazu allerdings muss man den Blick von dem Lämpchen lösen und auf dahinter liegende Bereiche richten um herauszufinden, was eigentlich nicht in **Ordnung** ist. Das Lämpchen wollte uns durch sein Leuchten ja lediglich hinweisen und uns zum Fragen veranlassen..."

Das Symptom kann also als Ausdruck einer Störung bezeichnet werden, welches darauf hinweist, dass etwas in Un-Ordnung geraten ist – oder sich etwas **verändert** – im Sinne der Herstellung einer neuen, veränderten Ordnung.
Somit kann das Symptom, ähnlich wie das Kontrolllämpchen in dem oben beschriebenen Beispiel hilfreich sein, auf der Suche der zugrunde liegenden Störung oder auch auf der Suche der zugrunde liegenden Veränderung/Entwicklung.

Selbst wenn diese Erkenntnis gewonnen ist, stellt sich immer noch die Frage nach der Umsetzung. Wie soll man Kontakt kriegen zu dem, was im Verborgenen liegt und im Begriff der Transformation ist?
Wir begehen damit im Denken eine Grenzziehung zwischen Beeinflussbarkeit, der sich nach außen ausdrückenden Symptome und der Nicht- Beeinflussbarkeit der inneren Auslöser.

Die scheinbare Gegensätzlichkeit resultiert aus einer Form des Denkens, die von Dethlefsen und Dahlke als „polares Denken" beschrieben wurde. Im Rahmen der frühen kindlichen Hirnentwicklung, beginnt das Kind in der Entwicklung seiner Ich-Identität sich als Individuum wahrzunehmen und zieht damit die Trennlinie zwischen ich und du, innen und außen, bekannt und fremd, was für die weitere Entwicklung essentiell sein wird.

Diese Art des polaren Denkens ist strukturierend, hilfreich und notwendig für unsere Orientierung. Jedoch kann es problematisch werden, dabei zu übersehen, dass es sich um ein Konstrukt handelt und mit der Realität nicht verwechselt werden sollte. Ein anschauliches Beispiel stellt der Vorgang des Atmens dar, der die Grundlage unseres Lebens bedeutet und in das Ein- und Ausatmen eingeteilt werden kann. Die Medizin kennt in der Beschreibung der Pathologie von Ventilationsprozessen die Ein- bzw. Ausatemstörungen. Trotzdem stellt Ein- und Ausatmen für sich nur einen Teil dar, und nur das harmonische Ganze kann „den lebenswichtigen Atem" realisieren.

Diese Struktur der Zweiteilung eines Ganzen, das zwar spezialisiert ist, jedoch nur miteinander harmonisch funktioniert, spiegelt sich in nahezu allen lebenswichtigen Organen, auch im Gehirn wieder.

Auch das schon angesprochene Bewusstsein wird der Großhirnrinde zugeordnet. Die Tiefenpsychologen sehen auch das Bewusstsein als weit umfassender, als es durch unsere begrenzten neocortikalen Leistungen beschrieben wird: Sie unterscheiden das Tages-, Wach- oder Oberbewusstsein, das primär subjektiv durch unsere (begrenzten) cortikalen Wahrnehmungs- und Assoziationsleistungen bestimmt ist, ferner gibt es noch das Unbewusstsein, das im Gegensatz zum Wach- oder Oberbewusstsein nicht begrenzt ist, sondern gewissermaßen als allumfassend beschrieben werden kann, und schließlich wird noch das Unterbewusstsein beschrieben, das gleichsam die Verbindungslinie zwischen Ober- und Unbewusstsein darstellt, bzw. auch als Grenzlinie fungieren kann, wenn unser „gesunder Menschenverstand" des Oberbewusstseins Elemente des Unbewussten als beängstigend „ausschließen" will.

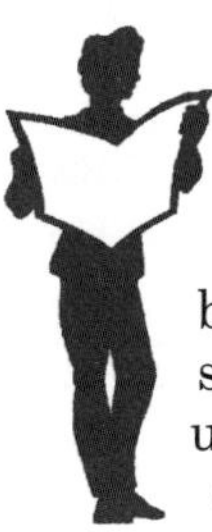

Hierzu auch: Kapitel 18 „Sterben erleben"

Nun steht am Ende eines Menschenlebens der Tod, der durch sein Eintreten uns diesseitige Individuen den Zugang zum „Jenseitigen" verweigert. Unter der Betrachtung von Altern als Entwicklung kann man den alten Menschen als gereiftes Individuum betrachten, das am Ende seines Lebens mit dem Sterben hinübergeführt wird in eine neue Wesensform, die mit Eintritt des Todes erreicht wird.

Damit greife ich die Betrachtung auf, dass Krankheit als Zustand nicht nur als eine „Störung", sondern auch als eine

Veränderung in einem Organismus verstanden werden kann, und somit unter Umständen die vielzitierte und als bekämpfenswert erscheinende Multimorbidität alter Menschen eine Notwendigkeit darstellt, in diesem Entwicklungsprozess zum Sterben.

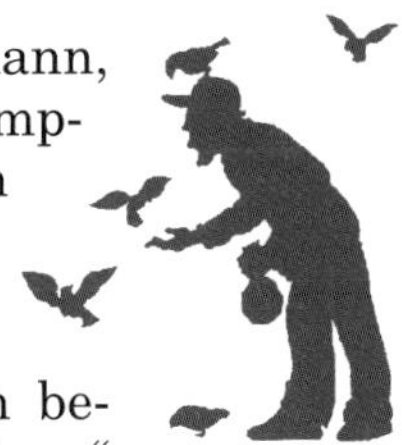

Ich möchte dies keinesfalls missverstanden wissen! Ich behaupte nicht, dass aus der Sicht dessen, was wir als „jung" und „gesund" definieren, der Zustand des „alt"- und „krank"-Seins, der bessere oder erstrebenswertere Zustand ist. Dies wäre ebenso absurd, wie Kindheit mit Erwachsen-Sein vergleichen zu wollen, bei dem man es sich aussuchen könne, was einem lieber wäre. Aber wir sehen alt werden und sterben eben nur von einer, diesseitigen Seite aus betrachtet und unser Schicksal ist es, unter Umständen, die Botschaften des Alterns und Sterbens mit unserem begrenzten Stück Bewusstsein zu verstehen.

Lassen Sie mich phantasieren: Wenn Sie ein neugeborenes oder wenige Wochen oder Monate altes Baby betrachten, so werden Sie aus Ihrer erwachsenen Sicht ein großes Potential an Defiziten bei diesem kleinen Menschen wahrnehmen: Er wäre nicht überlebensfähig. Da wir jedoch an der jenseitigen Grenze dieses Entwicklungsabschnitts stehen, verstehen wir diesen Umstand als „Entwicklung" und wissen, dass dieser Prozess durchlaufen werden muss, um schließlich nach unserer Normalität lebensfähig zu werden. Vielleicht würde ein Bewusstsein, das sich jenseits der „Todesgrenze" aufhält, ganz unmissverständlich diese Prozesse, die wir als Krankheit und Siechtum beschreiben, und die uns als wenig wünschenswert erscheinen, als notwendige Entwicklungsstufe sehen.

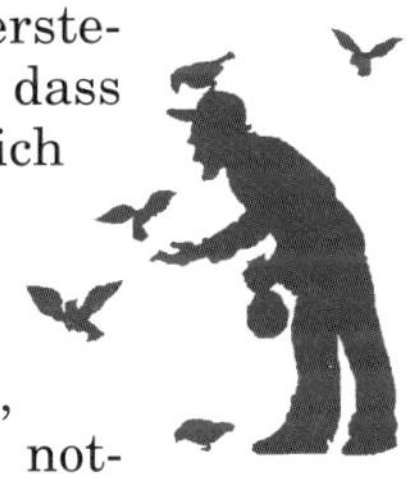

Diese Betrachtungsweise entbindet uns keineswegs von den Erfordernissen der Fürsorge, des Schutzes und der Pflege des alten, kranken Menschen. Sie versorgen, ernähren, schützen, fördern und lieben ja auch das Baby in seiner Hilflosigkeit, obwohl Sie wissen, dass es sich in einem Prozess der „Verbesserung" seiner Bedingungen befindet.

Diese unbegrenzte, allumfassende Betrachtungsweise spiegelt sich wieder in den Mythen, Religionen und Weltanschauungen aller menschlichen Kulturen, wenngleich sie auch in verschiedenen Interpretationen ihren Ausdruck finden.

Um es noch mal deutlich zu machen: Ich will keineswegs die Tatsache des bedrohlichen und beängstigenden Zustandes des zunehmenden Eingeschränkt-Seins im Rahmen von Alte-

rungsprozessen verharmlosen! Wir selber wissen aber auch, dass es auch in der sehr hoffnungstragenden Zeit der kindlichen Entwicklung Momente der Ängste, des Gefühls des Verlassenseins, der Hilflosigkeit und der Ohnmacht und Orientierungslosigkeit gibt, ohne deswegen den Prozess der Kindheit primär auf diese Aspekte zu stigmatisieren, was mit dem Alter jedoch häufig geschieht.
Daraus resultieren jedoch zwangsläufig Defizitdenken und Blockierungen, die ihrerseits den Zugang zu den heilsamen Aspekten von Krankheit erschweren oder gar versperren.

Zum Dritten: Geborgenheit geben zum heilsamen „Kranksein"...

Wir Therapeuten, Ärzte und Pflegekräfte arbeiten mit kranken, alten Menschen. Jeder von ihnen ist ein einzigartiges Wesen mit einem großen Potential an Erinnerungen und Erfahrungen, und wir begleiten diesen Menschen im Rahmen unserer Therapien ein Stück auf seinem Lebensweg. Wir wünschen und erwarten von diesem Menschen Zusammenarbeit und Vertrauen, selbst in intimsten Angelegenheiten.

Von uns wird in der Gerontotherapie professionelles und seriöses Arbeiten, geprägt von Fachkompetenz, Motivation und Effektivität gefordert. Darüber hinaus benötigen wir noch etwas ganz Entscheidendes: **Nähe.**
Nähe als therapeutisches Prinzip beinhaltet Verbindlichkeit und birgt Risiken. Nähe fordert Zeit und Geduld.

Und: Dem alten Menschen Nähe geben steht keinesfalls im Widerspruch zur Forderung nach therapeutischer oder pflegerischer Distanz. Gerade weil wir Mediziner, Therapeuten und Pflegekräfte sind, können wir unseren Patienten eine unmittelbare Qualität von Nähe geben, die für Angehörige und Freunde, eingebunden in einen sozialen Kontext, nicht immer möglich ist.

Nähe schafft Geborgenheit für den Patienten mit der Möglichkeit, mit sich in seinem Krank-Sein besser in Kontakt zu kommen, nicht nur dagegen „ankämpfen" zu müssen und „gesunden" Tagen nachzutrauern.

Berührung schafft Nähe. Unsere Patienten werden täglich, stündlich von uns angefasst, oft ohne berührt zu werden. Berührung beginnt schon in der Atmosphäre des Behandelns: der Raumtemperatur, des Lichtes, der angebotenen Getränke.

Berührung setzt sich fort in der Ernsthaftigkeit, mit dem Beschwerdebild des Patienten umzugehen, ohne nur nach objektivierbaren Untersuchungsergebnissen zu schielen.

In Berührung kommen ist das achtsame in-sich-Aufnehmen von Gesichtsausdruck und Körperhaltung des Patienten, seiner Stimme und den Duft seines Körpers.

Und Berühren ist schließlich die Kontaktaufnahme, die im folgenden, dritten Baustein ausführlich beschrieben wird.

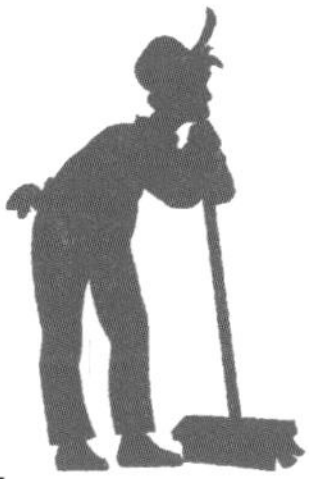

Empfehlungen zur Vertiefung der Thematik

Verdeutlichen Sie sich anhand einiger konstruierter Beispiele, wie „Multimorbidität“ entstehen kann.

Welche kompensatorischen Fähigkeiten kann ein multimorbider Mensch entwickeln?
Üben Sie, das „Gesunde“ im „Kranken“ zu entdecken!

Teil 4

Baustein 3

Der dritte Baustein gibt Ihnen konkrete Empfehlungen zu Möglichkeiten ganzheitlicher Behandlung bei alten Menschen

Zum Geburtstag gewidmet

Natürlich sind wir auch dabei,
mit unser Wünsche-Litanei:

Miese Tage: lieber keine,
und die Galle: ohne Steine.

Nerven - welche niemals reißen.
Zähne - die nicht auszubeißen.

Ohren – die viel Nettes hören,
Nachbarn – die ganz selten stören.
Füße – jung genug zum Laufen.
Geld – genug, um Brot zu kaufen.

Brillen – die zum Sehen taugen,
und ansonsten gute Augen,
und statt unnützer Geschenke
gut bewegliche Gelenke.

Und zum Kehren, neue Besen
und ein wenig Zeit zum Lesen,
und erhalten Sie den Schalk
und die Adern ohne Kalk.

Und wenn's regnet: einen Hut!

Schluss! Es ginge sonst zu gut.

(H. Ilgenstein)

Kapitel 12: Den Alltag erspüren

Stichworte:

Der erste Schritt: Ein Gespür für Empfindungen entwickeln

- Menschliche Wahrnehmung
- Taktil- Kinästhetisches System mit Graphik
- Spürerfahrungen

Der zweite Schritt: Spüren und Spüren lassen- durch basale Stimulation und therapeutisches Führen "Unbegreifliches" begreifbar machen

- Basale Stimulation
- Therapeutisches Führen
- Visualisieren von Körperschematherapien
- Taktile Auseinandersetzungen bieten

Der dritte Schritt: besonders alltäglich – das Besondere im Alltäglichen

- Grünpflanzen in der Wohnung
- Kräuterrezepte
- Geborgenheit der eigenen vier Wände
- Übersichtlichkeit und Vertrautheit
- Lebensraum Bad

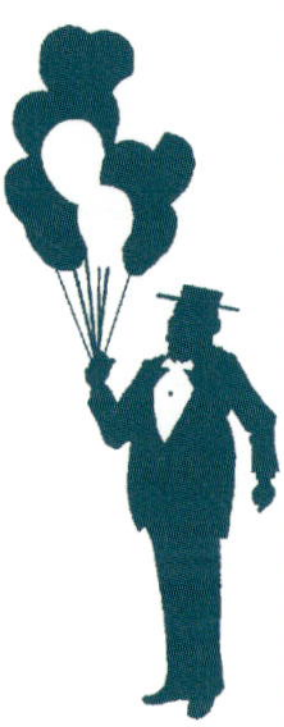

Der Sinnesbereich des Berührens ist der ureigenste aller körperlichen Sinne. Die Sinnesorgane sind in allen Bereichen der Haut und der Muskulatur verteilt. Das Berühren vermittelt von allen Sinnesbereichen die zuverlässigsten Informationen. Das Suchen und Gewinnen taktil – kinästhetischer Informationen ist für die menschliche Entwicklung unerlässlich: „Begreifen“ kommt von „Be-Greifen“!

Umgekehrt ist der Sinnesbereich des Berührens essentiell zur Kompensation bei Verminderung oder Verlust anderer Sinneserfahrungen, wie etwa das Sehen. Die Fähigkeit blinder und gehörloser Menschen ein weitgehend unabhängiges Leben führen zu können, basiert auf der Entwicklung und Förderung ihres taktil-kinästhetischen Systems.

Der visuellen Wahrnehmung wird zu unserer Zeit ungerechtfertigt viel Bedeutung für die menschliche Entwicklung beigemessen. Dies beruht nicht zuletzt darauf, dass wir für unsere Kulturtechniken des Lesens und Schreibens und insbesondere für die modernen Medien und Telekommunikation auf das Sehen angewiesen sind.
Der Kern jeder Entwicklung ist jedoch die motorische. Bewegung ist Leben. Blinde Kinder zeigen, dass sie sich ohne Defizite motorisch entwickeln können, und auch erst im Laufe des Lebens erblindete Menschen können neue Fertigkeiten des Bewegens und des Spürens (z.B. das Lesen von Blindenschrift) erlernen.
Der Umstand, dass Berühren und berührt Werden elementare Bedingungen unseres menschlichen Lebens sind, hat auch Konsequenzen für die Arbeit mit alten Menschen.
Viele Erkrankungen im Alter sind neurologisch bedingt, oder haben im Rahmen ihrer Chronifizierung Auswirkungen auf neurologische Prozesse. Unser Gehirn als Teil des Körpers steht in ständiger Verbindung und gegenseitiger Abhängigkeit mit allen übrigen Körpersystemen. Dabei kommt diesem Organ die entscheidende Funktion der Steuerung und Verarbeitung zu. Wenn wir vom Berühren und Spüren sprechen, so liegen in Haut und Muskeln dafür die Sinnesorgane – „gefühlt“ im eigentlichen Sinne wird aber im Gehirn. Hirnschädigungen, gleich welcher Art haben also Auswirkungen auf das „in Berührung Kommen“ des Menschen, und zwar sowohl mit seiner Umwelt als auch mit sich selbst. Aufgrund der häufigen Einschätzung, dass Alter zwingend etwas mit Insuffizienz zu tun haben muss, werden Defizite in den Spürerfahrungen bei alten Menschen oft gar nicht so gravierend gesehen, auch der alte Mensch selbst trägt zu diesem Umstand bei. Nach meinen Erfahrungen mit sehr kranken und pflegebedürftigen alten Menschen ist Spüren und Bewegen jedoch das elementarste Bedürfnis überhaupt und gilt selbst noch im Sterben.
Dieses Kapitel, liebe Leser, beschäftigt sich mit den Möglichkeiten, alte Menschen beim Erspüren ihres Alltags zu unterstützen. Dabei soll „Alltag“ nicht (nur) in unserem Sinne von geschäftiger Aktivität verstanden werden: Auch sehr kranke oder behinderte Menschen haben einen „Alltag“, der erlebt und erspürt sein will...

taktil-kinästhetisch: Siehe Grafik im Abschnitt „Erster Schritt...“

Der erste Schritt: Ein Gespür für Empfindungen entwickeln

Das Sinnessystem des „Berührens“ umfasst eine große Anzahl von Sinnesrezeptoren an verschiedenen Stellen des Körpers. Die verschiedenen Rezeptorentypen sind spezialisiert, einzelne Komponenten des komplexen Spürempfindens wahrzunehmen, unser Gehirn integriert die verschiedenen Wahrnehmungen zu dem, was wir „Fühlen“ nennen.

Unser „Fühlen“ unterliegt ebenso Entwicklungen und Veränderungen im Laufe eines Lebens, wie alles andere. Unabhängig von irgendeiner pathologischen Struktur „fühlt“ der alte Mensch anders als der junge, und dabei keineswegs durchweg weniger oder schlechter. Andererseits kann sich Spüren bei Erkrankungsverläufen verändern: In der Restitution nach Hirnschädigungen verändert sich die Qualität des Spürens gegenüber dem prämorbiden Status oft, wobei man nicht grundsätzlich von einer Verschlechterung ausgehen kann: physiologische Entwicklungsprozesse und Pathologie einer Hirnschädigung können gemeinsam einen neuen „Mix“ an Empfindungen kreieren.

Unser Vokabular zum Thema „Fühlen“ ist schon sehr unterschiedlich. Wir sprechen neben „Fühlen“ von „Spüren“, „Empfinden“, „Berühren“ oder „Berührt-Sein“, um nur einige zu nennen. Entscheidend ist hierbei, unabhängig von der konkreten Vokabel, dass wir zu unterscheiden wissen zwischen der Spürerfahrung, z.B. „warm“ und der Empfindung, die wir dieser Spürerfahrung gegenüber haben, z.B. kann „warmes Wasser“ auf der Haut nach einem Sonnenbrand als „unangenehm“ empfunden werden, im Falle einer Erkältung, die mit Frieren verbunden ist, jedoch als „angenehm“. Mit diesen Empfindungen eng verknüpft sind Erfahrungen und Erinnerungen und unser weites Feld an Emotionen, wie Freude oder Traurigkeit.
Im klinischen Bereich wird der Versuch unternommen, zumindest die einzelnen Komponenten der Spürerfahrungen zu klassifizieren, wohl wissend, dass nur das harmonische Zusammenspiel aller Komponenten „gesundes“ Spüren ermöglicht.
Im Rahmen von kindlicher Hirnentwicklung werden die einzelnen Spürbereiche oftmals anders klassifiziert als bei Erwachsenen oder alten Menschen.

Treffend finde ich die Bezeichnung des „taktil-kinästhetischen“ Systems, das sich sowohl auf Berührung als auch auf die damit eng verknüpfte Bewegung bezieht. Die folgende

Graphik gibt eine Klassifikation des taktil-kinästhetischen Systems wieder, die ich bevorzuge und meiner Arbeit zugrunde lege. Ich weise darauf hin, dass dies eine gewissermaßen künstliche Einteilung ist, die in anderer Literatur verändert anzutreffen sein kann.

Oberflächensensibilität	**Tiefensensibilität**
→ leichte Berührung der Haut **TAKTIL**	→ Empfindung für die Bewegungen der Körpers **KINÄSTHETIK**
→ Unterscheidung spitz und stumpf → relative Nähe zweier Berührungspunkte auf der Haut noch auseinander halten können	→ passive Bewegungen einer Extremität spüren können → die akturelle Lage des Körpers im Raum erkennen können → seitenvergleichende Prüfung von gleichen oder verschiedenen Bewegungen → Vibrationen empfinden
TAKTILES SYSTEM	**KINÄSTHETISCHES SYSTEM**

Die menschliche Wahrnehmung und Verarbeitung von Spürerfahrungen ist so hochgradig komplex strukturiert, dass jegliche Diagnostik pathologischer Symptome sich an die tatsächliche Situation nur annähern kann. Untersucher, die sich gerne auf Pauschaldiagnosen einer „Sensistörung" zurückziehen, die nur auf lehrbuchhafter Schematisierung beruht, laufen Gefahr nur das zu verstehen, was dem eigenen Wissen entspricht. Beobachtungen am Patienten, die mit dem eigenen Wissen in Widerspruch stehen, werden gerne übersehen oder als „unüblich" abgetan.
Der Berührungssinn und der Bewegungssinn sind eng über viele Modalitäten in unserem Gehirn miteinander verknüpft. Wir Menschen haben instinktiv ein sehr feines Gespür für Verhalten und Bewegungen, die uns „bizarr" erscheinen. Auf dieses Gespür sollten wir uns in unserer Arbeit mit alten Menschen vorrangig verlassen, auch wenn unser Wissen über das, was wir beobachten, nicht ausreicht. Um zu verstehen, mit welchen ungeheuerlichen Problemen sich ein taktil-kinästhetisch-wahrnehmungsgestörter Mensch auseinander setzen muss, hilft uns die Beobachtung von 'gesundem' Verhalten, da wir nur ein sehr begrenztes Repertoire an Verhal-

tensmöglichkeiten haben und der Übergang von „gesund“ zu „krank“ sehr schnell vollzogen ist.

Wahrnehmungsbeeinträchtigte Menschen, insbesondere alte Menschen, die aufgrund multimorbider Prozesse auf verschiedenen Ebenen diese Beeinträchtigungen erfahren, befinden sich in höchster Anspannung.

Beeinträchtigungen des taktil-kinästhetischen Systems führen häufig zu einer Bewegungsstörung, die durch Hypertonus der Muskulatur gekennzeichnet ist.
Elektrische und biochemische Vorgänge, die in Milliarden von Nervenzellen ablaufen, bilden die Grundlage jeder Hirntätigkeit.
Grundsätzlich gibt es nur drei Haupttypen von Nervenzellen, die durch ihre Verschaltung die Basis für die Tätigkeit unseres Gehirns bilden:

Den ersten Typ stellen die Sinneszellen oder Rezeptoren dar. Sie verwandeln aufgenommene Reize in elektrische Impulse und geben sie an den zweiten Zelltyp weiter.

Der zweite Typ besteht aus motorischen Nervenzellen.
Motorisch werden sie genannt, weil sie Bewegung in Gang setzen.
So wird eine Reizwirkung von außen mit einer Reaktion beantwortet.

Der dritte Zelltyp ist dadurch gekennzeichnet, dass durch ihn andere Nervenzellen gehemmt oder erregt werden. Damit werden Bereiche der Erregung oder Hemmung im Gehirn aufgebaut, die ihrerseits andere Zellen dazu veranlassen, ihre Aktivität zu erniedrigen oder zu erhöhen.

Dieses Prinzip der „Bahnung und Hemmung“ ist die Grundlage für Reizbewertung und jedes kontrollierte Handeln.
Der unkontrollierte Ablauf von Bahnung und Hemmung ist die Ursache oder die Folge von Hirnerkrankungen. Bei taktil-kinästhetischen Störungen haben „aktivierende“ neuronale Prozesse meist Vorrang vor „hemmenden“ Prozessen; dies bedeutet, dass unser Gehirn in Folge einer Übererregung viele Vorgänge des Körpers, auch die Muskulatur zu Anspannung, Hypertonus veranlasst. Durch das fehlende Gleichgewicht der „hemmenden“ Impulse kann die muskuläre Anspannung nicht ohne weiteres gelöst werden.
Um die ungehinderte nervöse Versorgung aller Bereiche unseres Körpers zu gewährleisten, hat das Nervensystem als Ganzes die Möglichkeit, sich in seiner Länge den Bewegungen anzupassen.

Stellen Sie sich bitte auf die Zehenspitzen und strecken Sie sich ganz weit nach oben, auch Ihre Arme und Ihre Finger, um beispielsweise einen Gegenstand von einem Schrank herunterzuholen; nicht nur Ihre Körpermuskulatur, sondern auch Ihre Nerven „dehnen" sich bei diesem Vorgang, um wie in diesem Beispiel, die feinmotorischen Bewegungen Ihrer Hand beim Greifen eines Gegenstandes zu gewährleisten.
Bei Verletzung neuronaler Strukturen entwickelt sich innerhalb des Systems eine „Gegenspannung", die zur Schonung die Mobilität einschränkt. Wenn Sie eine tiefe Schnittwunde an der Hand haben, werden Sie bemerken, dass Sie bis zur Ausheilung der Verletzung, den Arm und die Hand nicht in der oben beschriebenen Weise einsetzen können, um etwas von Schrank herunterzuholen.
Da unser Nervensystem ein Kontinuum darstellt, entwickelt sich diese Gegenspannung nicht nur am Ort der Läsion, sondern überall innerhalb des Kontinuums eng vernetzter Nerven und umgebender Gewebe.
Manche Menschen haben eine höhere Disposition bei einer Verletzung eine deutliche nervöse Gegenspannung zu entwikkeln, andere weniger.

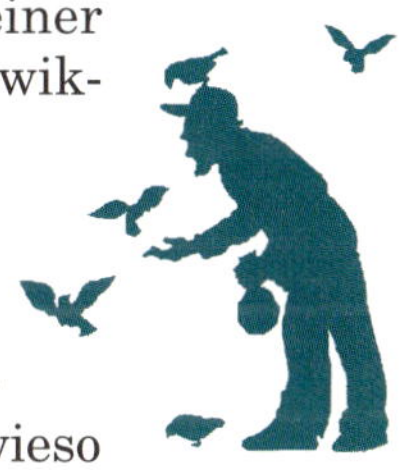

Hirngeschädigte Menschen, dazu gehören auch Schlaganfall- und Demenzpatienten sind besonders empfänglich für die Gegenspannung im Nervensystem, diese Spannung wird durch die mit einer Krankheit verbundene Unbeweglichkeit besonders verstärkt. So erklärt sich, wieso ein alter Mensch, der beispielsweise „nur" den Arm gebrochen hat, auch in allen übrigen Bewegungen, also auch im Laufen, extrem ungeschickt wirkt und tatsächlich auch erhöht sturzgefährdet ist.
Diese Gegenspannung, die zu einem Hypertonus der Muskulatur führt, kann bisweilen extrem ausgeprägt sein, und an eine Spastizität erinnern, obwohl diese im engeren Sinne nicht vorliegt.
Auch die Spastizität beruht auf dem Ungleichgewicht zwischen aktivierender Nerventätigkeit und hemmender Nerventätigkeit zugunsten der aktivierenden. Spastische Bewegungsmuster treten nach Hirnschädigungen auf (z.B. Apoplexien) und stellen gewissermaßen den verzweifelten Versuch noch intakter Hirnzellen dar, die „Bewegungssteuerung" ihrer durch die Läsion betroffenen „Zellkollegen" zu übernehmen. Dabei herrscht das Gesetz: Viel tun ist besser als nichts tun. Da Flektoren, also Beugermuskeln, in der Regel „stärker" sind als Extensoren, also Streckermuskeln, zeigt sich im spastischen Muster oft das Bild des Menschen, der Arme und/oder Beine eng gebeugt am Körper hält. Dass dies schnell zu (irreversi-

blen) Kontrakturen führen kann und „normale“ Bewegungen gar nicht zulässt, brauche ich sicher nicht zu erläutern.
Zu Ihrer Orientierung: Wir befinden uns immer noch beim taktil-kinästhetischen System. Das heißt, auch wenn wir uns in den letzten Abschnitten mit Problemen des Bewegens beschäftigt haben, so dürfen wir dabei die Spürerfahrung nicht vergessen. Muskulärer Hypertonus, sei es in Form neuronaler Gegenspannung oder Spastizität wird durch unklare Spürerfahrungen verstärkt, erst recht, wenn, wie oft im Falle von Hirnschädigungen auch Zellen des sensorischen Typs beeinträchtigt sind.

Auch bei Menschen mit intakten Spürerfahrungen tritt Hypertonus auf, wenn für sie der sensorische Input ungewohnt ist. Kennen Sie jemanden, der „entspannt“ in einer Achterbahn sitzt? Oder beobachten Sie die bedauernswerten Menschen, die Angst vorm Fliegen haben und sich bei jeder kleinsten Turbulenz in die Sitze pressen und an die Armlehnen klammern. Sie versuchen im wahrsten Sinne des Wortes „krampfhaft“ durch Erhöhung ihres Muskeltonus verlässliche Informationen für ihr sensorisches System zu bekommen, das völlig aus dem Gleichgewicht geraten ist. Weniger dramatisch laufen Menschen über Glatteisflächen durchweg „angespannter“, weil sich etwas an der Spürerfahrung beim Gehen durch die rutschige Oberfläche geändert hat.

Sie können sich anhand der Beispiele sicherlich vorstellen, liebe Leser, dass bei alten Menschen mit eingeschränkter Spürerfahrung auch das Aufstehen aus dem Sessel oder aus dem Bett ähnliche Ängste hervorrufen kann, und diese verständlicherweise (!) mit „Anspannung“ reagieren, die sie dann oft sehr unbeweglich macht und uns als Helfern viel Schwierigkeiten bereitet. Und Sie können sicher ebenfalls nachvollziehen, dass ein barscher Umgangston oder ruppige Forderungen, „sich doch nicht so anzustellen“, diesen Hypertonus nur noch ansteigen lässt. Auch mangelnde Zeit für den alten Menschen trägt nicht gerade zur Entspannung bei. Wie oft greifen Pflegetherapeuten dann zur Selbsthilfe und transferieren den Patienten passiv von A nach B, weil das Ziel wichtiger scheint als der Weg dorthin. Schlimm.
Zellen, die nicht benutzt werden, verlieren ihre Funktionsfähigkeit oder bilden sich gar nicht richtig aus. Dies gilt sowohl für die kindliche Hirnentwicklung als auch für die Restitution des Gehirns nach einer Schädigung. Das heißt, wir nehmen dem Gehirn unserer alten Patienten jede Möglichkeit, sich bei dementiellen Prozessen oder nach Schlaganfällen noch oder wieder in Bewegungen zu orientieren.

Ein weiterer Faktor, der zu einer Tonuserhöhung beiträgt, ist das Neu- oder Wiedererlernen von Bewegungen, also das Wieder-Laufen-Üben nach einem Beinbruch oder das neue Erlernen des Umgangs mit Rollator oder Rollstuhl. Auch hier haben gerade multimorbide alte Menschen besonders mit muskulärem Hypertonus zu kämpfen. Was hat das für Konsequenzen? Denken Sie beispielsweise an Ihre erste Fahrstunde: Ihre Füße bedienten Gaspedal und Kupplung mit viel zu kraftvollen und unkoordinierten Bewegungen und Ihre Hände haben sich in das Lenkrad geradezu "festgekrallt". Sie wären kaum in der Lage gewesen, in Gefahrensituationen adäquat zu reagieren (daher hat Ihr Fahrlehrer ja ebenfalls Gas, Kupplung und Bremse auf seiner Seite); und nach der Fahrstunde steigen Sie schweißgebadet und völlig überanstrengt aus dem Auto wieder aus. Nun als routinierter Führerscheinbesitzer haben Sie alle motorischen Fertigkeiten automatisiert und fahren entspannt jede beliebige Strekke ...außer (!) Schnee und Glatteis verändern ungewohnt wieder die sensorischen Inputs.
Wir müssen also bei unseren Patienten damit rechnen, dass vermeintlich "normale" Bedingungen mit erhöhter Kraftanstrengung absolviert werden, und der alte Mensch rasch ermüdbar ist. Wir müssen aber auch wissen, dass nur regelmäßiges angemessenes Üben die nötige Routine zum entspannten Umgang mit der Situation bringt.

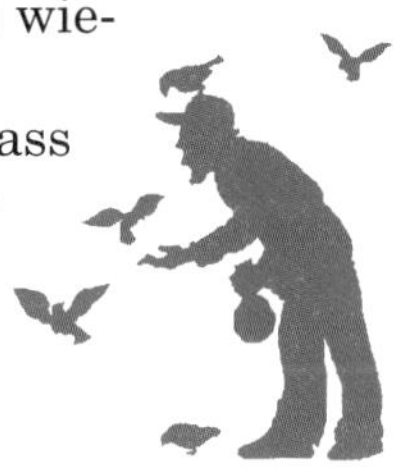

Eine Hirnstruktur, die in engem Kontakt zu den Körperfunktionen steht, ist das Zwischenhirn oder der Thalamus.
In speziellen Strukturen, dem Hypothalamus und der Hypophyse besteht eine unmittelbare Wechselwirkung zwischen Nerven und dem Hormonsystem.
Somit können Wahrnehmungen, die im Gehirn verarbeitet werden, direkt auf die Steuerung der Körperorgane einwirken.
Aber auch Informationen von außen wie Streicheln oder Schmerz haben über die Rezeptoren unmittelbaren Einfluss auf das Gehirn und können zu grundlegenden Veränderungen führen.

Schmerz oder auch nur die Erwartung von Schmerz führt seinerseits wieder zu Anspannung. Dieser Umstand bedeutet ein besonderes Dilemma für Patienten mit Bewusstseinstrübungen bis hin zu komatösen Zuständen. Es ist leider immer noch weit verbreitet der Brauch, den Grad der Bewusstseinstrübung über die Reaktion des Patienten auf schmerzhafte Reize zu bestimmen. Mit anderen Worten, je tiefer der komatöse Zustand ist, desto schwächer sind die Schmerzreizreaktionen bzw. unterbleiben ganz. Dass schmerzhafte Stimuli, wie sie z.B. in der Diagnostik nach der gebräuchlichen „Glasgow Coma Scale“ verwendet werden, mit zur neurologischen Abtestung gehören, mag für ein- bis zweimal gerade noch annehmbar sein. Für völlig blödsinnig halte ich jedoch die Empfehlung auch an Therapeuten und Pflegekräfte, schmerzhafte Stimuli gewissermaßen als „Tagesbefundprogramm“ einzusetzen! Was für eine Qual für den bewusstseinsgetrübten Menschen, wenn seine Reaktion auf Schmerzreize als „positiv“ bewertet werden! Wie soll so unser hirngeschädigter Patient mit sich und seiner Umwelt wieder angenehm „in Berührung“ kommen? Leider ist diese Form der Diagnostik auch bei bewusstseinsgetrübten alten Menschen im Sterbeprozess in manchen Einrichtungen neurologischer Standard. Wenn überhaupt die Frage nach fehlender Sensibilität zu stellen ist, dann hier sicher bei dem therapeutisch-medizinischen Team!

Störungen der sensorischen Informationen aus dem Vestibulum, aus der visuellen Wahrnehmung und dem propriozeptorischen System führen oft zu widersprüchlichen Informationen und können oft Schwindel und Übelkeit auslösen, vergleichbar mit den Symptomen der Reisekrankheit.

Ein weiteres Problem, das aus taktil-kinästhetischen Dysfunktionen folgen kann und für alte Menschen eine große Belastung darstellt, ist die Inkontinenz. Häufig wird der Zusammenhang vom therapeutisch-medizinischen Team zu wenig gesehen.

Harn und Stuhl unter Kontrolle zu halten und zu einem angemessenen Zeitpunkt abgeben zu können, ist eine äußerst komplexe Fertigkeit, für die der Mensch im Rahmen der kindlichen Entwicklung mehrere Jahre braucht bis er sie vollständig beherrscht. Entsprechend leicht ist ein so differenziertes System störanfällig! Ähnlich hoch strukturiert ist auch die Fähigkeit, sich bekleiden zu können. Es ist sehr, sehr unwahrscheinlich, dass ein Mensch, der sich selbstständig an- und ausziehen kann, mit Inkontinenz zu kämpfen hat. Oftmals geht die Störung der einen Fähigkeit mit der Störung der anderen einher. Kathederisierung oder/und der Gebrauch von „Windeln“ als Inkontinenzschutz beeinträchtigen ihrerseits die Fähigkeit zur Mobilität und die Selbsthilfefähigkeit. Ein „Teufelskreis“ durch zu rasche Überversorgung mit Inkontinenzschutz ist schnell geschaffen.

Schließlich führen Störungen in der Spürerfahrung oft auch zu Störungen im adäquaten Verhalten. Dies ist in gewisser

Weise normal. Die meisten Menschen reagieren genervt oder verärgert, wenn sie sich mit einem Spür-Bewegungsproblem überfordert fühlen. Entsprechende Tests an „gesunden" Personen haben gezeigt, dass viele Menschen, die mit Mühe nur ihr Gleichgewicht auf einem schwankenden Untergrund halten können und jeden Moment stürzen könnten, kaum in der Lage waren, ihre Telefonnummer oder die Adresse ihres Arbeitsplatzes zu nennen.
Dies bedeutet, dass im Zusammenhang mit beeinträchtigten Spürerfahrungen unsere alten Patienten oft mit Gedächtnisstörungen, extrem kurzer Aufmerksamkeitsspanne und inadäquatem, meist zur Aggression tendierendem Verhalten anzutreffen sind.
Letzteres stellt ein besonderes Problem dar, da inadäquates Verhalten, wenn es nicht als Ausdruck des Erkrankungsbildes gesehen wird, oft zu Unverständnis und „Gegendruck" bei dem therapeutischen Team führt.

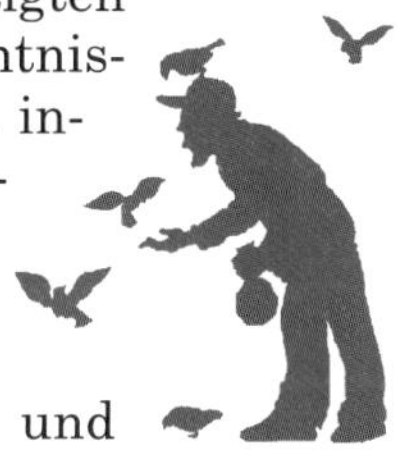

Der Mensch und seine Umgebung sind in permanentem Austausch, und „richtiges Verhalten" muss immer an den Bedingungen der Umgebung gemessen werden. Umgebungsbedingungen, die nicht nachvollziehbar oder nicht beeinflussbar sind, führen zum Rückzugsverhalten bzw. zu Aggression. Leider wird diese wichtige Rolle der Umwelt häufig übersehen und insbesondere bei dementiellen Prozessen wird eher versucht, den Menschen an die Umgebung anzupassen und durch Lob und Strafe zu „erwünschtem" Verhalten zu konditionieren, als dass die Mühe unternommen wird, die Umgebung, und dazu gehören auch die in ihr arbeitenden Menschen, dem Patienten näher zu bringen.
Der in seinen Gehirnfunktionen beeinträchtigte Mensch lebt, sich selbst unbegreiflich, in einer unbegreiflichen Welt. Das Wort „unbegreiflich" bekommt bei Defiziten des Spürens noch seinen eigenen Wert.
Viele Gedächtnisprobleme des alten Menschen beruhen darauf, dass er nicht ausreichend Gelegenheit bekommt (bzw. sich selber verschafft), sich taktil-kinästhetisch mit der sich stets verändernden Umgebung auseinander zu setzen. Stattdessen kommt es zu Vermeidungsverhalten und allerlei Ausflüchten, dass man für dieses und jenes schon zu alt sei...

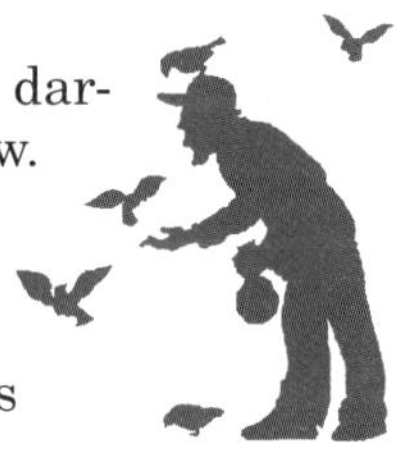

Der Gedächtnisspeicher unseres Gehirns arbeitet jedoch auf den Ebenen, auf denen die Interaktionen entstanden sind. Was zählt ist, wie das Gehirn seine Kenntnisse erwirbt. Wenn unser Patient stets nur angezogen oder gewaschen wird, so hat dies eine ganz andere Spürqualität, als wenn er es selbst tun würde. Es gilt also, so angemessen wie möglich, den Patienten zu unterstützen, *es selbst zu tun!* Erst dann verschaffen wir dem Gehirn die Möglichkeit, taktil-kinästhetische Erfahrungen auch unter der Rubrik „Spüren und Bewegen“ abzuspeichern und vor allem wieder aufzurufen.

Alle Menschen haben ein instinktives Bedürfnis zu lernen und sich verändernden Umgebungsbedingungen anzupassen. Davon sind alte Menschen selbstverständlich nicht ausgeschlossen!

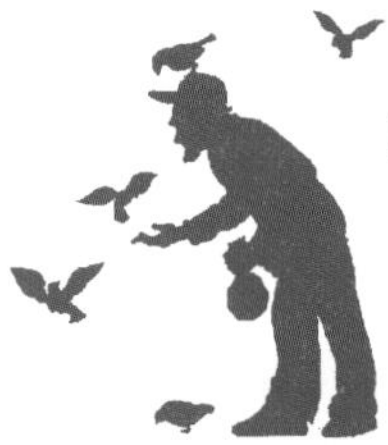

Zusammenfassend lässt sich also festhalten: Beeinträchtigungen des taktil-kinästhetischen Systems haben vielerlei Konsequenzen für den Alltag des Patienten:

- Der alte Mensch befindet sich in höchster Anspannung. Die Muskeln sind meist im Hypertonus, was Schwierigkeiten in allen Bewegungsqualitäten, z.B. beim Laufen oder Greifen und Loslassen zur Folge hat.
- Hirnschädigungen können ihrerseits zu spastischen Bewegungsmustern führen.
- Unangenehme Spürerfahrungen durch falsches Handling und Schmerzreize, z.B. Spritzen, verstärken die Anspannung.
- Zu hoher Tonus beeinträchtigt oder verhindert das Wiedererlernen von Bewegungen, z.B. dem Gehen nach einem Beinbruch oder das Neu-Erlernen, z.B. den Umgang mit dem Rollstuhl.
- Taktil-kinästhetische Dysfunktionen wirken sich häufig störend auf so komplexe Verhaltensmuster wie Kontinenz oder Bekleiden aus. Belastende Probleme mit Inkontinenz oder Hilfsbedürftigkeit beim Anziehen und Waschen sind oft die Folge.
- Störungen in den Spürerfahrungen führen auch zu Störungen im adäquaten Verhalten. Vieles Unbegreifliche wirkt angstauslösend und fördert Abwehr.

Der zweite Schritt: „Unbegreifliches“ begreifbar machen

Wie im ersten Schritt erläutert wurde, ist es für einen taktil-kinästhetisch beeinträchtigten Menschen essentiell, in seinen Wahrnehmungen und Verarbeitungsmöglichkeiten unterstützt zu werden. Auf den elementaren Spür- und Bewegungserfahrungen bauen sich alle höheren Kompetenzen auf und

es ist völlig zwecklos, einen alten Menschen erfolgreich wieder mobilisieren zu wollen oder seine alltäglichen Fähigkeiten aufzubauen, wenn die Basis fehlt.
Üblicherweise holen wir Menschen uns täglich durch unsere Interaktionen mit der Umwelt alle nötigen Impulse zum Erhalt und Pflege des taktil-kinästhetischen Systems. Multimorbide alte Menschen haben jedoch eine Vielzahl von Einschränkungen, die ihre notwendige Interaktion mit der Umgebung behindern. In diesem Falle, wenn sie „nicht zu der Umgebung kommen“ können, muss die Umgebung „zu ihnen kommen“.

Dies bedeutet, dass wir entweder aktive Maßnahmen unterstützen oder passiv Maßnahmen übernehmen, die der Mensch braucht, um mit sich und der ‘Außenwelt’ in Berührung zu kommen. Der Grad unserer Unterstützung richtet sich nach der individuellen Befindlichkeit des Menschen. Je schwerer dessen Beeinträchtigungen sind, umso mehr überwiegen die für den Patienten passiven Maßnahmen. Trotzdem habe ich es mir zum Grundsatz gemacht, stets (!) dem Patienten Möglichkeiten der aktiven Beteiligung zu bieten und seien diese vom Standpunkt des „Gesunden“ aus noch so minimal.

Zwei etablierte Therapieverfahren zu diesem Thema möchte ich Ihnen in diesem Schritt vorstellen. Beide Verfahren haben sich letztlich aus dem pflegerischen und therapeutischen Umgang mit Kindern entwickelt. In der Kreativität sind uns die Kollegen der Pädiatrie weit voraus. Vieles, was in der Geriatrie erfolgreich Anwendung findet ist den Konzepten der Pädiatrie entliehen. Kinder sind Hoffnungsträger. Die Einstellung, dass alles sowieso keinen Sinn mehr habe, ist im Umgang mit Kindern verpönt. Dieses Denken führt zwangsläufig zu der Entwicklung von geeigneten Therapieverfahren. Sie bemerken, liebe Leser, dass veraltetes Denken in den Köpfen unmotivierter Therapeuten, gepaart mit dem unkritischen Einsatz veralteter Methoden, sehr viel hoffnungsloser ist, als jeder noch so pflegebedürftige Zustand unserer alten Menschen.

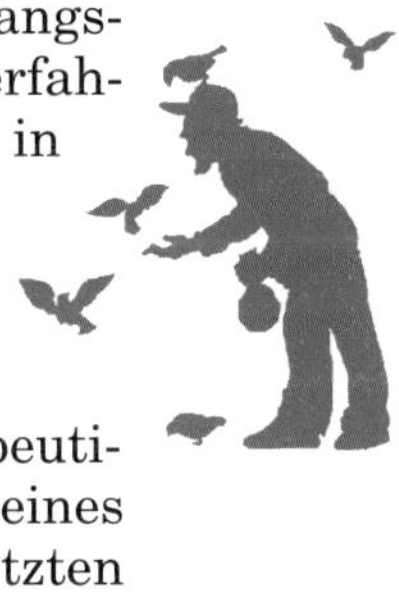

Aber wir stehen in der Tat erst am Anfang der therapeutischen Entwicklung. Dieses Buch halten Sie zu Beginn eines neuen Jahrhunderts in den Händen. Zu Beginn des letzten Jahrhunderts, 1909, prägte der aus Österreich stammende amerikanische Arzt Ignaz Nascher erstmals den Begriff der „Geriatrie“. Dieses Bewusstsein, dass alte Menschen, ebenso wie Kinder spezielle therapeutische, medizinische und pflegerische Betreuung benötigen, ist noch sehr jung. Wir haben gute Voraussetzungen, dieses Bewusstsein weiterzuentwickeln.

Andreas Fröhlich entwickelte zunächst für Kinder und gemeinsam mit Christel Bienstein schließlich auch für pflegebedürftige Erwachsene das Konzept der **Basalen Stimulation**, welches ich Ihnen in den Grundzügen darstelle und Beispiele für seine Anwendungsmöglichkeiten gebe. Mein Buch will spezielle Fachliteratur nicht ersetzen. Ich verweise daher zur Vertiefung auf entsprechende Literaturangaben.

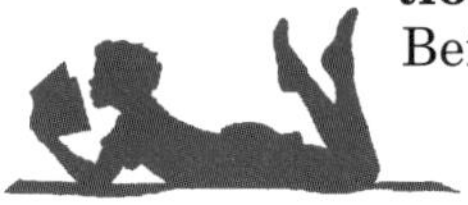

Das Gleiche gilt für Felicie Affolter, die ebenfalls für Kinder die Möglichkeit der aktiven Interaktion bei Behinderung entwickelt hat, in dem das Kind hierzu „geführt" wird. Aus dem **„Führen nach Affolter"** hat sich das „Therapeutische Führen" etabliert, dass beeinträchtigten Menschen die Auseinandersetzung mit der Umgebung ermöglichen soll. Zur Vertiefung auch hier: Literaturangaben.

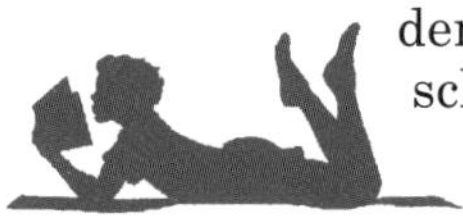

Basale Stimulation

Der Umstand, der einen Menschen zum Patienten werden lässt, bedeutet immer einen Eingriff in die körperliche Integrität. Krankheiten, besonders wenn sie chronisch, tödlich verlaufend oder sehr schmerzhaft sind, haben radikale Veränderungen des „Körper-Ich" zur Folge. Die Orientierung am eigenen Körper und die Ich-Identität stellen das primäre Selbst des Menschen dar. Im Schmerz kann der Körper als feindlich und verwirrend erlebt werden. Die Veränderungen des Körper-Ichs bedeuten eine existenzielle Bedrohung für jeden Menschen.

Therapeutisch-pflegerische Maßnahmen haben klassisch die gestörten oder geschädigten Anteile des Menschen zum Ziel. Die „Bevorzugung" dieser Anteile und damit verbunden die Vernachlässigung aller übrigen Strukturen tragen häufig zum Verlieren der Körper-Ich-Identität mit bei:
Der Mensch „fügt" sich resignierend in das Schicksal des Patienten im wahrsten Sinne des Wortes als ein „Erduldender" und gibt Verantwortung für sich ab. Unter diesen Umständen sind die Chancen einer Genesung, eines heil Werdens nahezu nicht vorhanden. Meine Tante stellte entsetzt bei einem Besuch ihrer schwer pflegebedürftigen Freundin fest, dass es „sie nicht einmal mehr stört, wenn sie in die Windeln macht, obwohl sie – mit einiger Mühe – die Toilette aufsuchen könnte".

Basal stimulierendes Handeln am Patienten soll helfen die leiblich-seelische Ganzheit wiederherzustellen, in dem der Mensch unterstützt wird, sich im aktiven Prozess der Gene-

sung neu zu organisieren, das heißt auch, die erkrankungsbedingt veränderten Körperfunktionen zu akzeptieren und zu integrieren.
Basale Stimulation macht dem kranken Menschen sensorische Angebote, die seiner jeweiligen Befindlichkeit entsprechen und sie hilft ihm, die vielfältigen – oft intimen Berührungen an seinem Körper zu tolerieren, Berührungen, die – wie im Falle der Intimreinigung, oft noch nicht einmal dem Lebenspartner gestattet sind.
Viele alte Menschen reagieren in solchen Situationen mit verminderter Vitalität. Sie reduzieren ihre Bewusstheit auf ein Minimum und wirken kaum ansprechbar, um sich der für sie **unbegreiflichen** Situation zu entziehen.
Dies hat nicht selten zur Folge, dass sie, um die Vitalfunktionen aufrechtzuerhalten, beispielsweise per Sondenkost ernährt werden, was zur Entfremdung von sich selbst noch zusätzlich beiträgt.
Viele pflegetherapeutische Handlungen werden am Patienten verrichtet, ohne ihm Gelegenheit der Exploration zu geben. Nicht selten kommt es zu wahnhaften Beurteilungen dieser Gegenstände, wie z.B. Infusionen, die in den Körper eindringen. Insbesondere Menschen, die aufgrund dementieller Prozesse größte Schwierigkeiten in der Beurteilung ihrer Umwelt haben, reagieren auf derart traumatisierende Erlebnisse mit Abwehr oder apathischem Verhalten.

> Vitalfunktionen: Körperliche Funktionen zur Aufrechterhaltung des Lebens wie Atmung, Blutkreislauf etc.

Im Folgenden sind die „goldenen Regeln“ in der Vorgehensweise nach den Grundsätzen der basalen Stimulation beschrieben. Sie werden ergänzt durch Therapieempfehlungen zum Aufbau und Erhalt des Körperschemas nach Fenske-Deml, wie ich sie bereits in meinem Buch „Mein Gehirn kennt mich nicht mehr“ dargestellt habe.

- **Klare Spürinformationen:** Der Patient, insbesondere seine Hände brauchen klare und eindeutige Informationen, um das Geschehen an seinem Körper trotz der Wahrnehmungsbeeinträchtigung „begreifen zu können“. Das häufig zu beobachtende taktil-agressive Verhalten des Patienten zu sich aber auch gegenüber anderen kann als verzweifelter Versuch interpretiert werden, deutlichere Spürerfahrungen zu erlangen. Tiefensensible Stimulierungen wie Vibration und Druck können helfen, konkretere Informationen zu bekommen:
- Abklopfen aller Gelenke mit verschiedenen Gegenständen (z.B. Igelball), insbesondere Fingergelenke, Ellbogen, Schul-

terblatt, Hüfte, Knie, Fußgelenke. Abklopfen (Tapping) von Muskelbäuchen (nicht bei muskulärem Hypertonus!) Tonussenkend wirkt lang anhaltender Druck auf die Muskelbäuche und langsame Bewegungen, bzw. das Halten einer Bewegungsstellung über einige Sekunden.

- Intensives passives Bewegen und Dehnen der Muskulatur, behutsames Dehnen und Stauchen der Gelenke.
- Massieren der Handinnenflächen und Fußsohlen, passives „in die Hände klatschen“ des Patienten und passives „Aufstampfen mit den Füßen“ auf einer konkreten Unterlage.
- Günstig ist die Kombination von Bewegungen mit sinnvollen Handlungen, die „geführt“ werden. Siehe dazu später: Therapeutisches Führen.
- **Kontaktintensität:** Die Berührungen sollen stets konkret sein. Zu leichte und oberflächliche Berührungen, z.B. das flüchtige Hin- und Herstreicheln über die Wange oder das Haar können zu Abwehrreaktionen des Patienten führen. Diese Information ist sehr wichtig für liebevolle, wohlmeinende Angehörige, die zu behutsam mit dem Patienten umgehen, weil sie ihm nicht weh tun wollen!
- **Berührungskonstanz:** Berührungen sollten während einer Behandlung nach Möglichkeit nicht unterbrochen werden; dies bedeutet, dass alles Benötigte in greifbarer Nähe stehen soll und dies setzt gute Planung voraus. Für wahrnehmungsbeeinträchtigte Menschen ist jede neue Kontaktaufnahme mit einer aufwendigen Orientierungsleistung verbunden, was anstrengend ist und wiederum zu Anspannung führen kann.
- **Initialberührung:** Zu Beginn und zum Ende einer Behandlung, und auch, wenn eine Unterbrechung unumgänglich ist, sollte der Patient durch eine eindeutige, immer wiederkehrende Berührung aufmerksam gemacht werden. Dies kann ein Händedruck sein, oder ein Druck auf die Schulter. Im Sinne des Wiedererkennungseffektes sollten alle Menschen, die mit dem Patienten Kontakt haben, diese Initialberührung kennen und anwenden.
- **Rhythmus:** „Rhythmus ist das Versprechen, dass es so weitergeht, wie bisher“. Zu rasche Abwechselung in der Vorgehensweise kann für den Patienten, wenn sie nicht nachvollziehbar ist, wiederum beängstigend wirken. Durch wiederkehrende Sequenzen bekommt der Patient Gelegenheit, die nächsten Schritte vorher zu ahnen.

- **Dreidimensionalität:** Basalstimulierende Körperwäschen oder Massagen modellieren den Körper des Patienten nach und wischen nicht oberflächlich auf ihm hin und her. Diese Vorgehensweise ist konturgebend und hilft dem Menschen bei seiner Orientierung.
- Auch olfaktorische und gustatorische Anregungen sind vor allem für sondenernährte Patienten von größter Bedeutung.
- Auditive Angebote können gemacht werden. So erreichen vertraute Alltagsgeräusche (z.B. auf Tonträger) selbst komatöse Patienten.
- Die visuelle Umgebung ist wichtig. Das Umgeben mit vertrauten Gegenständen, Fotos, die eigene „Lieblingstasse“, Kuscheltiere, Lieblingsbücher, Decken, Kissen.
- Klare Stimulation an den Füßen und im Gegenstück dazu ein Tuch auf dem Kopf wirken in vielen Fällen beruhigend auf sensorisch deprivierte Patienten.

Körperschematherapien sollten visualisiert werden

- Achten Sie darauf, dass Ihr Patient bei dem, was Sie an seinem Körper machen, zusieht.
- Sie können Ihrem Patienten Spiegel zur Verfügung stellen, sofern dies durch eine Hirnerkrankung nicht kontraindiziert ist. Nicht nur kleine (Hand-)Spiegel, in denen er nur sein Gesicht sieht, sondern nach Möglichkeit Ganzkörperspiegel. (Es gibt leichte, fahrbare, Ganzkörpertherapiespiegel). Insbesondere bettlägerige Patienten sollen die Möglichkeit bekommen, sich ganz zumindest einmal am Tag im Spiegel zu sehen.
- Hat der Patient Wunden, so können Sie ihm – z.B. beim Verbandwechsel, Zeit lassen, sich die Wunde zu betrachten und ihm dabei helfen seine Empfindungen auszudrücken – auch Ängste oder Ekel.
- Fotodokumentationen zur Wundheilung in der Pflege können auf Wunsch auch dem Patienten zugänglich gemacht werden.
- Gegenstände, die in den Körper eingeführt werden, wie z.B. Katheder oder Braunülen für intravenöse Therapie, werden dem Patienten verständlich erklärt.
- Wenn Sie an Bereichen des Körpers Ihres Patienten arbeiten, die für ihn nicht ohne Weiteres optisch zugänglich sind wie z.B. der Rücken, können Sie ihm die Gelegenheit bieten, Ihre Arbeit in einem Spiegel mit zu verfolgen.

- Bieten Sie Ihrem Patienten kräftige visuelle Reize an, in der eher weißen Klinikumgebung wirkt bereits ein farbiges Handtuch oder ein farbiger Kissenbezug sehr stimulierend, insbesondere, wenn es aus dem vertrauten häuslichen Bereich des Patienten kommt.
- Lackierte Nägel, Schmuck, Dekorativkosmetik und Düfte – dies alles soweit vertretbar, gehören unter Umständen auch zum Wohlgefühl des Körperschemas und zur visuellen Akzeptanz.
- Besonders die Füße sind visuell oft kaum repräsentiert. Sie können Ihrem Patienten bunte Socken anziehen, oder „Hingucker" z.B. ein Kuscheltier ans Fußende des Bettes platzieren.
- Vielleicht bringen Sie streng bettlägerigen Patienten ein „Mobile" an der Zimmerdecke (oder am Aufrichter) an, achten aber darauf, dass die Motive des Mobiles tatsächlich für den Betrachter „von unten" geeignet sind und nicht – wie meist – von der Seite.

Taktile Auseinandersetzung ist für das Körperschema wichtig

- Auch wenn der Patient in mehr oder weniger erheblichem Maße Pflege an seinem Körper erfährt, sollte er die Möglichkeit bekommen, im angemessenen Umfang, Pflege an seinem Körper selbst vornehmen zu können.
- Dies dient nicht nur dem Erhalt oder der Wiedergewinnung der Selbstständigkeit, sondern auch der taktilen und propriozeptiven Auseinandersetzung mit dem eigenen Körper.
- Die meisten Patienten mit Bewusstsein sind in der Lage, sich selbst taktil zu stimulieren, auch wenn es keinem a priori erkennbaren pflegerischen oder therapeutischen Zweck dient.
- Der Patient sollte die Möglichkeit haben, sich z.B. selbst einzucremen, auch wenn nur die eine Hand die andere cremt.
- Wenn es medizinisch und therapeutisch vertretbar und für den Patienten zumutbar ist, sollte er bald dazu angeleitet werden, bestimmte therapeutische Maßnahmen an seinem Körper selbst durchzuführen.
- Wählen Sie – soweit möglich, Ihre Therapiemedien nach taktilen Vorlieben des Patienten aus. Sollte Ihr Patient die-

se nicht nennen können, so helfen vielleicht die Angehörigen weiter.

- So wirkt unter Umständen ein dem Patienten vertrauter Gegenstand aus seinem privaten Bereich stimulierender, als „irgendein“ Medium aus dem Therapieschrank.
- Sie können die Kontaktaufnahme zu Ihrem Patienten nach Möglichkeit zusätzlich zur Sprache durch Berührungen unterstützen.
- Pflege- und Therapiemedien können zunächst den Händen des Patienten zugänglich gemacht werden. Lassen Sie ihn ‘begreifen’, womit Sie arbeiten.

Stimulierung des kinästhetischen Systems bei Körperschematherapien

- Sie können Ihrem Patienten Lageveränderungen bewusst machen. Benennen Sie z.B. seine Körperteile, wenn Sie ihn auf die Seite drehen, verbalisieren Sie „rechts“ und „links“.
- Bevor Sie Ihren Patienten nach längerem Liegen oder Sitzen hinstellen, stimulieren Sie seine Füße. Sie können die Füße berühren, geben Sie leichten Druck gegen die Fußsohlen und lassen Sie ihn beispielsweise „gegen Ihre Hände“ treten. Ziel ist es, dass der Patient „Druck auf die Füße gibt“, Gewicht auf die Füße verlagert.
- Variieren Sie Lagerungen und Sie können auch Bauchlage oder 130° Lagerung anwenden.
- Insbesondere bei schwer- und schwerstpflegebedürftigen Patienten habe ich gute Erfahrungen mit dem Einsatz eines Bettlifters gemacht: Ich empfehle einen komfortablen Bettlifter mit einem Tuch, in dem der Patient sicher gebettet ist. Der Bettlifter kann den Patienten in unterschiedliche Höhe über den Erdboden bringen, oder ihn auch sanft auf eine Matte auf die Erde niederlegen. Der Patient kann in bestimmtem Umfang mit dem Bettlifter gedreht und geschaukelt werden, dies führt zu einer vestibulären und tiefensensiblen Stimulierung, die sonst nicht möglich ist.
- Sie können Ihren Patienten dabei ermutigen, Lageveränderungen soweit als möglich selbst vorzunehmen, auch wenn es etwas länger dauert, und dabei nur so viel Unterstützung wie nötig geben.
- Leiten Sie Bewegungen physiologisch ein : Drehungen z.B. über Schulter- und Beckengürtel.

Die Auseinandersetzung mit dem Thema Basale Stimulation und Körperschematherapien lohnt sich.
Sie ist angewandte Humanität in Bereichen, die primär auf die Bedürfnisse von Pflegekräften, Ärzten und Therapeuten zugeschnitten sind.
Der behutsamen (!) Experimentierfreudigkeit zum Wohle des Patienten sind keine Grenzen gesetzt.

Therapeutisches Führen

Im täglichen Leben eines Patienten gibt es viele Momente, wo er in zielgerichteten Bewegungen unterstützt werden könnte. Praxis ist meist, Handlungen, die der Patient selbst nicht oder nicht vollständig durchführen kann, für den Patienten zu übernehmen. Ich halte dies für angemessen, wenn zum Wohle oder Schutz des Patienten rasch, oder auf eine ganz bestimmte Weise gehandelt werden muss, oder wenn ein aktives Miteinbeziehen den Patienten in der augenblicklichen Situation psychisch oder physisch überfordern würde. Trotzdem gibt es viele, noch so kleinste Möglichkeiten, in denen der Patient aktiv unterstützt werden sollte. Arbeiten auf Intensivstationen haben gezeigt, dass selbst der stark bewusstseinseingeschränkte Patient zu Handlungen geführt werden kann und dass frühzeitiges Miteinbeziehen des Körpers nach Hirnschädigungen die Ausbildung von Spastizität deutlich vermindern kann.

Beim therapeutischen Führen übernimmt bzw. unterstützt der Therapeut sinnvolle und zielgerichtete Bewegungen des Patienten mit und ohne Objekt.
Das Führen bezieht sich meist auf die Arbeit mit den Händen, ist jedoch auch übertragbar auf das Führen anderer Körperteile, z.B. der Füße und Beine beim Anziehen einer Hose. Ziel des Führens ist es, dem Patienten zu ermöglichen, so viel **'Handlungen'** wie möglich (wieder) **selbst** ausführen zu können.

Auch wenn die Anlässe solcher Aktivitäten "banal" erscheinen, wie das Aufnehmen des Taschentuches, um sich den Mund abzuwischen, ist doch die Beachtung physiologischer Gegebenheiten oberstes Gebot. Kriterien wie *Zielorientiertheit, Problemlösungscharakter und der angemessene taktil-kinästhetische Reiz* müssen gegeben sein.

Dies bedeutet, dass therapeutisches Führen nach gewissen Regeln erlernt werden muss, am besten durch Üben mit einem erfahrenen Therapeuten. Der Schwierigkeitsgrad ist nicht sehr hoch. Es ist zu empfehlen und ich habe gute Erfahrungen damit gemacht, vor allem Angehörige in das Konzept mit einzubeziehen. Neben der wohltuenden physiologischen Wirkung auf den Patienten hilft diese Art der Unterstützung vielen Angehörigen über das ohnmächtige Gefühl, nichts für den Patienten tun zu können sehr gut hinweg. Denn es wird damit wirklich wertvolle Arbeit geleistet.

Das therapeutische Führen ist indiziert z.B. bei Patienten,

- die aufgrund einer Hirnschädigung neuronale Konzepte zur Bewegungsplanung und -ausführung verloren haben oder darin beeinträchtigt sind *(Klassische Indikation),*
- die aufgrund einer schweren oder chronischen Erkrankung über längere Zeit keinen adäquaten Bezug zu alltagsrelevanten Fähigkeiten mehr haben (Bettlägerigkeit, hohe Pflegebedürftigkeit),
- die aufgrund von erheblichen oder langdauernden Beeinträchtigungen der körperlichen Integrität Handicaps im 'normalen' Umgang mit alltagsrelevanten Situationen haben (beispielsweise Gipse, Drainagen, etc.)

Beim therapeutischen Führen ist es wichtig, einen konkreten Bezug des Patienten zu räumlichen Gegebenheiten sicherzustellen. Insbesondere in der eher diffusen Umgebung des Bettes, sollte der Patient gut begrenzt gelagert sein, um ausreichende tiefensensible Stimulierungen und klare Spürerfahrungen über die Unterlage (Matratze, Bettrahmen etc.) zu erhalten.
Im Sitzen sollte ein Tisch den Ausgangspunkt darstellen (auch möglich, das ausziehbare Tablett eines Pflegenachttisches), der seinerseits durch das Führen der Hände in seinen Dimensionen erkundet werden kann.
Für rumpfstabile und entsprechend belastbare alte Menschen ist ein stabiler Hocker (ohne Lehnen) ein günstiges Sitzmöbel. Meist wird man aber alternativ auf einen Stuhl mit nicht behindernden Lehnen zurückgreifen. Die weiche Rückenlehne des Rollstuhles stellt ein ungünstiges Setting dar. Wenn unumgänglich sollte auch hier wieder mit guter Unterstützung der Lendenwirbelsäule begrenzend gelagert werden.

- Der Patient soll das Ziel der Handlung nachvollziehen können, dazu ist es notwendig, ihn die Gegenstände nach Möglichkeit vor Verwendung explorieren zu lassen, gerade bei Bewusstseinsgetrübten sollten möglichst viele Sinne mit einbezogen werden.
- So kann eine Spürerfahrung an den unterschiedlichsten Stellen des Körpers gemacht werden und damit Aufmerk-

samkeit hervorrufen. Gegenstände fühlen sich an unterschiedlichen Körperstellen auch sehr unterschiedlich an! An Gegenständen kann man riechen, oder man kann sie auch in den Mund nehmen, sofern es aus gesundheitlichen und hygienischen Gründen vertretbar ist.

- Beim Führen zum bewussten Handeln sollten nur die aktuell notwendigen Gegenstände bereitstehen, um dem Patienten Orientierung zu geben. Zur Orientierung, vor allem im taktil-kinästhetischen Bereich, sollte der Patient nicht beidhändig „in der Luft" arbeiten, sondern eine Hand sollte auf der Unterlage liegen, um ihm Informationen über die Stabilität zu vermitteln. Nicht nur die „arbeitende" Körperhälfte des Patienten ist wichtig, sondern auch die ruhenden bzw. haltenden Anteile des Körpers!
- Das Handeln soll absichtsvoll erfolgen. Daher erfolgt in der Regel der Medieneinsatz erst, wenn das Problem erkannt wurde (z.B. was benötige ich, um Streichwurst auf das Brot zu bringen? → Messer). Jeder Schritt einer Handlungssequenz soll durch*geführt* werden, also auch beispielsweise das Aufräumen oder das Aufheben, wenn etwas heruntergefallen ist, sofern der Patient hierfür belastbar ist.
- Therapeutenhand liegt auf Patientenhand bis zu den Fingerspitzen und führt die Hand des Patienten leicht und ohne zu großen Druck.
- Die Möglichkeit über einen Gegenstand Wahrnehmung zu haben, wird als „Zauberstabphänomen" beschrieben. Wenn Sie eine Gabel zur Hand nehmen und ohne Sichtkontakt etwas zu Essen damit berühren, so können Sie trotz der Gabel beurteilen, ob sich die Speise hart oder weich anfühlt und Sie können den Druck und die Bewegung beenden, wenn Sie spüren, dass sich die Gabel beispielsweise durch die Kartoffel gearbeitet hat und nun am harten Porzellan des Tellers angekommen ist. Auch das „Zauberstabphänomen" spielt beim Führen, insbesondere bei Tisch eine große Rolle und dient oft dem längeren Erhalt des Umgangs mit Besteck.
- „Sich führen lassen" ist ein Ausdruck des Vertrauens! Daher sollte in ruhiger Atmosphäre dem Patienten vor der Sequenz des Führens verdeutlicht werden, worum es geht. Mit den Wiederholungen des Führens wird alles für den Patienten bekannter und entspannender werden. Daher sollten die ersten „Führaufgaben" weder den Patienten noch

den Therapeuten überfordern. Die Stimmung des Therapeuten (Muskeltonus) überträgt sich auf den Patienten! Während des Führens sollte eher wenig gesprochen werden, damit der Patient sich auf die Inputs des taktil-kinästhetischen Systems konzentrieren kann.

Es gibt viele Anlässe im Alltag pflegebedürftiger alter Menschen, die durch therapeutisches Führen unterstützt werden können. Mit den folgenden Beispielen, liebe Leser, möchte ich Ihnen nur einige Anregungen geben, sich für diese Anlässe zu sensibilisieren. Sie stellen nur einen winzigen Bruchteil der vielen Möglichkeiten dar:
...sich die Haare bürsten, das Gesicht eincremen, sich mit einem Tuch den Schweiß abwischen, die Nase jucken, ein Eau de Toilette aufsprühen, den Reißverschluss der Jacke zuziehen, mit beiden Händen im Wasser planschen und die Seife zwischen den Händen reiben, eine Banane schälen, eine Bratwurst halten, mit beiden Händen die Lieblingstasse zum Mund führen, dem Enkelkind über das Haar streichen, ein Tier oder ein Kuscheltier streicheln, dem Lebenspartner die Hand küssen, den Knopf im Lift bedienen, ein Geldstück aus der Geldbörse holen, den Telefonhörer abheben, die Bettdekke hochziehen, das Toilettenpaper abrollen, den Klingelruf für die Pflege bedienen ...

Der dritte Schritt: besonders alltäglich – das Besondere im Alltäglichen

In den ersten beiden Schritten haben wir uns deutlich gemacht, wie wichtig das taktil-kinästhetische System für den Umgang mit Alltäglichem ist und wie alte Menschen aktive und passive Unterstützung erhalten können, wenn sie aufgrund chronischer Erkrankungen oder Pflegebedürftigkeit im Erspüren ihres Alltags eingeschränkt sind. Der dritte Schritt widmet sich nun der Gestaltung des Alltages alter Menschen selbst. Im Vordergrund steht der pflegebedürftige Mensch. Jedoch sind die Überlegungen und Empfehlungen abzuwandeln und zu übertragen auf jeden alten Menschen, unabhängig davon, wie 'rüstig' oder 'beeinträchtigt' er ist. In den letzten Jahren ist eine Vielzahl von sehr guter gerontotherapeutischer Literatur veröffentlicht worden, mit bemerkenswerten Überlegungen zur Alltagsgestaltung, vor allem desorientierter, verwirrter und dementer Menschen. Meiner Einschätzung nach, sind viele dieser Überlegungen auch ganz hervorragend anzuwenden auf den alten Menschen, der (noch) nicht von derart gravierenden Einschränkungen betroffen ist.

Vor einigen Jahren hatte ich eine sehr beeindruckende Unterhaltung mit einem alten Herren, der seit einigen Jahren durch einen rechtshirnigen Schlaganfall in seiner Bewegungsfähigkeit eingeschränkt war und zudem sehr schlecht sehen konnte. Er sprach darüber, wie sich sein Leben und das seiner Frau verändert hatte und wie viele Menschen ihn bedauern würden. In dem Gespräch erfuhr ich, dass er vor dem apoplektischen Ereignis ein recht „normales“ aber auch sehr „eintöniges“ Rentnerdasein geführt hatte. Er und seine Frau hatten nie ein großes Konzept, wie sie den Ruhestand verbringen wollten und orientierten sich irgendwie an dem, was üblicherweise für Menschen ihres Alters angemessen schien. Durch den Schlaganfall, so erzählte er, habe er wieder spielen gelernt. An dem ergotherapeutischen Angebot zum Handfunktionstraining, beispielsweise, habe er Gefallen gefunden und sei nun ein begeisterter Fan von verschiedensten Brettspielen, auch solchen, die eher für Kinder und Jugendliche konzipiert seien. Auch hätte er sich in seinen 45 Jahren Ehe nicht träumen lassen, dass er „auf seine alten Tage“ mit seiner Frau noch mal täglich Ball spielen würde.
All diese Verfahren seien erst durch seinen Schlaganfall für ihn relevant geworden und sind nun therapeutisch legitimiert. Könne er die Zeit zurückdrehen, so wünsche er sich ganz sicher nicht, einen Schlaganfall zu bekommen, aber er wünsche sich, das Wissen vom Spaß am Spielen zu haben um schon viele Jahre zuvor das genießen zu können, was nach etablierter Meinung für einen alten Menschen „undenkbar“ und „lächerlich“ sei.

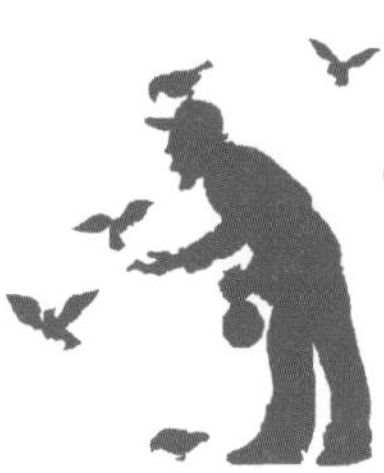

Dieses Gespräch hatte mich veranlasst, sensibler zu werden für die alltäglichen Möglichkeiten alter Menschen, die nicht erst durch „Behinderung legitimiert“ sind, Genüsse aus der Kinderzeit wachzurufen.
Und ich habe darüber nachgedacht, ob nicht eine ausgewogene Anpassung von Umgebungsbedingungen an die veränderten Bedürfnisse alter Menschen auch in „alten, gesunden Tagen“ viel zur Wohlbefindlichkeit im Alltag beitragen könnte. Dies setzt jedoch entschieden voraus, dass „Alter“ wie „Kindheit“ als eigener Lebensabschnitt mit spezifischen Bedürfnissen gesehen wird, und ebenso wenig wie „Kinderzimmer“ nur eine verkleinerte Form von „Erwachsenen-Räumen“ darstellen, sollten „Wohnungen alter Menschen“ ausschließlich aus „barrierefreien“ Relikten früherer Tage bestehen.

Ich lade Sie also ein, liebe Leser, sich aus den folgenden Alternativen zum Altbewährten die Anregungen zu holen, aus denen Sie konkrete Möglichkeiten schöpfen können für das eine oder andere Bedürfnis eines alten Menschen.

Um es noch mal zu betonen: Die Anregungen sind zentral für alte Menschen gedacht, die aufgrund von Einschränkungen jedweder Art, häufig neuropathologische Prozesse, verbunden mit Chronifizierung und Progredienz, Unterstützung benötigen. Jedoch sind alle Anregungen auch abwandelbar für nicht eingeschränkte alte Menschen.

Beginnen wir gleich mit **einem Beispiel**:

- *Grünpflanzen in der Wohnung:* Desorientierte alte Menschen haben oftmals die Tendenz, vieles in den Mund zu nehmen, um es 'zu probieren'.
  Zimmerpflanzen haben vielerlei positive Wirkung: Ihr Grün wirkt anregend, sie sorgen für ein gutes Raumklima und die Pflege der Pflanzen bedeutet eine Aufgabe.
  Daraus ergibt sich die Empfehlung, statt ungenießbarer Gewächse, in die Blumentöpfe Kräuter wie Pfefferminze, Petersilie, Brunnenkresse (sehr schön mit den bunten Blüten!) u.ä. zu pflanzen. So kann das Zupfen und „in-den-Mund-Nehmen“ dem alten Patienten nicht schaden.
  Aber auch für nicht desorientierte alte Menschen empfiehlt sich ein Kräutergärtchen in den eigenen vier Wänden: So ein selbstgezupfter Vitamincocktail im Vorübergehen, dient täglich der Gesundheit und das „Naschen nebenbei“ wirkt wie eine kleine Streicheleinheit fürs seelische Wohlbefinden!

- Das „Kräuterangebot“ im Haus lässt sich kultivieren: So sorgen Lavendel oder Zypressenkraut mit ihrem feinen Duft für angenehme Atmosphäre im Raum. Pfefferminze oder Salbei eignen sich für selbstgemachte Kräutertees. Pflanz- und Erntezeiten tragen mit zur Strukturierung des Jahresablaufes bei. Das Trocknen und Aufbewahren von Kräutern kommt dem Bedürfnis vieler alter Menschen entgegen, zu sammeln und zu horten. Man kann sein handwerkliches und kunstgewerbliches Geschick kultivieren und entsprechende Kräutersäckchen und -Bouquets zum Verschenken herstellen, was unter nostalgischen Gesichtspunkten einem alten Menschen sehr gut „stehen kann“. Bei einem Krankenhausaufenthalt können „Kräutergrüße“ von daheim, z.B. mit blutdrucksenkender oder schleimlösender Wirkung auch viel zur seelischen Genesung beitragen.

Hier ein paar Kräuterrezepte:

Inhalat mit Pfefferminze

Je ein Teelöffel getrocknete Pfefferminze, Lindenblüten, Kamillenblüten, Basilikum und Salbei werden in eine hohe Schüssel oder einen Krug gegeben und mit einem Liter kochendem Wasser übergossen. Die Mischung vor dem Inhalieren kurz ziehen lassen.

Heiltrank aus Basilikum gegen Fieber

Ein Teelöffel getrocknetes Basilikum, etwas Kardamom, 1 Teelöffel gemahlener Zimt mit 600 ml kochendem Wasser übergießen und ca. 10-15 Minuten warm halten und ziehen lassen. Der Trunk kann mit etwas naturbelassenem Zucker gesüßt werden. Über den Tag wird alle paar Stunden ein Gläschen voll getrunken.

Beruhigendes Milchgetränk zur Entspannung

Ein Esslöffel getrocknete oder frische Pfefferminze wird mit 300 ml Milch übergossen. Der Sud soll 10 Minuten warm gestellt ziehen. Die Pfefferminze wird abgegossen und die Milch vor dem Trinken nochmals kurz erhitzt.

Rosmarin in Wein zur Stärkung

6 Zweige frischer Rosmarin werden in eine Flasche nicht zu herben Weißwein getaucht. Die Zweige werden in der gut verschlossenen Flasche dunkel einige Tage stehen gelassen. Dann können die Zweige entfernt werden. Ein Gläschen Wein wirkt stärkend.

Muskat-Weinbrand zur Verdauungsförderung

1 1/2 ganze Muskatnüsse werden fein zerrieben (kein fertiges Muskatpulver verwenden) und in 600 ml Weinbrand gegeben. Wer mag, kann das Pulver in einem Mullsäckchen in den Weinbrand tauchen. Die Mischung lässt man 3 Wochen stehen und schüttelt sie gelegentlich. Dann wird der Weinbrand abgeseiht und in eine Flasche gefüllt. Man genießt den Weinbrand pur – oder sehr gut auch vor dem Schlafengehen in heißer Milch!

Herzmittel aus Zitronenmelisse

4 Zweige Zitronenmelisse, 2 Zweige Ysop, 2 Zweige Basilikum, 2 Zweige Minze, 2 Zweige Salbei – alle frisch – werden in 600 ml Whisky oder Weinbrand gegeben (Scotch ist sehr empfehlenswert!). Hinzu kommen etwas zerstoßene

Ingwerwurzel und ca. 50 g naturbelassener Zucker, auch ein Sirup, z.B. Ahornsirup eignet sich gut. Das Ganze wird zwei Wochen dunkel stehen gelassen und zwischendurch geschüttelt. Abgießen und in eine Flasche füllen. Einen Esslöffel vor den Mahlzeiten einnehmen.

Viele alte Menschen haben eine große Affinität zu der Geborgenheit der „eigenen vier Wände“. Entsprechend groß ist oftmals das Bedürfnis, vor allem in der dunklen Jahreszeit, zu Hause zu bleiben.
Was dann oftmals zu kurz kommt ist jedoch die Sonneneinstrahlung und der Tageslichteffekt. Bei Dunkelheit wird der biochemische Stoff „Serotonin“, in „Melantonin“ umgewandelt. Serotonin gilt als Stimmungsaufheller, während Melantonin den Stoffwechsel insgesamt senkt. Die Herbst/Winter-Depression bei vielen (alten) Menschen ist bekannt. Dämmerlicht und Schattenbildung können die Entstehung optischer Halluzinationen begünstigen und insgesamt erscheinen nachts und in der Dämmerung Probleme und Ängste viel gravierender.

- Dass in einer Seniorenwohnung wenigstens ein Zimmer Südseite haben sollte, ist leider nicht immer zu realisieren. Aber vielleicht lässt sich ein kleiner Balkon zu einem verglasten Wintergarten umwandeln? Abgesehen vom gesunden Tageslichteinfall kann so ein Lieblingsplätzchen aus Glas auch sehr schön als gemütlicher Beobachtungsposten für die Geschehnisse der Welt da draußen dienen. In sehr dunklen Wohnungen ist zumindest während der Wintermonate in jedem Fall der Einsatz von „Tageslicht-Beleuchtungskörpern“ zu empfehlen.

Zur Geborgenheit der eigenen vier Wände gehören auch vertraute Gegenstände aus lang vergangenen Tagen. Alte Menschen sind oftmals weniger experimentierfreudig, was die Gestaltung ihrer Umgebung betrifft, und möchten, dass möglichst nichts verändert wird. Die „Kehrseite“ davon ist, dass alles über Jahre hinweg gleich aussieht und den Augen kaum noch neue Reize als „Hingucker“ angeboten werden, dafür aber Schränke und Regale vollgestopft sind, sodass selektives Wahrnehmen fast ausgeschlossen wird.

- Gemeinsam mit der Nichte einer alten Dame habe ich erlebt, wie unmöglich es war, ein bisschen „auszumisten“. Die Nichte meinte dann einmal entnervt zu ihrer Tante, dass sie ja den Weihnachtsbaum auch nicht das ganze Jahr stehen lassen würde, nur weil sie sich davon nicht trennen könne. Das brachte mich auf die Idee, nicht nur die Weihnachtszeit, sondern auch andere Jahresabschnitte saisonal zu gestalten – und siehe da: Die alte Dame machte mit! So bekamen Vitrinen und Regale ihre „Themen“ , von „Enkelkinder-Besuch“ bis „Erntedankfest in Schlesien“ und entsprechend wurden Familienfotos, Andenken, Postkarten etc. in Kartons verstaut, um zu gewissen Zeiten gegen andere Arrangements ausgetauscht zu werden: Die „Staubfänger“ reduzierten sich, die alte Dame lebte deutlich aufmerksamer in ihrem kleinen Appartement und das gemeinsame Umgestalten wurde ein neues Familienritual, an dem sich der bis dahin für „Gruftiekram“ ziemlich desinteressierte 13-jährige Enkel mit zunehmender Begeisterung beteiligte.

In den Wohnungen alter Menschen gilt es oft die Balance zu finden zwischen Übersichtlichkeit zum Wiederfinden von Gegenständen wie Brille, Kugelschreiber, Taschentuch und dem Bedürfnis, alles in greifbarer Nähe und in mehrfacher Ausführung haben zu wollen.

- Ein alter Herr, leidenschaftlicher Genießer guter Zigarren, hortete seine leeren Zigarrenschachteln ungenutzt im Wandschrank. Eines Tages beschloss er, sie zu „Aufbewahrungsbehältnissen“ umzuwandeln, vor allem für Kugelschreiber und Streichhölzer. Ein Pflegekollege, dessen Hobby Modellbau war, brachte einen „Zwei-Komponenten-Kleber“, mit dessen Hilfe wir jeweils außen auf die Schachtel ein Exemplar von dem klebten, was sich innen befand. Seitdem hat der alte Herr neben dem Bett, seinem Fernsehsessel, der Toilette etc. seine Zigarrenkistchen stehen, hat übersichtlich alles greifbar und muss viel weniger heruntergerollte Kugelschreiber oder verrutschte Rätselzeitungen suchen.

Alte Menschen, insbesondere solche mit Unruhe und Desorientierung brauchen Gegenstände, die sie mit sich herumtragen können. Sie dienen einerseits als Begleiter zum daran Festhalten, andererseits können sie das Bedürfnis, die innere Unordnung durch äußere Ordnungsstereotypen zu kompensieren, befriedigen.

- Ganz hervorragende Begleiter sind nach wie vor Kuscheltiere, insbesondere Teddybären aber auch weiche Babypuppen. Einen alten Menschen mit diesen Attributen zu sehen, ruft bei vielen oft eine peinliche Berührung von „kindischem Getue“ hervor. Der Hegetrieb ist jedoch einer der wichtigsten Urtriebe eines Menschen und wie ich im Kapitel „Wenn Gedanken sich verlieren..." schon ausgeführt habe, wird durch dementielle Prozesse nicht nur alles „höher kortikale" im Gehirn abgebaut und vernichtet, sondern vieles „Archetypische" auch dadurch „freigelegt," und es sind sehr viele liebenswerte, heilende und im besten Sinne 'primitive' Bedürfnisse und Verhaltensweisen, die sich da zeigen und auch gepflegt werden sollen.

- Nicht alle alten Menschen bevorzugen Kuscheltiere. Beste Erfahrungen habe ich auch mit kleinen Kuscheldecken, breiten Wollschals und Schultertüchern gemacht. Zum Ordnen und Sammeln eignen sich sehr gut geflochtene, flache Körbe, die mit bunten Taschentüchern oder Geschirrtüchern bestückt sein können: Falten, Glattstreichen und Stapeln von Tüchern sind sehr beruhigende Handlungsautomatismen.
- Auch Zeitschriften, nicht zu schwer und gut griffig (nicht hochglanzbeschichtet), sowie Malblöcke, Bleistifte und dikke Buntstifte (ungiftig!) gehören zur Alltagsausstattung von alten Menschen, die taktile Stimulation benötigen.

In der heutigen Zeit des Multi-Media Angebotes macht sich kaum noch einer Gedanken über *geeignete Musik für Senioren,* und wenn, dann pauschalisiert über die Lieder „aus der guten alten Zeit". Die meist anzutreffende „Dauerberieselung" aus dem Radio sollte vermieden werden. Oft greifen allein stehende Menschen selbst zu dieser Möglichkeit, um ihr Einsamkeitsgefühl durch fremde Stimmen in der Wohnung zu umgehen, oder der Fernseher läuft den ganzen Tag. Nur wenige fühlen sich mit dem akustischen Überangebot wirklich wohl. Bei vielen Menschen führt es rasch zu Nervosität und Einschlafstörungen. Die Multimedia-Industrie expandiert zunehmend in Hightech, sehr auf Kosten der Bedienerfreundlichkeit. Die meisten Tastaturen für CD-Player sind abartig klein und die multidimensionalen Möglichkeiten werden vom „Durchschnittshörer" kaum genutzt. Dabei ist der Walkman in Therapien mit alten Menschen längst etabliert und ein benutzungsfreundlicher CD-Player mit großen, andersfarbigen Tasten, die statt durch Symbole mit den Worten „Spielen", „Stopp", „Vor" und „Zurück" gekennzeichnet sind, wäre für Senioren längst überfällig. Auch braucht das Musikangebot keineswegs nur auf Volksmusik und alte Schlager beschränkt zu sein. Das ständig wachsende Angebot führt jedoch häufig zu Überforderung alter Menschen, und damit zu einer global ablehnenden Reaktion gegenüber der sog. „mo-

dernen“ Musik. Ich biete, z.B. in der Seniorengymnastik eine Auswahl, auch moderner Musik an und bekomme meist positives Feed-back. Reggae-Rhythmen gehören beispielsweise zu den Favoriten.
Im gezielten Einsatz sollte die Musik mit der dahinter liegenden Absicht verbunden werden:

- Marschmelodien eignen sich gut zur Motivation, zum Gehtraining.
- Johann-Strauß-Walzer bringen zum Aufwachen den Kreislauf in Schwung.
- Zum Nachmittagstee oder -kaffee gehört entsprechende Café-Haus-Musik und zum Wein vielleicht ein paar „Schrammeln“.
- Alte Schlager wecken Erinnerungen und die Lust am Erzählen.
- Und ganz wichtig: Lieder zum Mitsingen! Der Poesiealbumspruch: „Wo man singt, da lass' Dich nieder, böse Menschen haben keine Lieder“ scheint sich bei vielen Menschen der alten Generation zu bewahrheiten. Leider ist das gemeinsame Singen aus dem Brauchtum vieler alter Menschen schon verschwunden und wird nur wieder im Rahmen von therapeutischen Anlässen (äußerst erfolgreich) aktiviert. Wohl den alten Menschen, die kleine Enkelkinder haben und mit ihnen äußerst vergnügliche und unvoreingenommene Gesangspartner!
- Gerade das multimediale Angebot kann alten Menschen so viel bieten. Ganz sicher ist es ein originelles Geburtstagsgeschenk des Enkels an den musikliebenden Großvater, gemeinsam das Angebot an CDs zu durchforsten. Der Enkel verschafft die Orientierung auf dem Markt und der Großvater kann sich seine ganz persönliche Sammlung an Lieblingsliedern aller Art zusammenstellen: Altbewährte und Alternativen.

Der Lebensraum Bad ist für alte Menschen mit erhöhtem Bedürfnis an Pflege und Körperhygiene von besonderer Bedeutung.
Seine Intimsphäre zu wahren, sein Äußeres, beziehungsweise sein Körperbild zu gestalten, ist ein elementares Bedürfnis auch alter Menschen. Außerdem ist das Bad der Ort, an dem der Zugang zum Element „Wasser“, Ursprünglichkeit und ein Stück Lebensfreude vermittelt.

In keinem Bereich fühlt der pflegebedürftige Mensch sich so sehr in seiner Autonomie beschnitten, wie in dem der Körperhygiene. Entsprechend sollten bedürfnisgerechte Badezimmer- und Toilettenausstattungen vorrangig so viel Selbstbestimmtheit wie nur irgend möglich erhalten.

- In den letzten Jahren hat der Begriff des „Barrierefreien Wohnens“ einen immer größeren Stellenwert geschaffen und wird in verschiedensten Konzepten von betreuten Wohnanlagen für Senioren umgesetzt. Der Begriff „barrierefrei“ unterliegt der DIN-Norm 18025; wobei der Teil 1 speziell die Belange von Rollstuhlfahrern berücksichtigt und der Teil 2 als generelle Planungsgrundlage für Menschen mit kleineren körperlichen Behinderungen wie verminderter Geh- und Stehfähigkeit dient.
- Nur in den Köpfen vieler Planer hat sich die Barrierefreiheit immer noch nicht durchgesetzt: Abgesehen davon, dass ein alter Mensch, der außerhalb des Bades dem 2. Teil der DIN 18025 entspräche, trotzdem wegen der dort herrschenden höheren Sturzgefährdung ein Badezimmer nach DIN 18025 Teil 1 benötigen würde, werden die meisten Badezimmer immer noch in Quadratmetergrößen geplant, die gerade einigermaßen bequem von einem nicht behinderten erwachsenen Menschen genutzt werden kann: benötigt unser Rollstuhlfahrer nach DIN 18025 (1) nämlich zum Duschen einen zweiten Duschrollstuhl, so kann in vielen Badezimmern entweder der Duschrollstuhl oder der Rollstuhlfahrer oder der erste Rollstuhl oder die Hilfsperson vor der Tür stehen bleiben: Alle miteinander haben keinen Platz – außer, man entfernt das Waschbecken oder die Toilette. Wie viel Behinderung ist einem Behinderten zuzumuten? Oder anders ausgedrückt: Behindert ist man nicht, behindert wird man.
- Kommen wir zu dem Erfreulichen: Qualitativ hochwertige barrierefreie Anpassungen zeichnen sich, außer durch ausreichende Quadratmeterzahl unter anderem aus durch:
- Duschen ohne Duschränder, also ebenerdig begehbar.
- Reichliche (nicht ausreichende!) stabile und griffsichere Haltevorrichtungen.
- Gut positionierte Sitzflächen.
- Rutschfester Boden.
- Gut bedienbare, individuell regelbare Armaturen.
- Gut platzierte, große und vor allem für sitzende Personen, schwenkbare Spiegel: Der Mensch muss sich ein Bild von sich machen können!

- Toiletten mit problemlosen Adaptionsmöglichkeiten für Toilettensitzerhöhungen, Reinigungsvorrichtungen, etc.
- Gut bedienbare Ablageflächen, die Übersichtlichkeit sichern, um Waschutensilien dem Greifraum des alten Menschen entsprechend an den immer selben Platz legen zu können, und vor allem um die biographisch gewöhnten Rituale der Körperpflege ohne 'Behinderungen' durchführen zu können.
- Ein Raum, der hell genug ist für alte Menschen mit Viseinschränkungen, und gleichzeitig nicht durch Reflexionsflächen räumliche Desorientierung fördert.
- Ein Raum, der gut belüftbar ist (Fenster oder gut funktionierende Belüftungsanlage) und dabei schnell aufheizbar, damit der alte Mensch trotz verzögerter Zeitabläufe mit Ruhe und Genuss seine Körperpflege vollziehen kann.
- Ich habe mal einen Traum von einem Badezimmer erlebt, in dem nicht nur die dargestellten Kriterien erfüllt waren, sondern sogar eine Nische mit Sitzgelegenheit vorgesehen war, in die sich der Pflegetherapeut oder der unterstützende Angehörige zurückziehen konnte, um die Intimität des alten Menschen wahren zu können, ohne den Raum verlassen zu müssen ...

Ich möchte unseren Streifzug durch die alltäglichen Möglichkeiten beenden. Sie bemerken, liebe Leser, dass ich nur einen winzig kleinen Ausschnitt aus dem Alltag von Senioren dargestellt habe, gewissermaßen als „Kostprobe", der Ihnen hoffentlich Appetit auf weitere kreative Auseinandersetzung mit dem vielfältigen Lebensraum unserer alten Menschen macht; angefangen vom Treppengeländer über den Busfahrscheinautomaten bis hin zur Parkbank, oder angefangen über den Taxiruf, über das Check-In der Flughäfen bis hin zum Südseestrand.

Wenn Sie Ihr Gespür für die Empfindungswelt alter Menschen sensibilisieren und sie darin unterstützen, Unbegreifliches begreifbar zu machen, dann wird es für Sie besonders alltäglich sein, das Besondere im Alltäglichen zu entdecken und zu entwickeln.

Empfehlungen zur Vertiefung der Thematik

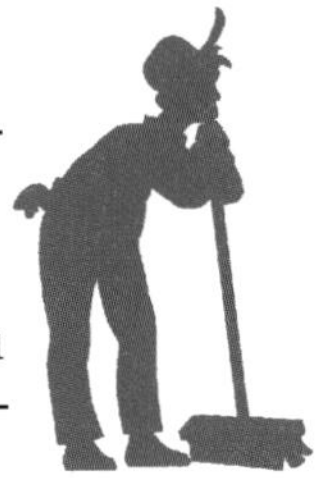

Wäre Ihre Wohnung „seniorengerecht“? Entwerfen Sie Konzepte, welche Veränderungen an Ihrer Wohnung vorgenommen werden müssten, wo Adaptionen notwendig wären.

Erstellen Sie eine Liste der Gegenstände, worauf Sie zu Ihrer Bequemlichkeit und dem Geborgenheitsgefühl wert legen.

Transferieren Sie Ihre Erkenntnisse über etwaige Anpassungen Ihrer Wohnung auf die von älteren Bekannten oder Verwandten. Sammeln Sie Ideen, wie Anpassungen vorzunehmen wären. Erkundigen Sie sich in Fachgeschäften und bei Handwerksunternehmen, welche Möglichkeiten es sonst noch gibt, Mobiliar, Küche, sanitäre Einrichtungen betreffend etc.

Kapitel 13: Bewegung erfahren

Stichworte:

Der erste Schritt: Alles, was die Seele bewegt und den Körper beweglich hält

- Kurze Gegenüberstellung von Bobath und Perfetti
- Die passive Mobilisation

Der zweite Schritt: Bewegungsspiele für die spielende Bewegung alter Menschen

- Luftballon, Schwungtuch und Ball

Der dritte Schritt: unbequeme Bemerkungen zu unpassenden Rollstühlen

- Schuhe für alte Menschen
- Informationen zur Hilfsmittelversorgung
- Rollstuhlcheckliste

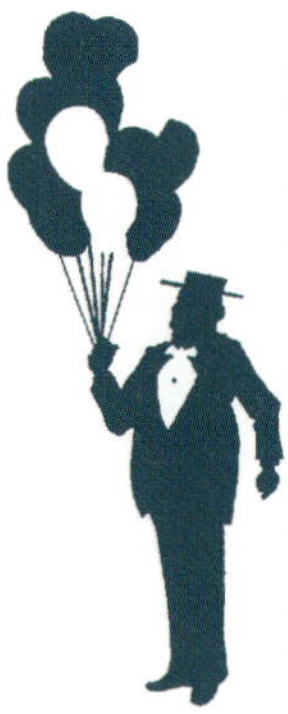

Bewegung ist Leben. Dieser Satz ist schon von einer banalen Alltäglichkeit. Trotzdem bekommt er erst seine Bedeutung, wenn die „alltäglichen Bewegungen" ihre Einschränkungen erfahren. Arthrosen in den Gelenken beeinträchtigen schmerzhaft die Fortbewegung. Lähmungen hindern am feinmotorischen Bewegen der Hände. Insuffizienz begleitet die Pumpbewegungen des Herzens. Die Linse im Auge führt durch verminderte Beweglichkeit zur Alterssichtigkeit.

Bewegung findet in allen Ebenen des Seins statt. Ob deutlich sichtbar beim Gehen oder ob auf mikroskopisch kleiner Ebene in den inneren Organen. Und auch das Sterben, als letzter Lebensausdruck ist Bewegung. Es gilt daher, besondere Aufmerksamkeit der Bewegung von bewegungseingeschränkten Menschen zu widmen und diese Menschen Bewegung erfahren zu lassen. Und auch dies geschieht wieder auf der großen, sichtbaren Ebene der Fortbewegung, z. B. durch Hilfsmittel und auf der kleinen Ebene der Bewegungsunterstützung, wie der des Blutkreislaufsystems z.B. durch Massagen.

In diesem Kapitel, liebe Leser, erfahren Sie Grundsätzliches darüber, wie sehr Bewegen für Körper und Seele wichtig sind. Es beschäftigt sich weiter mit dem Erfahren von Bewegungen durch passives Mobilisieren, ein Abschnitt widmet sich spielerischen Anregungen zu aktiven Bewegungsübungen von Senioren und schließlich sei noch einiges Informative und Kritische zu Hilfsmitteln in der Mobilisierung alter Menschen angemerkt.

Der erste Schritt: Alles was die Seele bewegt und den Körper beweglich hält

Sich sicher im Alltag bewegen zu können, bestimmt Selbstständigkeit und Lebensqualität. Der Alterungsprozess betrifft unter anderem auch den Stütz- und Bewegungsapparat, der durch zunehmendes „Austrocknen" gekennzeichnet ist, was mit Veränderungen der chemischen Struktur der Bausteine und Gewebe einhergeht.
Erkrankungscharakter haben diese Veränderungen, wenn abbauende und stabilisierende Maßnahmen sich nicht mehr die Waage halten.
Alterserkrankungen des Bewegungsapparates wie Osteoporose, und Bewegungseinschränkungen, die mit vielfältigen, oft neurologischen, Krankheitsbildern einhergehen, wie Lähmungen nach apoplektischem Insult oder rigide Muskeltonuserhöhungen bei parkinsonoiden Erkrankungen, beeinträchtigen vielfältig die Bewegungsmöglichkeiten.

Die Gefahr von Stürzen stellt sich ein, die ihrerseits wieder zu Immobilität führen. Hinzu kommt, dass sowohl das subjektive Bewegungsbedürfnis beim alten Menschen abnimmt, als auch die Bedeutung von Bewegung im Alter seitens der Umwelt als weniger relevant eingeschätzt wird.
Um die Bewegungsmöglichkeiten des Körpers zu erhalten, sind der Einsatz von frischer Luft und Sonnenlicht, eine ausgewogene Kost und der sinnvolle Wechsel zwischen Ruhe und Arbeit (nicht im Sinne von Erwerbsarbeit) notwendig. Dies gilt auch und gerade für alte Menschen, wobei das Bewegungsangebot den jeweiligen Möglichkeiten angepasst werden muss, aber auch Möglichkeiten der Förderung enthalten soll.

Die Bewegungseinschränkungen des alten Menschen zeigen sich in den Veränderungen des Gangbildes, insbesondere in der Verringerung der Schrittlänge, einer Verlangsamung des Gangtempos und einem flacheren Aufsetzen des Fußes auf den Boden.
Durch muskuläre Dysbalancen aber auch durch Krankheitsbilder wie Osteoporose der Wirbelsäule kommt es oft zu

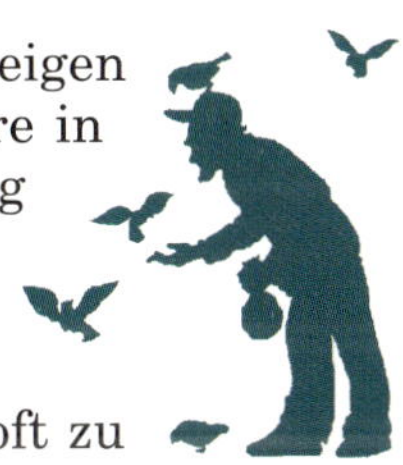

einer Vorbeugehaltung des Körpers, was wiederum Auswirkungen auf das Empfinden der Tiefensensibilität hat und überdies das Gesichtsfeld einschränkt.

Die reduzierte Beweglichkeit des Rumpfes führt außerdem zu einer zunehmenden „Entfernung“ des Fußes aus dem Blickfeld, den Möglichkeiten der direkten Zuwendung (z.B. durch Bekleidung und Pflege), und damit auch oft aus der unmittelbaren Präsenz im Körperschema. Gerade der Fuß ist jedoch entscheidend für die Qualität des Gehens und Stehens.

Insgesamt zeigt sich das Gangbild kleinschrittiger und schlurfender, was zum einen durch Nachlassen der Muskelkraft zum anderen aber auch durch ein zunehmendes Bedürfnis nach Geh- und Stehsicherheit zu erklären ist. Der unelastischere Gang und die geringe Zehenablösung des Fußes von der Unterlage beim Gehen führt wiederum zu einer erhöhten Gefahr des Stolperns und des Stürzens. Aber auch ein plötzlicher Bewusstseinsverlust, hervorgerufen durch einen plötzlichen Blutdruckabfall, durch Herzrhythmusstörungen u.ä., sog. „Synkopen“ können Ursache für Stürze sein.

Meist jedoch führt die Zusammenwirkung mehrerer Umstände dazu, warum ein Teppich der schon jahrelang an derselben Stelle liegt, plötzlich Auslöser für einen Sturz wurde, oder – zwar ein Stolperrisiko darstellt, aber merkwürdigerweise nie einen Sturz herbeiführt, wie das berühmte Tigerfell mit Kopf in „Dinner for one“. Es ist wahrscheinlich, dass ein besorgtes Entfernen dieses Felles durch einen wohlmeinenden Therapeuten nicht nur den „Lacheffekt“ vermissen ließe, sondern der Butler aufgrund des Fehlens eines vertrauten Gegenstandes nun erst recht stolpern und „auf die Nase“ fallen würde.

Stürze führen zu Frakturen und Weichteilverletzungen. Lange Perioden der Immobilisation haben oft Funktionsverluste und erhöhte Pflegebedürftigkeit zur Folge.

Was wir lapidar mit „Gehen“ oder „Gehstörung“ beschreiben, ist ein komplexes Zusammenspiel von sehr viel mehr Systemen als nur dem des Bewegungsapparates:

- Unser visuelles System, inklusive der Okulomotorik, nimmt die Richtung der Bewegung wahr,
- das vestibuläre System im Innenohr erspürt unsere Lage im Raum
- und unser tiefensensibles System mit seinen Sinnesorganen in Muskeln, Sehen und Gelenken informiert uns über

die Stellung des Körpers, die Spannung der Muskulatur und dergleichen mehr. Dies ist der sensible „Input" der Bewegung, der gewissermaßen über „drei Kanäle" läuft.

- Das Gehirn integriert auf mehreren Ebenen diese Wahrnehmungen und koordiniert sie mit den Bewegungen, die wiederum durch Muskeln, Sehen, und Gelenke ausgeführt werden, unterstützt vom vegetativen Nervensystem mit seinem Einfluss auf Herztätigkeit, Blutdruck und so weiter.

Diese sehr, sehr vereinfachte Darstellung der Bewegung, oder besser: Lokomotion, lässt erahnen, wie viele Strukturen an einer so „einfachen" Tätigkeit des Gehens beteiligt sind und auf wie vielen Ebenen entsprechend Störungen auftreten können, die eine spezifische Diagnostik und Behandlung nötig machen, insbesondere bei umschriebenen Störungen des Gangbildes wie z.B. das außenrotierte Nachziehen des Beines bei Hemiparese (Wernicke-Mann-Gangbild) oder der „Steppergang" bei einer Peroneusparese oder ataktische Gehstörungen nach Kleinhirnschädigungen.

Außerdem ist die Grenze, wo „normales" Gehen aufhört und „Gehstörungen" anfangen, fließend: Denken Sie nur einmal an Ihr eigenes Gehverhalten bei Glatteis oder in ungewohntem Schuhwerk.

Verbesserung der Beweglichkeit, Prophylaxe von Einsteifungen, Gangsicherheitstraining und dergleichen mehr sind ein großes Aufgabengebiet therapeutischer Intervention bei alten Menschen. Dies betrifft sowohl die „rüstigen" wie auch die „immobilen" Senioren.

Umfassende Programme von der Gymnastik für Parkinson – Patienten bis zur Rückenschule sind erarbeitet worden und haben sich bewährt.

Die derzeit wohl bekanntesten Konzepte zur (Wieder) – Erlangung von Bewegung, insbesondere nach Schädigungen des zentralen Nervensystems, sind die des Ehepaares Bobath und des Italieners Perfetti.

Beide Behandlungskonzepte spielen auch in der geriatrischen Rehabilitation eine große Rolle. Ich habe im Folgenden eine stichpunktartige Aufstellung dieser beiden Konzepte von ihrem grundlegenden Ansatz her, erarbeitet. Sie dienen jedoch nur dem groben Überblick. Für die genaue Auseinandersetzung, Indikationen und Kontraindikatonen verweise ich auf die entsprechende Fachliteratur!

Behandlungsmethoden nach Bobath und Perfetti eine Gegenüberstellung

1. Grundsätze der Bobaththerapie

24-Stunden Management

Entsprechenden Umgang mit dem Patienten nach den spezifischen Störungen, also physiologische Bewegung und reflexhemmende Lagerung rund um die Uhr.

Facilitation und Inhibition

- *Facilitation:* Über verschiedene Schlüsselpunkte des Körpers, sogenannte „keypoints", z.B. am unteren Drittel des Sternums, kann Einfluss auf Bewegung und Haltung geübt und Bewegungsübergänge oder Lagewechsel initiiert und unterstützt werden.
  Diese Art der Facilitation erfolgt normalerweise nonverbal. Der Patient soll lernen in seinen Körper hineinzuhorchen. Konzentration des Patienten ist wichtig!
- *Inhibition:* Durch Eingreifen über „keypoints" und gezielte Unterstützung können unerwünschte pathologische Reaktionen gehemmt, also inhibiert werden.

Prinzipien der Behandlung nach Bobath

- Normalisierung des Muskeltonus (Aufbau von Hypo- und Abbau von Hypertonus)
- Anbahnung von selektiven Bewegungen
- Wiedererlernen der Körpersymmetrie und Anpassung an die Bewegung
- Integration des Erlernten in Alltagsfunktionen und Problemlösungen

Physiologische Grundlagen zur Bobaththerapie

- *Der Tonus*

  Der Muskeltonus soll sich an die geforderten Haltungen und Bewegungen anpassen.
  Es gibt eine große Bandbreite für den Normtonus, je nachdem, ob mehr Stabilität oder mehr Mobilität gebraucht wird.
  Der Muskeltonus ist eine der Grundlagen für physiologische Bewegungen und muss immer im Zusammenhang mit der Funktion gesehen werden, in welcher der Tonus ökonomisch agieren soll.

- *Der Rumpf*

  Die Aufgaben des Rumpfes sind vielfältig. Er muss in sich beweglich sein und einen Teil eher stabil, einen anderen eher mobil halten können.
  Funktionell kann der Rumpf in 2 große Abschnitte eingeteilt werden:
  - Der obere Anteil hat direkte Verbindung zu Schulter und Arm.
  - Der untere Anteil hat Verbindung zur Hüfte und zum Bein.

- *Der Arm – die Hand*

  Fast allen Armbewegungen geht eine Zielsetzung der Hand voraus. In jedem Fall haben diese Bewegungen eine Auswirkung auf die Tonisierung des Rumpfes. Im Bereich des Armes gibt es stabilere Abschnitte (Schulter) und mobilere Abschnitte (Handgelenk). Das Ellenbogengelenk funktioniert als Distanzregler.

  Der Anspruch an Arm und Hand ist sehr groß und kann bei Hemi-Symptomatik oft lange nicht erfüllt werden. Viele Patienten verzichten deshalb auf die paretische Hand, obwohl Teilfunktionen bereits vorhanden sind.

- *Wichtige Punkte bei der Befundaufnahme*
  - Wie bewegt er sich?
  - Warum bewegt er sich auf diese Art und Weise?
  - Ist sich der Patient seiner Störung bewusst?
  - Kann er sich seiner neuen Situation anpassen?

  Spezifische Beobachtung des Rumpfes
  - Rumpfkontrolle?
  - Ist der Sitz frei oder nur mit Abstützen möglich?
  - Symmetrisch oder asymmetrisch? Wie?
  - Wie ist die Scapulaposition im Seitenvergleich?
  - Können verschiedene Bewegungsrichtungen vom Rumpf initiiert werden?
  - Wie ist die Gleichgewichtsreaktion?

  Spezifische Beobachtung des Armes und der Hand
  - Wie sorgt der Patient für seinen Arm?
  - Wie spürt er ihn?
  - Wie sieht der Arm aus?
  - Wie verhält sich die Scapula in Ruhe und wie, wenn das Armgewicht angehängt wird?

- Kann der Patient Arm und Hand funktionell einsetzen?
- Sind Bewegungssynergien zu erkennen?
- Wie verhält sich die Fingerbeweglichkeit, wenn der Arm entfernt von einer pathologischen Haltesynergie gebracht wird?
- Ist das Schultergelenk subluxiert?
- Hat der Patient Schmerzen?

2. Grundsätze der Perfetti-Therapie

Prof. Perfetti stellte die These auf, **die Motorik der Hand sei abhängig von der Sensibilität und dem Bewusstsein.**
Wenn man also dem Patienten taktile Informationen anbiete, könne dies zu einer verbesserten Beweglichkeit der Hand führen. Die Hand fungiere als Organ des Tastsinnes.

Die Motorik der Hand (und des ganzen Körpers) wird nicht nur einmal, sondern zweimal repräsentiert: einmal kontrolliert von **Muskel- und Gelenk** und einmal kontrolliert vom **Tastsinn**!
Später wurde nachgewiesen, dass die Information, die von den Gelenken kommt ebenso wichtig für Bewegung ist: Das Gelenk wird mit seinen Rezeptoren als Sinnesorgan für Bewegung angesehen.

Die Trennung von taktiler und kinästhetischer Wahrnehmung ist nicht sinnvoll. Bevor das ZNS den Körper nicht wieder als wahrnehmende Oberfläche ansehen kann, wird es auch nicht annähernd physiologische Bewegungen programmieren können.
Daher hat die bewusste Schulung der Wahrnehmung besondere Bedeutung beim Perfetti-Therapiekonzept. Der Patient arbeitet meist mit geschlossenen Augen!

Therapiegrundsätze nach Prof. Perfetti

- Der Therapeut bietet dem Patienten stets verschiedenste Möglichkeiten taktiler Wahrnehmung an.
- Der Therapeut führt den Patienten. Er sagt nicht „bewege dich“, sondern „spüre“.
- Der Patient lernt den Tonus der geführten Bewegung anzupassen.
- Physiologische Bewegungen der Muskeln und Gelenke werden unbedingt beachtet.

- Taktile Wahrnehmungen werden in Abhängigkeit von Situation und Interpretation gebracht, z.B. die Wahrnehmung eines Staubtuches in Unterscheidung von weich/rau, oder die Wahrnehmung eines Staubtuches bei der Auswahl von Reinigungsmitteln.

Die Spastizität

... eines der Hauptprobleme bei Hemiplegiepatienten.
Sie setzt sich aus 4 Komponenten zusammen:

a) abnorme Reaktion auf Dehnung
Die Reizschwelle des physiologischen Dehnungsreflexes ist durch fehlende kortikale Hemmung stark herabgesetzt.

b) abnorme Irradation
Bei einer Irradation kommt es zu einem „Überfließen" muskulärer Anspannung, dies findet also statt, wenn eine Muskelgruppe willkürlich aktiviert wird und sich dabei eine andere Muskelgruppe unwillkürlich mit anspannt.

c) synergistische Schemata
Bei Hemiplegie-Patienten kann man eine extreme Armut und Fixierung der Bewegungen beobachten.
Synergien sind die ersten Bewegungen, die nach dem Ereignis auftreten und die am Leichtesten vom Patienten initiiert werden können. Sie erlauben aber nur eine sehr schlechte Interaktion mit der Umwelt.

d) Defizit der Muskelrekrutierung
Sowohl in quantitativer wie in qualitativer Hinsicht ist die gezielte Muskelaktivierung gestört.

Therapeutische Grundsätze:

- Der Patient soll lernen, „in sich hineinzuspüren". Z.B. soll er abnorme Dehnungsreaktionen spüren, die vom Therapeuten nicht *inhibiert* werden.
- Bewegungen sollen vom kleinen zum größeren Ausmaß „kognitiv vorgestellt" werden, um Irradationen entgegenzuwirken (mentales Training).
- Der Einsatz spezieller Therapiemedien ermöglicht dem Patienten konkrete Aufgaben zu lösen und Fehler zu erkennen.

So viel im Überblick zu Bobath und Perfetti. Eine Form des Mobilisierens hat sich insbesondere bei Patienten mit zentral-bedingten Bewegungsstörungen besonders etabliert: das passive Mobilisieren. Es kommt mit aus der Wiege der Bobath-Therapie, hat sich aber inzwischen einen eigenen Stellenwert geschaffen. Es dient nicht nur als Spürhilfe zur funktionalen Reorganisation von Bewegungsmustern im Gehirn und es wird auch nicht nur zum Lösen von Spastizität eingesetzt. Das passive Mobilisieren oder auch „passives Durchbewegen" ist überall da gefragt, wo selbstständige Bewegung des Patienten nur noch eingeschränkt oder nicht mehr möglich ist, wo Gelenke freizuhalten sind, da sie bedeutende Sinnesorgane unserer Bewegung sind, und wo Bewegung auch Beweglichkeit in geistig- seelischer Hinsicht zur Folge hat.

Passives Durchbewegen also ist Standardtherapie bei pflegebedürftigen alten Menschen.

Passives Durchbewegen

„Passives Durchbewegen" bedeutet eine Moblisierung der Muskeln und Gelenke des Patienten, möglichst ohne seine aktive Beteiligung.
Über den funktionellen Aspekt hinaus hat passives Durchbewegen auch Wirkungen auf den psychischen Zustand des Patienten, was beispielsweise seine Körper-(selbst)-Erfahrung betrifft, oder Zuwendungen durch Dritte, oder das Gefühl „beweglicher" zu sein.

Es wird passiv durchbewegt wenn:

- der Patient nicht oder nur eingeschränkt in der Lage ist, sich selbst zu bewegen
- physiologische Bewegungen neu angebahnt oder gefördert werden sollen
- die Bewegungsqualität verbessert werden soll
- der Tonus reguliert werden soll
- das Gefühl für den eigenen Körper aufgebaut oder gefördert werden soll
- das „Loslassen können" beübt werden soll. Z.B. auch zur Unterstützung psychotherapeutischer Maßnahmen

Setting:

Günstig ist, den Patienten auf einer Behandlungsbank (Bobathbank) sitzen oder liegen zu haben. Alternativ hierzu kann

ein Rollstuhl ohne Seitenteile verwendet werden, er stellt jedoch die ungünstigste Variante dar, da er eine Rückenlehne hat.
Auch möglich: ein Stuhl oder ein Hocker.
Das Durchbewegen ist auch im Bett am liegenden oder sitzenden Patienten durchführbar.

Stichpunktartige Vorgehensweise:

- Der Patient sollte möglichst physiologisch sitzen oder möglichst gerade auf dem Rücken oder in leichter Seitlagerung liegen.
- Hände des Patienten liegen im Sitzen locker wie zur „Schale" geformt im Schoß, ein Abstützen der Hände sollte vermieden werden. Im Liegen kann der Patient seine Hände locker auf den Bauch legen.
- Der Therapeut befindet sich abwechselnd (je nach Verfahren) vor, hinter oder neben dem Patienten.
- Bisweilen sinnvoll: Ein Co-Therapeut, Pflegekraft oder Angehöriger, der den Therapeuten in der Stabilisierung des Patienten unterstützt. Auch taugt bei manchen Patienten ein großer Spiegel vor dem Patienten zur Beobachtung.
- Grundkonzept: Vom Rumpf ausgehend, von proximal nach distal arbeiten, Ausnahmen sind möglich.
- Immer beide Körperseiten beüben und Integration der Körperhälften durch Überkreuzen der Mittellinie fördern.
- Patienten Sicherheit geben, ohne ihn zu behindern.
- Rumpfbewegungen in den Ebenen: vor und zurück, seitlich nach links und rechts, drehen nach links und rechts.
- Gelenke in allen ihnen möglichen Ebenen.
- Jedem Durchbewegen muss ein (kurzer) Befund vorausgehen.
- Auf Contraindikationen achten.
- Patient sollte nach Möglichkeit konzentriert die Bewegungen mitverfolgen (Sichtkontakt).

Die folgenden Abbildungen zeigen exemplarisch Möglichkeiten des Durchbewegens im Bett bei größerer Immobilität alter Menschen.

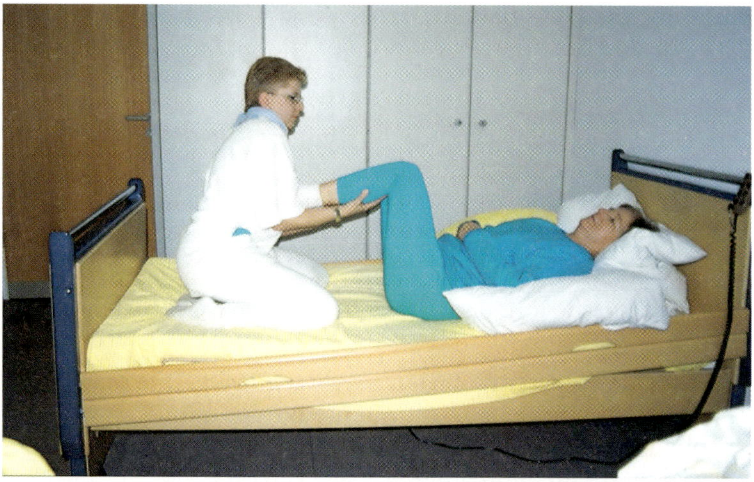

Abb. 2

Abb. 2: Der auf dem Rücken liegende Patient wird im Bereich der Lendenwirbelsäule und des Beckengürtels durchbewegt. Die Beine des Patienten werden dabei großflächig an den Unterschenkeln unterstützt, die Fußsohlen können gegen den Thorax des Therapeuten gelehnt werden um klare Spürerfahrungen zu vermitteln. Beim Bewegen der Hüftgelenke müssen etwaige Coxarthrosen berücksichtigt werden. Wichtig ist, dass der Patient mit Kopf und Rücken gut unterstützt gelagert ist und möglichst beide Hände auf seinem Bauch locker liegen hat. Ein „Festhalten" des Patienten an der Bettkante o.ä. sollte wegen Anspannungen des Schultergürtels und des Rückens vermieden werden!

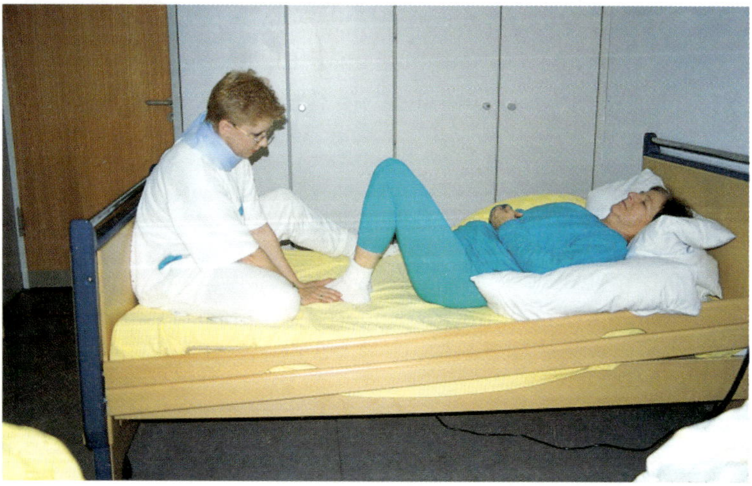

Abb. 3

Abb. 3: Zur Stimulierung des taktil-kinästhetischen Systems und als Vorbereitung des Transfers bzw. zum Sitzen an der Bettkante ist es angebracht, die Füße des Patienten auf die Matratze aufzustellen und deutlich, jedoch nicht zu fest gegen die Unterlage zu drücken. Es ist auch möglich – insbesondere bei sehr weichen Matratzen – ein kleines Brettchen unter die Fußsohle zu legen. Dem wahrnehmungsbeeinträchtigen Patienten werden somit die „Aufgaben“ des Fußes, Gewicht zu übernehmen, deutlich gemacht.

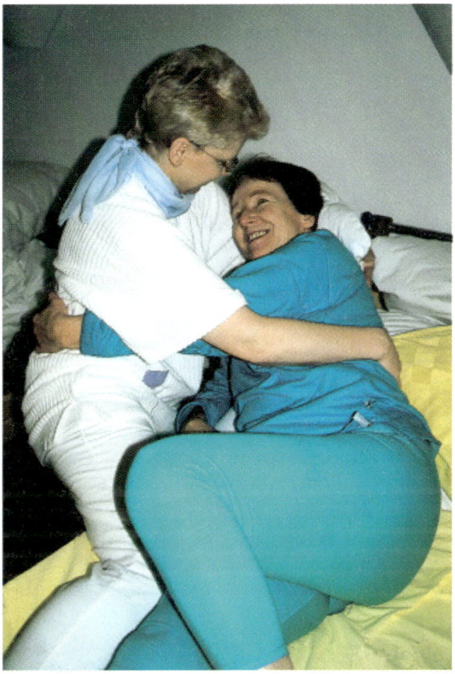

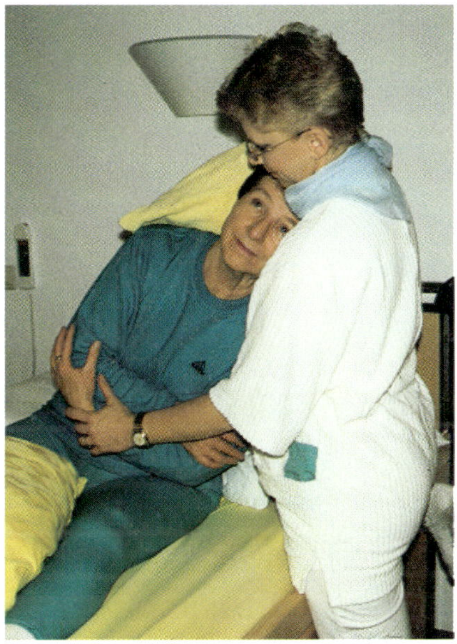

Abb. 4 und 5

Abb. 4 und Abb. 5: Patienten, die viele Stunden am Tag liegend verbringen, benötigen sanfte Vorbereitung, ehe sie aufgesetzt werden. Ein zu rascher Transfer ins Sitzen an die Bettkante überfordert häufig das meist deprivierte taktil-kinästhetische System. Muskuläre Anspannungen, Ängstlichkeit und Abwehr des Patienten, ein „Gegendrücken“, ähnlich einer Pushersymptomatik und auch vestibuläre Überreaktionen wie Schwindel oder Erbrechen können die Folge sein. Der Patient sollte daher gut gestützt in den Arm genommen werden und sanft in eine Rumpfrotation geleitet werden. Die Rotationsbewegungen können einige Male sanft hin und her schaukelnd vollzogen werden. Sprachliche Unterstützung wie

„ich werde Sie gleich in diese Richtung aufsetzen" ist hilfreich. Darüber hinaus können auch die Hände des Patienten an die Bettkante geführt werden, um die Grenzen des Bettes begreifbar zu machen.

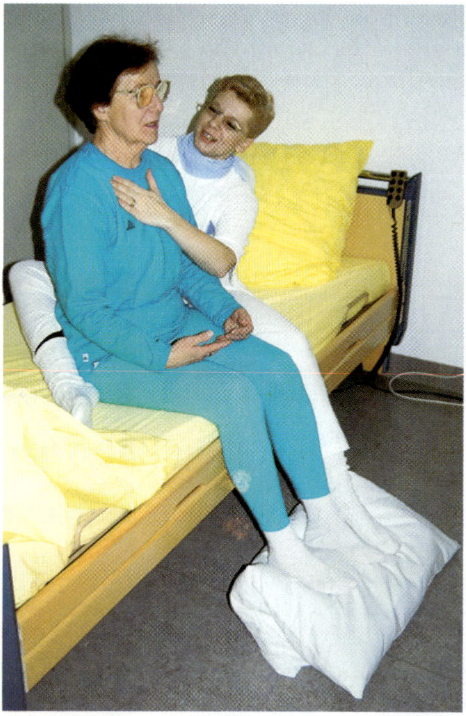

Abb. 6

Abb. 6: Der einigermaßen rumpfstabile Patient kann mit geringer Unterstützung an der Bettkante sitzen. Der Therapeut befindet sich meist auf der Körperseite, die besondere Unterstützung benötigt, oder die mobilisiert werden soll.
Die Füße können mit Hilfe eines Kissens unterstützt werden. Cave! Bei Patienten mit Pushersymptomatik oder starken tiefensensiblen Einschränkungen ist eine feste Unterlage für die Füße einem diffusen Kissen vorzuziehen!
Die Lendenwirbelsäule wird wie eine „tiefe Lehne" vom Bein des Therapeuten unterstützt.

Siehe dazu auch:

Abb. 7: Ansicht von hinten. Das Bein des Therapeuten ist günstiger als ein Kissen oder anderes Lagerungsmittel, weil erstens der Therapeut eine sensible Rückmeldung über die

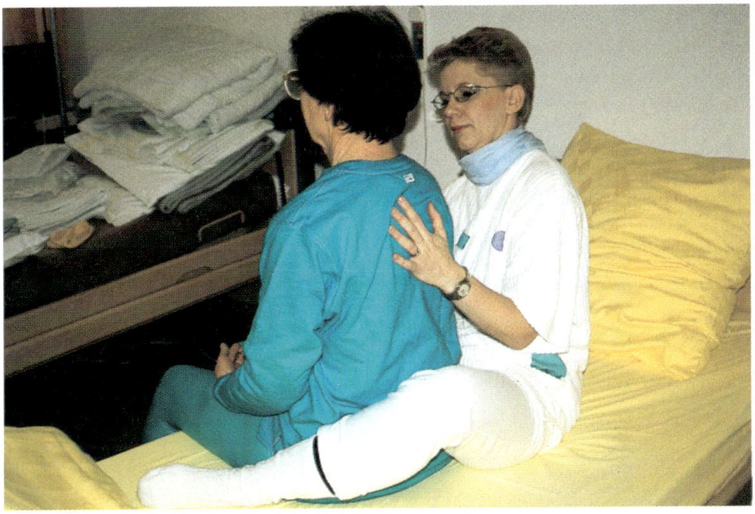

Abb. 7

Tonusverhältnisse des Rückens des Patienten erhält und zweitens die Unterstützung dem Bedarf des Patienten in Körpernähe und Druck anpassen kann.

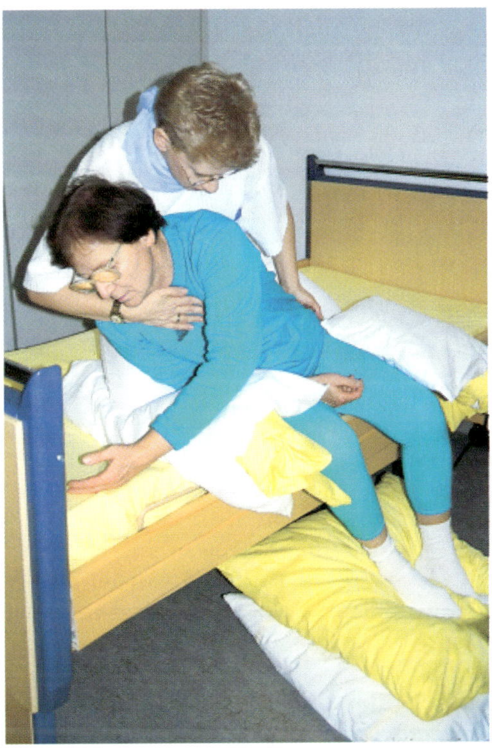

Abb. 8

Abb. 8: Das Durchbewegen des Rumpfes sollte nach Möglichkeit für den Patienten mit deutlich stimulierenden tiefensensiblen Erfahrungen verbunden sein. Ggf. werden die Anforderungen im Verlauf der Therapie langsam gesteigert. Je regulierter die Tonusverhältnisse im Rumpf sind, desto sicherer gelingt ein Transfer, bzw. sind die Voraussetzungen für den Stand des Patienten gegeben.

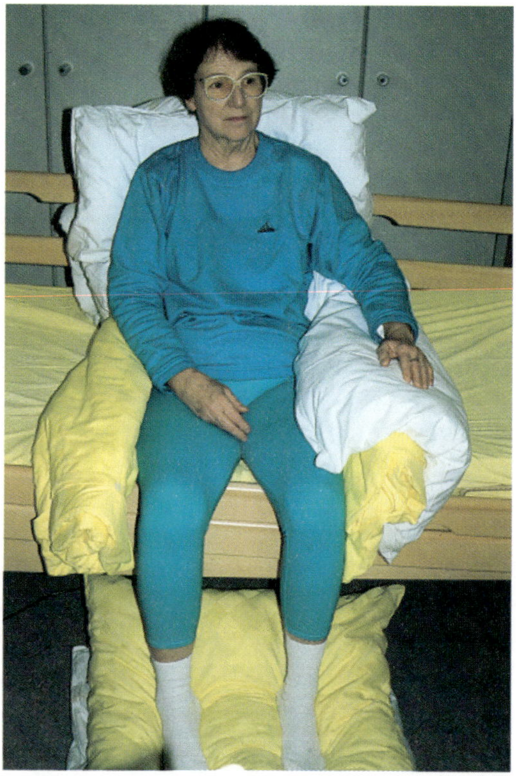

Abb. 9

Abb. 9: Zeigt eine Variante, den an der Bettkante sitzenden Patienten mit großer Unterstützung zu lagern: Zunächst wird eine gerollte Decke vom Knie des einen Beines um den Rükken im LWS Bereich bis zum Knie des anderen Beines gut an den Patienten modelliert. Kissen im Rücken sorgen als Lehne für gut unterstützen Sitz und werden ihrerseits durch das hochgezogene Bettgitter begrenzt und stabilisiert.
Je nach Befindlichkeit des Patienten und Zweck der Lagerung können die Kissen bis zur Unterstützung des Kopfes nach oben aufgebaut werden oder sie enden unterhalb der Schulterblätter um Bewegungsfreiheit der Arme zu gewähr-

leisten. Ein gelähmter Arm kann zusätzlich unterstützt werden. Die Füße werden entweder ebenfalls auf Kissen weich gelagert oder erhalten konkrete Unterstützung durch ein Fußbänkchen o.ä.

Der zweite Schritt: Bewegungsspiele für spielende Bewegungen alter Menschen

Die Bedeutung von Bewegen und Beweglichkeit im Hinblick auf das taktil-kinästhetische System und für das Selbst- Bewusstsein ist mehrfach angesprochen worden. Etliche sehr gute Gymnastikprogramme für Senioren sind auf dem Markt und wirken fördernd und unterstützend bei den verschiedensten Krankheitsbildern wie Osteoporose, Parkinsonsyndrom, Hemiplegie und dergleichen mehr. Ich leite seit über einem Jahr eine Gymnastikgruppe für Senioren. Die TeilnehmerInnen haben unterschiedliche Beeinträchtigungen: Rollstuhlfahrer im Z.n. Apoplex, Gehbehinderung, obstruktive Atemwegserkrankungen, Osteoporose, kardiale Symptomatiken und dergleichen mehr. Neben speziellen Gymnastikübungen hat das Spiel für die Gymnastikgruppe Priorität. Es verbindet körperliche Bewegung mit geistiger Beweglichkeit, stärkt das Wir-Gefühl der Gruppe und macht vor allem Spaß in allen Varianten bis hin zu herrlich albern.

▲ Der Luftballon

Der Luftballon ist ein sehr vielseitiges Medium und eignet sich gerade gut zum Einsatz für Senioren. Selbst stark bewegungsbeeinträchtigte oder bettlägerige Menschen können zum Spiel mit dem Luftballon angeregt werden. Der Luftballon schafft eine leichte, heitere Atmosphäre, lässt sich in verschiedenen Größen und in verschiedenen Graden der Prallheit variieren. Er ist in großer Auswahl an Farben erhältlich und sehr kostengünstig. Der Luftballon ist leicht zu transportieren, passt unaufgeblasen in jede Hosentasche und kann vielseitig eingesetzt werden für Einzel- und Gruppenspiele.

Mit dem Luftballon können folgende Funktionen geschult werden:

- Gleichgewicht, Koordination, insbesondere Hand-Hand- und Hand-Auge-Koordination, Geschicklichkeit, Kraftdosierung, Reaktionsvermögen, Beweglichkeit etc.
- Der Luftballon dient ferner dem Einsatz zur Schulung von Konzentration und Merkfähigkeit.

- Körpernahe Übungen oder Kooperationsaufgaben fördern das Zulassen von näherem Körperkontakt zu anderen Mitspielern und die Kontaktaufnahme.

Spiel 1: Balancieren mit dem Luftballon

Im Stehen, Gehen oder Sitzen wird der Luftballon auf verschiedenen Körperteilen balanciert, auf der Hand, einzelnen Fingerspitzen, Schulter, Knie, Fuß etc.

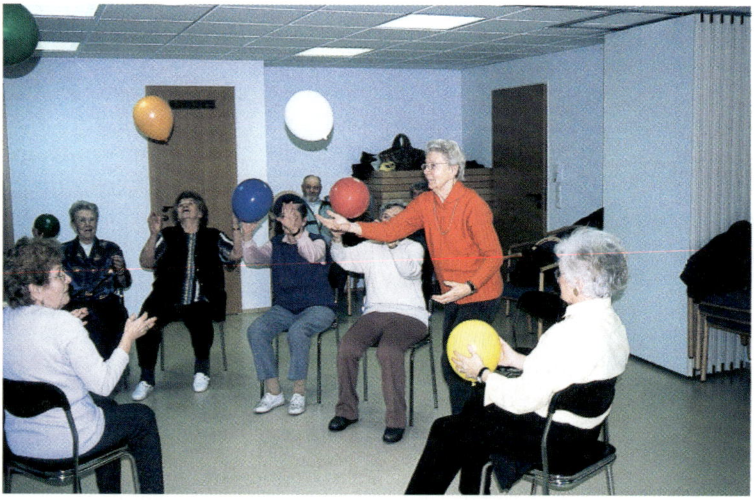

Abb. 10

Spiel 2: Gemeinsames Fortbewegen mit einem Luftballon

Ein Luftballon wird zwischen zwei Personen an den Schultern oder/und an den Hüften geklemmt. Die beiden Spieler sollen sich nun durch den Raum bewegen, ohne den Luftballon zwischen sich zu verlieren. Das Spiel ist auch gut zwischen zwei Rollstuhlfahrern oder zwischen einem Rollstuhlfahrer und einem gehfähigen Mitspieler durchzuführen. Weitere Variante: Eine ganze Kette von Spielern versucht die Ballons zu koordinieren.

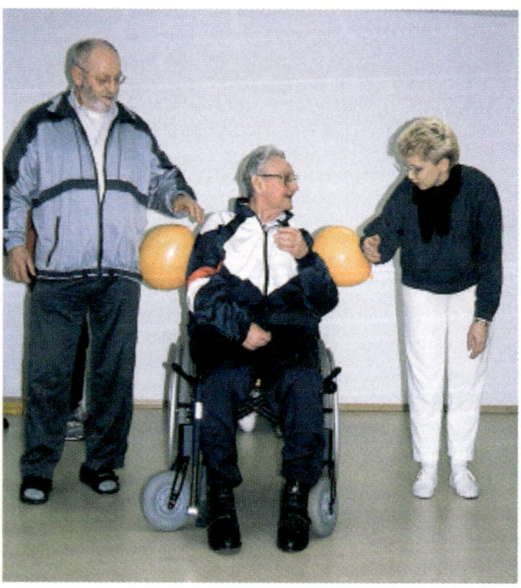

Abb. 11a

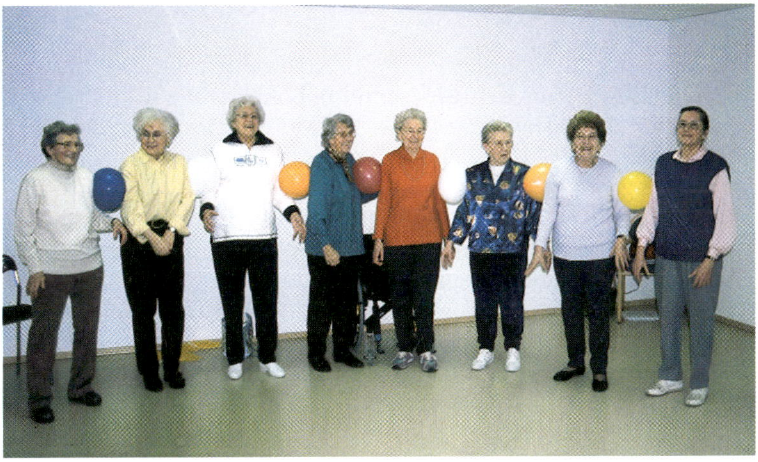

Abb. 11b

Spiel 3: „Luftballon – Tennis“

Ein Seil (z.B.) Zauberschnur wird gespannt, auf beiden Seiten versammeln sich die gleiche Anzahl von Spielern. Jeweils zwei Spieler gegenüber des Seiles bilden ein Paar und jeder wird mit einer Papierrolle, z.B. aus Zeitungspapier ausgestattet. Das Spielerpaar hat die Aufgabe, einen Luftballon mittels der Papierrolle über die Schnur hin und her zu schlagen. Befinden sich mehrere Spielerpaare in einer Reihe, so empfiehlt es sich, mit unterschiedlichen Luftballonfarben zu spielen, damit jedes Spielerpaar „seinen Luftballon“, wenn dieser abhanden kommt, wieder erkennt.

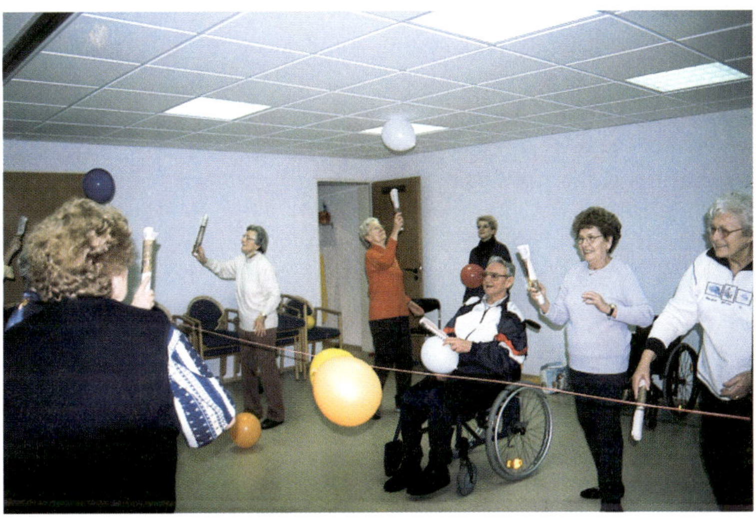

Abb. 12

▲ Das Schwungtuch

Das Schwungtuch oder auch Fallschirmschwungtuch genannt, besteht aus Nylon in unterschiedlichen Farben und variiert in seinem Durchmesser von ca. 1-3 Metern. Es gibt Schwungtücher mit und ohne Loch in der Mitte, letzteres ist vielseitiger einsetzbar.
Das Tuch sollte meist in seinem vollen Umfang ausgenutzt werden. Da es leicht schwebend ist, können auch Spieler mit reduzierter Handkraft gut damit umgehen. Gespielt werden kann vom Rand des Tuches aus, unter dem Tuch und auf dem Tuch. Das Spielen auf dem Tuch ist bei Senioren wegen der erhöhten Rutsch- und Sturzgefahr sehr mit Vorsicht einzusetzen! Das Schwungtuch ist in seiner Anschaffung nicht ganz preiswert (ca. 200 DM, manchmal auch mehr), jedoch ist dieses Medium bei den alten Menschen sehr beliebt. Die Spiele mit dem Schwungtuch sind sowohl für sitzende als auch für stehende Mitspieler geeignet. Das Tuch ist ein typisches Medium für die Gruppe.

Mit dem Schwungtuch können folgende Funktionen geschult werden:

- Konzentration, Koordination, Ausdauer, Geschicklichkeit, Reaktionsfähigkeit, Kooperation.
- Einschätzbarkeit für zeitliches Geschehen, Raumüberblick, Raumausnutzung.
- Blickkontakt zu anderen Teilnehmern, Einhalten von Spielregeln, Wettbewerbsbereitschaft, Motivation und Belastbarkeit bei den gestellten Anforderungen.

Spiel 1: Bälle kreisen lassen

Die Spieler stehen oder sitzen um das Schwungtuch herum und halten es gespannt. 1-2 Gymnastikbälle werden in das Tuch gelegt und die Spieler sollen versuchen, durch Wellenbewegungen die Bälle am Rand des Tuches mit – und gegen den Uhrzeigersinn kreisen zu lassen. Dies Spiel dient sehr gut der Koordination in der Bewegung, da ein gleichmäßiges Kreisen nur dann zustande kommt, wenn die Spieler sich mit ihren Auf- und Abbewegungen des Tuches aufeinander abstimmen.

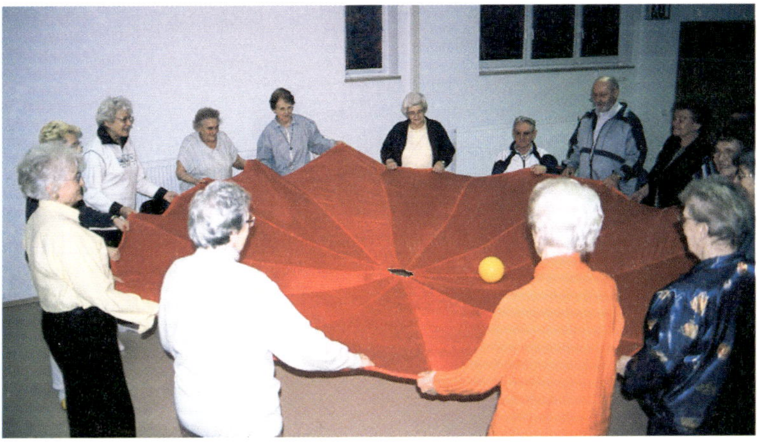

Abb. 13

Spiel 2: „Bälle im Korb"

Hierfür wird ein Schwungtuch mit Loch in der Mitte benötigt. Die stehenden oder sitzenden Spieler am Rand des Tuches bekommen eine Anzahl von Bällen in das Tuch geworfen. Diese kleinen Bälle passen gerade so durch das Loch des Tuches. Unter dem Loch kann ein Korb o.ä. auf den Boden gestellt werden. Die Spieler haben nun die Aufgabe die Bälle durch das Loch in den Korb zu manövrieren. Einen höheren Anspruch hat das Spiel, wenn die Bälle nur in einer bestimmten Reihenfolge im Korb landen dürfen, z.B. erst die roten, dann die gelben und dann die grünen. Gut geeignet sind hierfür kleine Softbälle. Mindestens ein Spieler oder der Spielleiter sollte gut beweglich sein, um die „missglückten" Bälle, die zu früh durch das Loch gefallen sind oder über

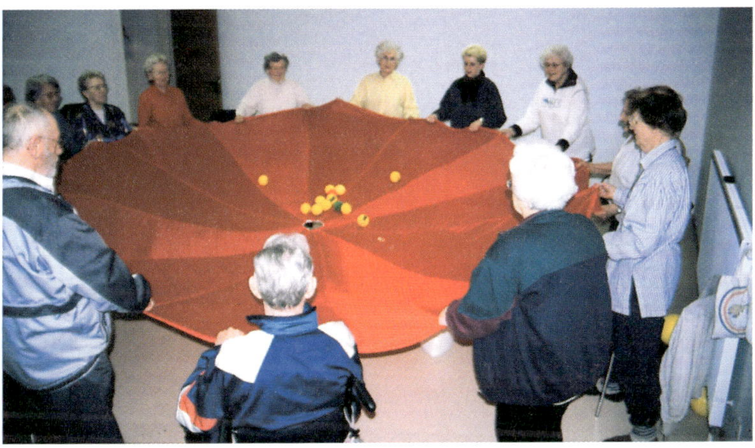

Abb. 14

außen über den Rand fielen, wieder einzusammeln und in das Tuch zurückzuwerfen.

Spiel 3: „Pärchen-Tausch“

Eine möglichst gerade Anzahl von Mitspielern steht am Rand des Tuches. Die Spieler schwingen gemeinsam das Tuch in die Höhe. Dadurch wird nach einigen Schwüngen ein Luftpolster unter dem Tuch gebildet, welches das Tuch etwas schweben lässt. Jeweils zwei gegenüberstehende Mitspieler tauschen dann unter dem schwebenden Tuch die Plätze. Dies kann nach vorheriger Absprache geschehen, oder der Spielleiter benennt immer kurz zuvor die Paare, die dann reaktionsschnell tauschen müssen. Möglich auch: Zwei Paare tauschen unter dem Tuch, was noch mehr Geschwindigkeit und Koordination erfordert. Die Anforderungen sollten den Bewegungsmöglichkeiten der Mitspieler angemessen sein!

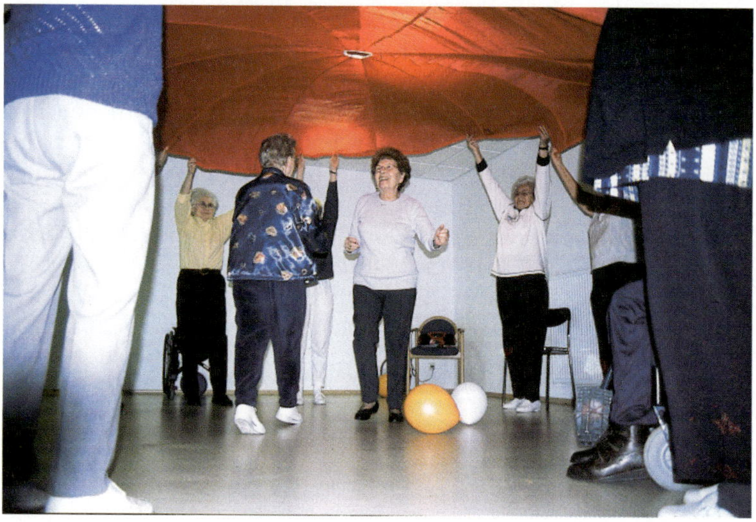

Abb. 15

▲ Verschiedene Bälle

Der Ball ist gewissermaßen die Urform für jedes Bewegungsspiel. Bälle in verschiedenen Größen und Gewichten können ganz variabel eingesetzt werden.

Für die Arbeit mit Senioren eignen sich gut folgende Bälle:

- der Gymnastikball in verschiedenen Farben,
- der Pezzi-Ball mit ca. 60-80 cm Durchmesser,

- Softbälle aus Schaumstoff in verschiedenen Größen, der Kleinste sollte etwa die eines Tennisballes haben,
- Knautsch- oder Koosh-Bälle (solche mit Gummifransen), die gut zu greifen sind, weil sich ihre Oberfläche knautschen lässt.
- Klassisch der „Igelball“ mit Kunststoffnoppen, der die Hautoberfläche „massiert“.
- Und schließlich können auch Bälle improvisiert werden, z.B. aus Zeitungspapier zusammengeknüllt.

Der Ball kann für sich alleine eingesetzt, oder mit weiteren Medien zum spielerischen Umgang gekoppelt werden wie zum Beispiel: Schwungtücher, Eimer, Kisten, Säcke, Stäbe, Pappbecher, Seile, Decken, Reifen u.ä.

Die Materialerfahrung mit dem Ball erfasst die Grundfertigkeiten:

- tragen
- rollen
- werfen
- fangen
- prellen

Auf der Ebene dieser Grundfertigkeiten können Varianten erarbeitet werden:

Varianten des Tragens: Balancieren, schnell oder langsam dabei gehen, rückwärts gehen ...

Varianten des Rollens: Mit Händen, Füßen, mithilfe von Stäben, sitzend, stehend, zwischen den Beinen hindurch, den Ball über den Körper des Partners rollen, dem rollenden Ball hinterherlaufen...

Varianten des Werfens: ein- und beidhändig, über dem Kopf, zwischen den Beinen, durch einen Reifen oder in einen Korb...

Varianten des Fangens: ein- und beidhändig, mit einem Korb oder einen Pappbecher, nach Namensaufruf, zum Lösen einer Aufgabe ...

Varianten des Prellens: Ball fallen lassen und wieder fangen nach 1 – mehrmaligem Aufspringen, im Stehen und Gehen, als Wettlauf, um Hindernisse, im Rhythmus ...

Die Förderungsbereiche sind ebenso vielfältig wie die Varianten der Bälle und die Einsatzmöglichkeiten.

Spiel 1: Gymnastik für die Wirbelsäule mit dem Pezziball

Diese Aufgabe eignet sich gut für die unterstützende Partnerarbeit!

Ein Mitspieler sitzt auf einem Stuhl oder Hocker und hat zwischen den leicht gegrätschten Beinen einen ausreichend großen Pezziball vor sich liegen. Er faltet die Hände, beugt den Oberkörper nach vorne und legt die Unterarme auf dem Pezziball ab. Der Spielpartner hilft nun, den Pezziball behutsam nach vorne zu rollen, wodurch der sitzende Mitspieler in ein weiteres Vorbeugen des Rumpfes gebracht wird. Seine Blickrichtung soll dabei nach unten gehen, also nicht den Kopf in den Nacken legen, um nach vorne zu schauen!

Diese Übung erlaubt das langsame und behutsame Dehnen der Rückenmuskulatur unter kontrollierten und unterstützten Bedingungen.

Nachdem die Übung mehrmals ausgeführt wurde, wird gewechselt.

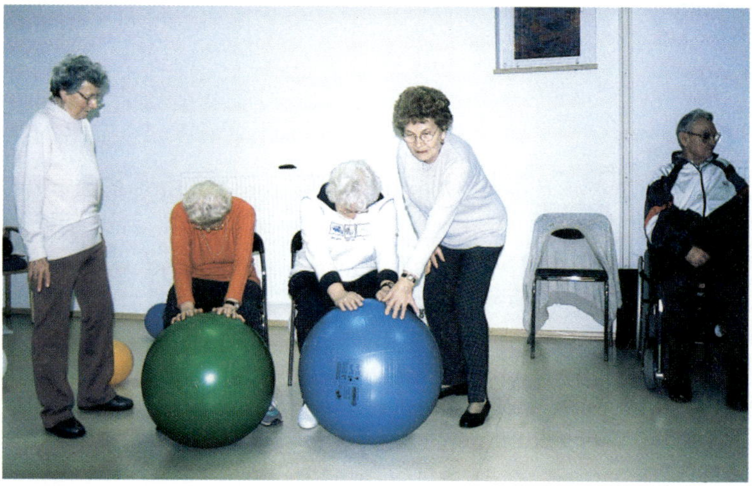

Abb. 16

Spiel 2: „Möb“ und „Oing“ mit Knautschbällen (eines der Lieblingsspiele meiner Gymnastikgruppe, nach diesem Spiel hat sich die Gymnastikgruppe benannt)

Die Spieler sitzen im Kreis. Der Spielleiter bringt zwei verschiedenfarbige Knautschbälle ins Spiel, wobei er den einen nach links- und den anderen rechtsherum weitergeben lässt. Einer der beiden Bälle wird als „Möb“ bezeichnet, der andere als „Oing“. Die Spieler begleiten das Weitergeben des Balles mit dem entsprechenden Begriff. Wo „Möb“ und „Oing“ sich treffen ist Konzentration gefragt, die jeweiligen Bälle mit den passenden Begriffen in die richtige Richtung zu geben.

Varianten: Die Richtungen von „Möb“ und „Oing“ werden unvermittelt auf Zuruf des Spielleiters gewechselt.
Die Geschwindigkeit des Weitergebens wird erhöht.
Die Knautschbälle werden geworfen (fordert zudem höhere Geschicklichkeit).
Mit größeren Gruppen können mehrere „Möbs“ und „Oings“ ins Spiel gebracht werden, um die „Treffen“ der beiden zu forcieren.
Gleichzeitig können Knautschbälle, die „Hui“ und „Wutz“ heissen, mit den Füßen am Boden nach demselben Prinzip weitergegeben werden.

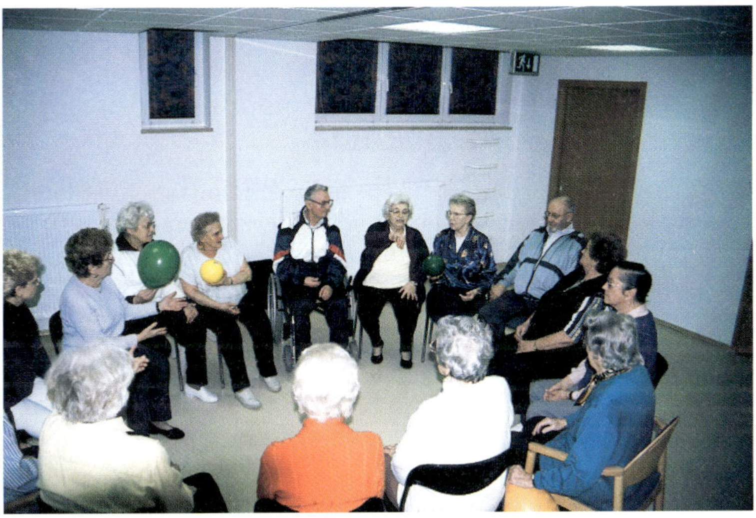

Abb. 17

Spiel 3: Kegel- oder Reifenspiel

Eine sehr bekannte Variante, die gerne gespielt wird: Plastik- oder Holzkegel werden aufgestellt und mithilfe von Gymnastikbällen gekegelt.

Eine weitere Möglichkeit ist das Halten von Gymnastikreifen mit unterschiedlichem Durchmesser und in unterschiedlichen Höhen von den einen Mitspielern, durch die dann die anderen Mitspieler Gymnastikbälle hindurchwerfen sollen.

Beide Varianten können im Schwierigkeitsgrad vereinfacht oder gesteigert werden und eignen sich auch für Wettbewerbsspiele.

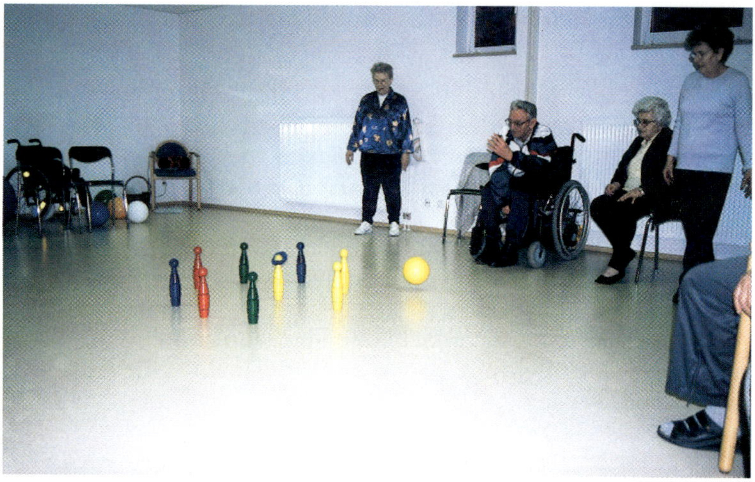

Abb. 18

Der dritte Schritt: unbequeme Bemerkungen zu unpassenden Rollstühlen

Bevor wir unseren Blick auf spezielle Hilfsmittel zur Mobilisierung lenken, seien mir ein paar Bemerkungen zu den Hilfsmitteln des Gehens erlaubt, die wir gewissermaßen „von Kindesbeinen an“ kennen: den Schuhen.
Ausgetretene „Schläppchen“ sind bei alten Menschen nicht die Ausnahme, sondern eher die Regel, obgleich es schon ein „alter Hut“ ist, dass **gerade** alte Menschen mit eingeschränkter Beweglichkeit und Spürerfahrung und damit erhöhter Sturzgefährdung gut sitzendes Schuhwerk tragen sollten.
Da meist die Beweglichkeit der Wirbelsäule schon erheblich eingeschränkt ist, und damit das Herunterbeugen zum Zwecke des Schuhebindens erschwert bis unmöglich ist, bietet Schuhwerk, in das man nur „hineinschlüpfen“ muss, eine angenehme Alternative. Zudem ist es weicher in der Verarbeitung und nimmt mehr Rücksicht auf gestaute und schmerzende Füße.
Außerdem scheuen viele alte Menschen den Weg in die Stadt zum Zwecke des Schuhekaufens, und nicht selten geben sie sich dann mit irgendeinem unpassenden Schuhwerk aus dem Versandhauskatalog zufrieden oder mögen schlecht sitzende Schuhe nicht umtauschen. Aber auch einfachste Regeln des Schuhkaufs werden nicht beachtet:

- Bei Fußproblemen sollten Schuhe nachmittags gekauft werden, weil zu dieser Tageszeit die Schwellungen am geringsten sind.

- Bei ungleichen Füßen (z.B. ein Fuß dicker als der andere) sollten die Schuhe auf den größeren Fuß angepasst werden, da man den Schuh für den kleineren Fuß mit einer Einlage o.ä. verändern kann.

Die wichtigste Regel zum Kauf von Schuhen, die auch tatsächlich getragen werden, übersieht jedoch hartnäckig die Schuhindustrie:

- Akzeptanz.

Was man sich darunter vorzustellen hat?

- Ein Schuhangebot für alte Menschen, das über die Farben Braun, Beige und Schwarz hinausgeht.
- Verschlussmechanismen wie Klettverschlüsse oder gut gleitende Reißverschlüsse, die, ggf. mit Schuhanziehhilfen, das sichere Schließen der Schuhe ermöglichen.
- Weiches Obermaterial aus gutem Leder oder atmungsaktivem Synthetik, dabei gute, stützende Verarbeitung an Fersen und Sprunggelenken.
- Dünne, aber stabile Sohlen, am besten Ledersohlen. Sie gewährleisten der tiefensensibel eingeschränkten Fußsohle ausreichend Berührungsqualität für den Untergrund und bieten gleichzeitig Stabilität im Halten der Balance beim Gehen, und „blockieren" vor allem nicht permanent die Bewegung des Fußes, der sich ohnehin kaum von dem Untergrund abhebt.
- Und last not least: Schick! Muss der alte, in Form und Beweglichkeit beeinträchtigte Fuß überdies auch noch durch unverschämt ignorantes Schuhwerk verunstaltet werden? Wo sind die Herren, die zu „ihren Zeiten" die Füße ästhetisch in schwarzes Lackleder und weiße Gamaschen hüllten? Wo sind die Damen, die den Schuh als erotisches Attribut der Kleidung vorteilhaft in Szene zu setzen wussten? Hauen Sie mit ihren ohnehin nie getragenen Schuhzumutungen doch einmal auf den Tisch oder – besser noch, den Schuhdesignern auf die Finger!

Wer nun meint, dass diese „elitären" Forderungen der an Massenproduktion orientierten Schuhindustrie konträr laufen würden, ist in Gefahr, den Kardinalsdenkfehler im Umgang mit alten Menschen zu begehen: Wenn **dieser** Anspruch **Standard** wird für das Bedürfnis an Bewegung, Fußgesundheit und Attraktivität alter und ältester Menschen, kann man an diesen Standards ebenso sein Bedürfnis an Massenware befriedigen, wie an den zur Zeit existierenden Standards “brauner, kartonagenähnlicher Fußkistchen“.

Was für die Schuhversorgung alter Menschen gilt, gilt ebenso bei der Hilfsmittelversorgung mit Rollstühlen, Rollatoren und anderen Fortbewegungsmitteln. Da insbesondere an die Nutzung von Rollstühlen hohe Ansprüche gestellt werden müssen, sollen folgende Bemerkungen sich quasi exemplarisch auf die Rollstuhlversorgung beziehen und können entsprechend auf andere Mobilisierungshilfen übertragen werden.

Der Rollstuhl – diese segensreiche Erfindung hat leider ein nach wie vor schlechtes Image. „An den Rollstuhl gefesselt“ ... diese unsensible Bemerkung ist heute noch insbesondere in den Medien weitverbreitet und erinnert eher an ein mittelalterliches Folterinstrumentarium, das den „Gesunden“ brav erschaudern lässt. Der Rollstuhl ist der Inbegriff von Behinderung. Kein Wunder also, wenn der Rollstuhl bei chronischen Erkrankungsprozessen das letzte Zufluchtsmittel ist, wenn, im wahrsten Sinne des Wortes, wirklich nichts mehr geht. Und als „letzte Möglichkeit“ wird mit dem Rollstuhl stilles Leiden verbunden und tiefe Dankbarkeit, doch noch nicht völlig immobil zu sein. Diese Haltung verträgt sich selbstverständlich nicht mit Anforderungen an Komfort und Schick. Bei jungen Menschen ist es etwas anderes. Die haben „das Leben noch vor sich – und vor ihrem Rollstuhl“ und jeder Kostenträger sieht ein, dass alles in der Hilfsmittelversorgung getan werden muss, um größtmögliche Aktivität zu erhalten oder zu fördern in der stillen Hoffnung, der Betroffene möge doch noch, dank guter therapeutischer Versorgung ein stützendes Mitglied der Gesellschaft werden, mit Anspruch auf einen Behindertenarbeitsplatz und Abgabe von Sozialbeiträgen.

Aber der alte Mensch? Für den glaubt man, „alles Erforderliche“ getan zu haben, wenn die Seitenteile des Rollstuhles abnehmbar und die Fußstützen verstellbar sind. Abgesehen davon gibt es ja inzwischen schon Modelle in „Bordeauxrot“ und „Nachtblau“. Fantastisch. Na – wollen wir mal nicht übertreiben. Schließlich gibt es sehr gute (und teuere ...lohnt sich das denn noch...?) Pflege- oder Lagerungsrollstühle, die verschiedenste Problematiken berücksichtigen. Sie sind aber nur vorbehalten für die wirklich – na, sagen wir mal, kranken Menschen, deren gesundheitliches Potential proportional umgekehrt zu ihrem wirtschaftlichen steht, und für die etwaige Zuzahlungen kein Thema sind.
Aber so weit sind wir noch nicht. Zunächst muss der Rollstuhl benötigt, verordnet, beantragt und genehmigt werden.

Nicht selten durchläuft er diesen Prozess:

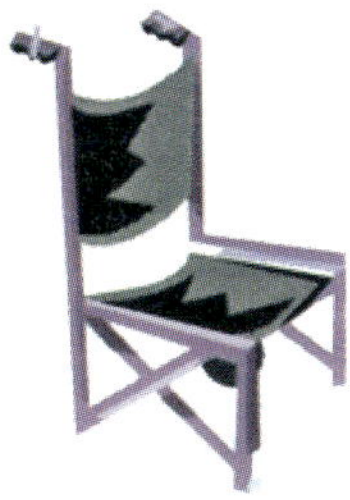

Vom Arzt verordnet

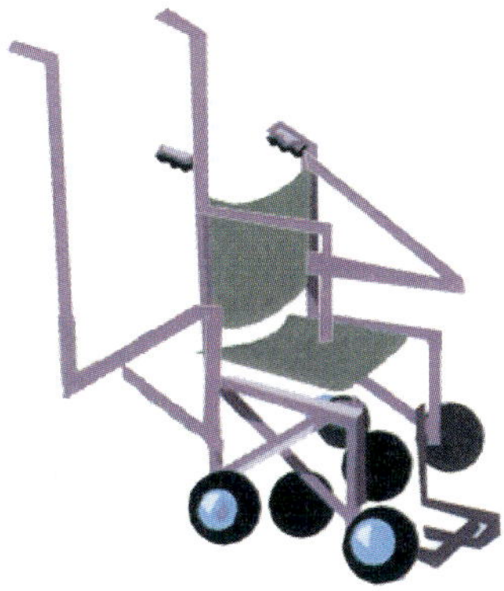

Von Therapeuten adaptiert

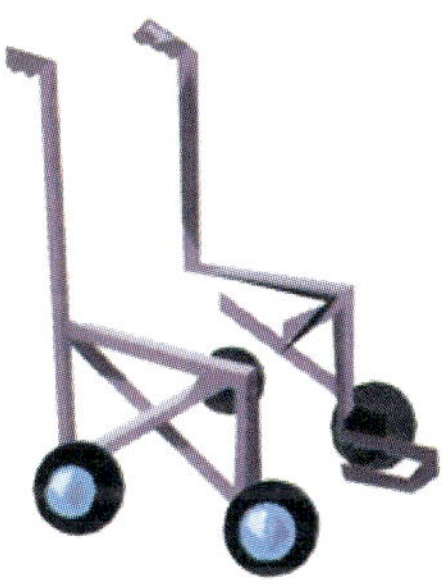

Vom Fachhandel beantragt

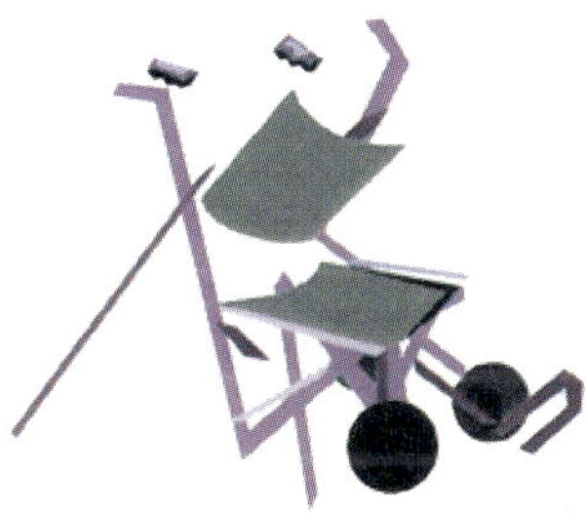

Vom Kostenträger genehmigt

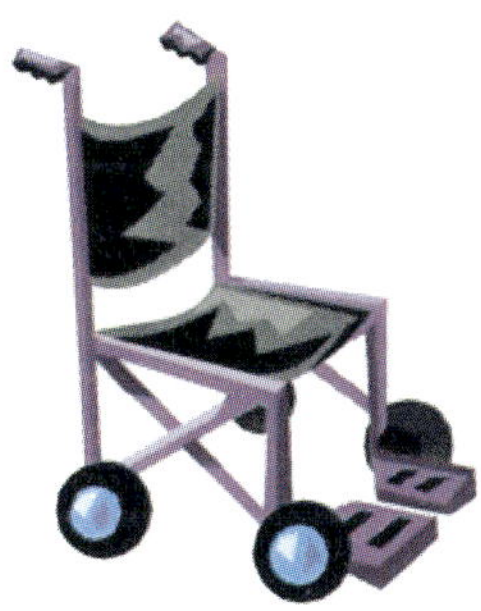

Was der Rollstuhlfahrer eigentlich wollte

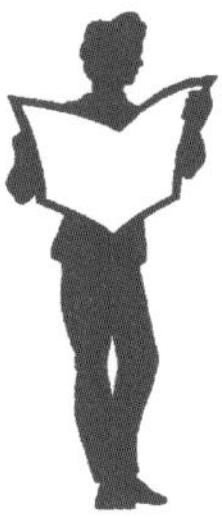

Dies Beispiel veranschaulicht, dass nicht selten die Ansprüche und Bedürfnisse des Patienten an den Rollstuhl als Letztes in der Reihe der Entscheidungsträger stehen. Und dies meist aus der irrigen Annahme heraus, dass man sich mit einem Rollstuhl für einen alten Menschen eben bescheiden müsse und vor allem, was meiner Meinung nach noch viel schlimmer ist, dass es keinen Spaß machen soll.
Dabei ist die Akzeptanz des Hilfsmittels die essentielle Basis für die Integration in das Körperschema des Menschen. Das Prinzip des Körperschemas habe ich im Kapitel 12 „Den Alltag erspüren" bereits erläutert. Ich möchte es Ihnen am Beispiel des Hilfsmittels „Brille" nochmals verdeutlichen:
Sie bekommen aufgrund einer Sehschwäche eine Brille verordnet, die Ihnen ab da als Seh-Hilfe zur Verfügung stehen soll. Obwohl das Brillengestell eigentlich nur der Befestigungsmechanismus für die eigentlich relevanten Gläser ist, verbringen Sie viel Zeit bei der Wahl des Brillengestelles und es genügt Ihnen nicht, dass es auf Ihre Nase passt und nicht hinter dem Ohr klemmt: Sie möchten damit gut aussehen. Haben Sie Ihre Brille endlich, so kommt die Zeit der Gewöhnung an den „Fremdkörper" im Gesicht, bis Ihnen Ihre Brille so vertraut ist, dass Sie diese bewusst gar nicht mehr wahrnehmen, bzw. automatisch zu Ihrer Brille greifen, wenn Sie morgens aufstehen u. ä. Jetzt ist die Integration in Ihr Körperschema erfolgt. Das ursprünglich fremde Hilfsmittel wird zu Ihrer Brille. Sind jedoch die Gläser nicht gut auf Ihre Sehschwäche eingestellt, drückt das Brillengestell, finden Sie es unattraktiv, können Sie sich selbst mit Brille nicht akzeptieren und fühlen sich von ihr „behindert", so sind dies alles Faktoren, welche die Integration ins Körperschema beeinflussen können. Sie vermeiden es vielleicht, die Brille zu tragen und Ihrer Sehbehinderung kann nicht geholfen werden. Ihnen wird deutlich, liebe Leser, wie groß die Frage nach Akzeptanz und Körperschema dann erst bei einem so gravierenden Hilfsmittel wie einem Rollstuhl sein muss. Umso zynischer finde ich daher die Einstellung, dass der schwerer behinderte Mensch sich ja weniger gegen sein Hilfsmittel wehren kann und daher eben mehr bei seinem Rollstuhl „in Kauf nehmen" muss, als er es vergleichsweise bei einer Brille täte.

Es ist also gewissermaßen schon ein humanitärer Auftrag sich zu sensibilisieren für die Bedürfnisse des Menschen, der zeitweilig oder dauerhaft einen Rollstuhl nutzt. Empfehlenswert ist hierbei ein „Selbsterfahrungsprogramm" im Rollstuhl und/oder die Zusammenarbeit mit Rollstuhlfahrern. Der Markt an Rehabilitationshilfen hat sich gut entwickelt. Dies spricht für ein Potential an Know-How, das auch für alte Menschen genutzt werden kann. Dabei wird sicher auch die Nachfrage das Angebot bestimmen. Ich habe am Ende dieses Kapitels eine Checkliste erarbeitet, die als Orientierungs- und Kommunikationshilfe dienen kann für Patienten, Angehörige und medizinische Berufsgruppen bei der Versorgung mit dem Rollstuhl und anderen mobilisierenden Hilfen.

Grundsätzlich hat jeder gesetzlich Krankenversicherte Anspruch auf ein Hilfsmittel, sofern er an einer Krankheit oder Behinderung im Sinne des Gesetzes leidet, was im „Sozialgesetzbuch" SGB beschrieben ist. Das SGB hebt in seiner 11. Fassung (SGB XI) die Bedeutung von Rehabilitation (auch) bei Pflegebedürftigkeit hervor. Ziel sei es, „... Pflegebedürftigkeit zu vermeiden, zu überwinden, zu mindern oder ihre Verschlimmerung zu verhüten..."

Seit dem Wirksamwerden der Pflegeversicherung in Stufe I (ambulanter Bereich) von 1995 und in Stufe II (stationärer Bereich) von 1996 schieben sich Kranken- und Pflegekassen die Rechnungen gerne gegenseitig in die Tasche, letztlich oft auf Kosten des Patienten.

Alte Menschen, wenn sie geriatrische Patienten sind, sind im Rahmen der Multimorbidität davon besonders betroffen: Zum einen sind es eine oder mehrere *Erkrankungen*, die schließlich *zur Pflegebedürftigkeit* führen und zum anderen *kann* auch *der pflegebedürftige Mensch* zusätzlich wieder *erkranken.*

Der Grundsatz „Rehabilitation vor Pflege" wird durch das Wirtschaftlichkeitsgebot (§ 29) dressiert: „...die Leistungen müssen wirksam und wirtschaftlich sein und dürfen das Maß des Notwendigen nicht überschreiten..." Allerdings müssen sie das Maß des Notwendigen oft erst einmal erreichen (!) und davor hat, wer auch immer, viel Dilettantismus und Angst vor Reglementierungen gesetzt.

Das Sparschwein-Denken in den Köpfen vieler verordnender Ärzte, SGB-höriger Kostenträger, schlecht ausgebildeter und informierter Pflegetherapeuten, und schließlich vieler alter Menschen, die sich der Mühen ohnehin nicht mehr wert halten, dieses Sparschwein-Denken führt zu der irrigen Annahme, dass die „Standard-Angebote" in der Hilfsmittelversorgung bereits das Maß des Notwendigen erreicht hätten und alles darüber hinaus Gehende, schon fast verwerfliches Luxusdenken sei. Im Übrigen sind Hilfsmittel, im Gegensatz zu Heilmitteln, nicht budgetierungspflichtig.

So kommt es nicht selten dazu, dass bei hochgradigem (!) Dekubitusrisiko eines pflegebedürftigen Patienten, die kostengünstigste Anti-Dekubitus-Matratze verordnet, genehmigt und geliefert wird. Im Gebrauch stellt sich jedoch schnell heraus, dass diese Matratze völlig unzureichend für die Versorgung ist, was bei adäquater Befundung und vor allem Spezifizierung und Begründung des Hilfsmittelantrages auch schon eher auf der Hand gelegen hätte. Fazit: Der Patient muss zu einer (jetzt erst recht kostenintensiven) Behandlung in ein Krankenhaus und unsere Anti-Dekubitus-Matratze war zwar nicht kostenlos aber umsonst. Jetzt fehlt nur noch die Bemerkung, dass diese Art Hilfsmittel ohnehin nicht dem Patienten dienen würde, sondern nur eine Pflegeerleichterung mit sich brächte. Dabei entbindet auch das allerbeste Hilfsmittel keine Pflegekraft von der Verantwortung der fachgerechten Pflege und keinen Therapeuten von der Verantwortung der umfassenden Behandlung.

Verstehen Sie, liebe Leser, was ich mit Dilettantismus meine?

Es bleibt festzuhalten, dass die meisten „Standardsysteme" an Hilfsmitteln bestenfalls dem kurzfristigen Einsatz gerecht werden, beispielsweise ein Rollstuhl als Mobilisierungshilfe bei vorübergehendem Gipsbein für einige Wochen. Insbesondere für multimorbide geriatrische Patienten erreicht dieses Angebot das „Maß des Notwendigen" nicht, geschweige denn es zu überschreiten!

Nach § 12 SGB XI sind die Pflegekassen für die Sicherstellung der Versorgung verantwortlich und haben mit allen an der gesundheitlichen Versorgung Beteiligten zusammenzuarbeiten. Nach meiner Erfahrung hilft es allzu träge Kooperationen mit dem Hinweis, dass erwogen werde, wegen unterlassener Hilfeleistung Strafantrag zu stellen, deutlich zu beschleunigen.

Aber auch umgekehrter „Missbrauch" von Versorgung ist der Fall. Insbesondere Privatversicherer unterliegen nicht dem Wirtschaftlichkeitsgebot des § 12, was in Tateinheit mit wohlmeinenden und zuzahlenden Angehörigen oft zu einer grotesken Über- und Fehlversorgung des Betroffenen führt, wie z.B. ein überdimensionierter Elektrorollstuhl für den Innenbereich, welcher die Immobilität meines Patienten nur noch forcierte ("nun haben wir den teueren Rollstuhl für Dich gekauft, jetzt benutze ihn auch bitte") bzw. erhebliche Schäden an der Einrichtung verursachte, weil der Benutzer aufgrund einer neuropsychologischen räumlichen Grundstörung überall „aneckte".

Ansonsten gibt es im „Versorgungskrimi“ nichts, was es nicht geben könnte:
Angefangen von Urkundenfälschungen von Kostenträgern, die wichtige Merkmale und Indikationen aus therapeutischen Verordnungen vor der Weiterleitung an die Hilfsmittelfirma „herauskopiert“ haben, bis hin zu grotesk verschlungenen Wegen von Bezirksleitungen über Regionaldirektionen, bestellten Gutachtern und Gegengutachtern, Vertragspartnern und deren Subunternehmen, die alles daran setzen, die Versorgung so lange herauszuzögern, bis sich aufgrund der infausten Prognose über den Gesundheitszustand des Patienten die Hilfsmittelversorgung erledigt hat.

infaust: unheilbar mit tödlichem Ausgang

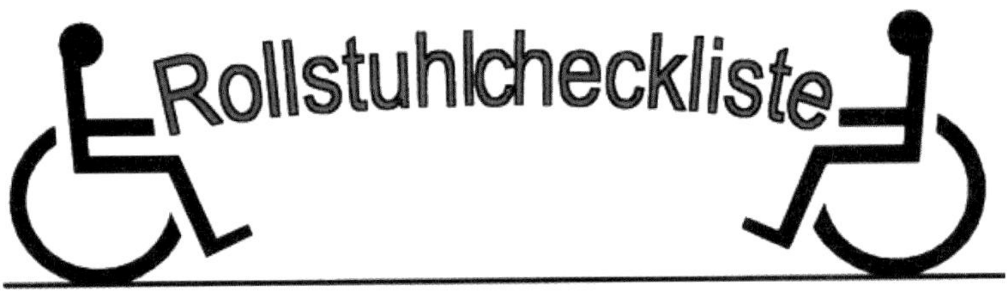

Die Entwicklung des Rollstuhles kann auf über 400 Jahre zurückblicken.
Der Grund der Rollstuhlversorgung bei alten Menschen liegt meist in dem, was man allgemein als „Gebrechlichkeit“ bezeichnet, bzw. in der Unterstützung bei (chronischen) Erkrankungen.

Der Rollstuhl als Sitzmöbel und passiver Transporthilfe steht (leider) bei der Versorgung alter Menschen auch heute noch im Vordergrund, sog. „Aktivrollstühle“ haben sich in diesem Bereich noch nicht recht etabliert.

Die allgemeinen Regeln einer Rollstuhlversorgung gelten auch und gerade bei älteren Menschen und werden explizit bei diesem Personenkreis oft aufs Schlimmste vernachlässigt.
Dabei sind gerade bei älteren und alten Menschen Umstände und Besonderheiten gegeben, die bei einer Rollstuhlversorgung zu berücksichtigen sind.

1. Grundsätzliche altersspezifische Erscheinungen, die bei einer Rollstuhlversorgung zu berücksichtigen sind:

- Alte Menschen brauchen bei der Rollstuhl(erst-)-versorgung ein besonders intensives Aufklärungsgespräch. Mit ausreichend Zeit für Demonstrationen und dem selber Ausprobieren. Idealerweise sollte ein solches Gespräch nach gewisser Zeit wiederholt werden, um die Inhalte zu festigen und Fragen zu beantworten.

- Da bei vielen alten Menschen die Reaktionsfähigkeit verlangsamt ist und das Automatisieren neuer Tätigkeiten länger dauert, sollte dies bei technisch komplizierten Verfahren zur Rollstuhlnutzung Berücksichtigung finden.
- Unabdingbar ist das Rollstuhl**training,** und zwar bevorzugt in den Alltagsbereichen des alten Menschen und (!) unter Miteinbeziehung der Angehörigen, insbesondere des Lebenspartners. Unter Training versteht sich ein wiederholtes Üben. Dazu sollte Zeit und Geduld zur Verfügung stehen.
- Alte Menschen zeigen oft Probleme in der Koordinationsfähigkeit und ein Nachlassen der Gleichgewichtsreaktion. Dies muss sowohl bei der Rollstuhlversorgung selbst, wie auch beim Umgang beachtet werden. Fußstützen, die schlecht zu handhaben sind, werden beim Ein- und Aussteigen nicht hochgeklappt und bedeuten Stolperfallen. Zu breite Rollstühle und zu enge Türrahmen zu Hause erhöhen das Verletzungsrisiko der Hände an den Greifreifen etc.
- Insbesondere das Abschwenken der Fußstützen, das Hochklappen der Seitenteile und das Bedienen von Bremshebeln mit Griffverlängerung durch den Rollstuhlfahrer selbst, führt bei alten Menschen, deren Rumpfstabilität eingeschränkt ist, zu erhöhter Sturzgefahr. (Die Handhabung von Bremsen ist ein eigenes Thema, das zu einem anderen Punkt nochmals angesprochen wird.)
- Grundsätzlich ist der Rollstuhl ein funktionelles Hilfsmittel und soll den Bedürfnissen des Patienten entsprechend seinen Einsatz finden. Alte Menschen, die nur zeitweilig einen Rollstuhl nutzen, lassen sich von den vermeintlich ersten Schwierigkeiten leicht entmutigen. Anstatt zu üben, nehmen sie den Rollstuhl dann nur in Gebrauch, wenn es unbedingt nötig ist, womit die Risiken im Umgang erhöht werden.
- Insbesondere unter Zeitdruck und durch mangelhaftes Training in ungewohnten Situationen ist die Unfallgefahr am größten. Mit anderen Worten: Mit dem Rollstuhl sollte man gerade dann üben, wenn sein Gebrauch nicht zweckorien-

tiert ist, also täglich eine kleine Übungsrunde: Benutzen des Lifts mit Rollstuhl, Türen öffnen, ins Freie fahren, richtiges Verhalten beim Überwinden von Bordsteinkanten usw. usw. Da meist Lebenspartner oder Angehörige den Rollstuhlfahrer unterstützen, sollten sie nach Möglichkeit selbst einmal die „Rollstuhlperspektive“ erleben können: Wir sind es beispielsweise als erwachsene Menschen gewohnt, über parkende Autos am Straßenrand hinweg, den Verkehr beobachten zu können. Für den Rollstuhlfahrer ist jeder parkende Wagen ein Sichthindernis! Nicht von ungefähr reagieren Rollstuhlfahrer ängstlich, wenn sie „aus ihrer Sicht“ allzu rasch zwischen Autos hindurch über die Straße befördert werden. Auch das unvermittelte Ankippen des Rollstuhles zur Fahrt über Bordsteinkanten, kann für den Rollstuhlfahrer ein Schreckerlebnis sein! Selbst einmal die Rollstuhlperspektive erlebt zu haben, gibt vielen Begleitern von Rollstuhlfahrern mehr Einfühlungsvermögen in deren Bedürfnisse.

- Noch ein Wort zu Elektrorollstühlen: Der E-Rollstuhl stellt die vermeintlich bequeme Alternative für Rollstuhlselbstfahrer dar, wenn ein mechanischer Rollstuhl nicht selbst bedient werden kann. Diese Rollstühle haben alle Vor- aber auch alle Nachteile eines durch Fremdkraft betriebenen Fahrzeuges. Er ist ein hochentwickeltes technisches Hilfsmittel, dessen Benutzung gerade sorgfältige Anpassung und vor allem sorgfältiges Training bedarf. Insbesondere, wenn der E-Rollstuhl dazu genutzt werden soll, den Aktionsradius im Außenbereich zu erweitern, muss **unbedingt** ein Verkehrssicherheitstraining durchgeführt werden! Ein Nachteil dieser Rollstuhlversion ist ganz sicher seine schlechte Handhabung im Transport. Man kann meist den Rollstuhl nicht mal eben so ins Auto packen, um gemeinsam mit dem Rollstuhlfahrer einen Ausflug zu machen. Außerdem kann die minimale Eigenbewegung, um den Rollstuhl fortzubewegen, die Immobilität des Patienten zusätzlich fördern.
- Der noch so angepasste Rollstuhl sollte gerade für alte Menschen kein Daueraufenthaltsort sein, in den sich der Mensch morgens hineinsetzt, den Rollstuhl nur zum Toilettengang verlässt und abends von dort aus ins Bett geht. Alte Menschen haben ein erhöhtes Thromboserisiko, das durch stetes Sitzen begünstigt wird. Der gesamte Bewegungsapparat wird in eine fast ununterbrochene Statik gezwungen, was sich äußerst übel auf die Gelenke auswirkt.

Daran ändern auch höhenverstellbare Fußstützen nicht viel.

- Mit sehr viel Vorsicht zu genießen sind Rollstühle, in denen der alte Mensch in eine liegende oder halbliegende Position gebracht werden kann, z.B. fürs Mittagsschläfchen. Selbst der bequemste Rollstuhl bietet nicht den Liegekomfort eines Bettes und in der Regel wird der Kopf, der Schultergürtel, Arme und Hände fast immer schlecht unterstützt. Seitlagerungen sind nahezu gar nicht möglich. Der Liegerollstuhl sollte also wirklich nur begrenzt und zweckgerichtet eingesetzt werden, z.B. um einen Patienten, für den Sitzen nicht zumutbar ist, mithilfe eines solchen Lagerungsrollstuhls einen Ortswechsel anzubieten, zum gemeinsamen Fernsehen, einen Ausflug in den Garten o.ä.
- Berücksichtigung sollte natürlich der Umstand finden, dass gerade alte Menschen, die zur Fortbewegung auf ihren Rollstuhl angewiesen sind, in diesem das Gefühl größerer Mobilitätsmöglichkeiten haben, als in einem Sessel sitzend. Es sollten Kompromisse gefunden werden: Der Patient sollte nicht allein gelassen sein, wenn er sich außerhalb seines Rollstuhles aufhält und die Aufenthaltszeiten tagsüber im Sessel oder auf einem Stuhl können gebunden sein an Tätigkeiten, die über 1 1/2 Stunden ohnehin keinen Ortswechsel vorsehen, wie das gemeinsame Fernsehen eines Fußballspieles oder Spielfilmes, beim Schachspiel, beim gemeinsamen Essen, wenn Gäste da sind usw. Es versteht sich von selbst, dass auch der Sessel oder der Stuhl oder der Platz auf dem Sofa an die Bedürfnisse des alten Menschen angepasst werden müssen.

2. Die exakte Benennung der Rollstuhlteile helfen bei optimaler Anpassung.

Nicht nur die Berufsgruppen, die mit der Versorgung des Rollstuhles betraut sind, sollten sich konkret ausdrücken. Auch der Rollstuhlfahrer selbst und seine begleitenden Angehörigen sollten die Rollstuhlteile kennen und benennen können. Es dient der möglichst fehlerfreien Verständigung bei Reparatur- und Ersatzteilfragen und außerdem dient es dem Verständnis für die Möglichkeiten und Grenzen des Rollstuhleinsatzes.
Sitzfläche, Rückenteil, Seitenteile, Fußstützen, Bremsen, Lenkräder vorne, Antriebsräder hinten, Greifreifen an den Antriebsrädern und weitere Zurichtungen sollten erkannt und benannt werden. Darüber hinaus sollte die Mechanik bekannt

sein, verschiedene Rollstuhlmodelle haben auch oft unterschiedliche Hebel zum Lösen der Seitenteile oder Schwenken der Fußstützen u.ä.

Bemerkungen über Einsatz und Anpassungsmöglichkeiten (= Adaption) werden im dritten Punkt der Checkliste besprochen.

Grundsätzlich bemüht sich die Rollstuhlindustrie, die Rollstühle auf der Basis eines Baukastensystems zu konzipieren. Dies bedeutet, dass die wichtigsten Rollstuhlteile wie Sitz, Rückenlehne, Seitenteile und Fußstützen in unterschiedlichen Einzelgrößen zusammengesetzt werden können. Eine stufenlose, optimale Anpassung ist trotzdem nicht möglich. Oft müssen zusätzliche Adaptionen (Anpassungen) vorgenommen werden.
Die meisten Rollstühle sind auf der Basis „normaler Proportionen“ konzipiert. Gerade alte Menschen sind in der Mehrzahl jedoch, oft erkrankungsbedingt, nicht mehr „normal“ proportioniert.

- Der alternde Mensch neigt zu verstärkter Fettablagerung; gleichzeitig wirken die Körperumfänge durch Bindegewebsschwäche und Tonusverlust bedingt, voluminöser. Insbesondere bei adipösen Patienten ist die adäquate Sitzgestaltung oftmals schwierig.
- Auch der Tonus des Rumpfes ist oftmals (erkrankungsbedingt) reduziert, der alte Mensch sitzt in eher schlaffer Haltung. Der Unterschied der Körpersitzhöhe zwischen straffer und schlaffer Sitzhaltung kann mehr als 6 cm betragen!
- Die meisten Polster der Armlehnen sind für den Unterstützungsbedarf der Arme alter Menschen zu schmal.
- Adaptionen, wie Sitzkissen oder Rückenkissen, insbesondere wenn sie nicht von vorneherein bei der Rollstuhlberechnung berücksichtigt wurden, können den Sitzkomfort gravierend verändern, dass hierdurch die Sitzfläche zu klein wird oder die Füße nicht mehr gut unterstützt sind.

3. Worauf sollte in der Adaption eines Rollstuhles für ältere Menschen besonders geachtet werden?

- Beim Rollstuhl sollte die Oberkante der Rückenlehne etwa 10 cm unterhalb der Achselhöhle liegen, um größtmögliche Bewegungsfreiheit der Arme zu gewährleisten. Nur wenn eine möglichst umfassende Unterstützung des Rumpfes bei zu geringen Tonusverhältnissen gewünscht wird, sollte dieser Mindestabstand unterschritten werden.

- Die Kniekehlen des sitzenden Rollstuhlfahrers sollten etwa 2-3 cm über die Sitzkante herausragen, um ein Aufscheuern der Kniekehlen zu vermeiden.
- Die Fußstützen sollten aus Sicherheitsgründen (um ein Aufschleifen und damit Blockieren des Rollstuhles zu vermeiden) etwa 5 cm mindestens vom Boden entfernt sein.
- Bei der Auswahl der Sitzkissen ist darauf zu achten, ob sie durch das Sitzen zusätzlich in ihrer Höhe vermindert werden, wie bei Schaumstoffkissen der Fall, oder in ihrer Dicke relativ konstant bleiben, wie beispielsweise bei Gelkissen.
- Die Armlehnen sollten höhenverstellbar sein, um verschiedenen Komfort in der Unterstützung der Arme, z.B. beim Essen am Tisch, zu gewährleisten. Allerdings sollten die Armlehnen auch tatsächlich je nach Bedarf in der Höhe variieren! Wird dies übersehen, so kann z.B. eine permanent zu hoch eingestellte Armlehne zu Schulterhochstand führen und mehr schaden als nützen!
- Die Greifreifen zum Antrieb sollten nicht zu weit hinten liegen, weil alte Menschen gerne Visuskontrolle über ihre Handbewegungen am Greifreifen haben. Man muss sorgfältig abwägen, welcher Achsenstand unter dem Rollstuhl einerseits ausreichend Sicherheit bietet und andererseits genügend Bedienungskomfort.
- Gut funktionierende Bremsen sind das A und O zur Unfallverhütung. Dabei sollten sie jedoch nicht so straff eingestellt sein, dass der alte Mensch mit verminderter Kraft Schwierigkeiten hat, sie zu bedienen. Meist erhöhen Griffverlängerungen mit Hebelwirkung den Bedienungskomfort – wenn sie allerdings zu ausladend sind, kann der Rollstuhlfahrer beim Nach-vorne-Beugen leicht das Übergewicht bekommen, außerdem bleibt man an abstehenden Bremsverlängerungen leicht hängen.
- Die Funktion der meisten Bremsen ist vom ausreichenden Luftdruck der Reifen abhängig, weil nur dann optimaler Kontakt der Bremsbacken auf dem Reifengummi gewährleistet ist. Zwar sind Trommelbremsen von diesem Faktor unabhängig, müssen aber dennoch gewartet werden, um einwandfrei zu funktionieren. Bei Halbseitenlähmungen

versteht sich von selbst ein Bremshebel, der mit einer Hand zu bedienen ist und beide Bremsen sichert.

- Bei der Auswahl der Bereifung der Lenkräder ist das vollgummibereifte Speichenlenkrad günstig für allgemein harte Böden, Linoleum oder Fliesen im Innenbereich, Teer und Pflaster im Außenbereich. Kleine Lenkräder mit Ballonbereifung, sehr prall aufgepumpt, eignen sich eher für weiche Böden, wie hochflorige Teppiche innen oder Rasenflächen und Kieswege außen.
- Die Armlehnen sind für die meisten alten Menschen, wie bereits angesprochen, zu schmal. Die verkürzten Armlehnen, sog. „Desk“-Armlehnen, erleichtern zwar das nahe Heranfahren an einen Tisch, sind aber sonst wenig komfortabel. Stattdessen ist zu überlegen, ob nicht für die Zeit des bei Tisch Sitzens die Seitenteile entfernt oder die Armlehen versenkt werden sollten.
- Die meisten metallenen Greifreifen sind für die Hände alter Menschen wenig angenehm. Ein Überzug mit Kunststoff oder Gummi verringert die Gefahr des Abrutschens.
- Die Fußstützen sollen abschwenkbar, höhenverstellbar und ggf. in die Waagrechte ausfahrbar sein. Unerlässlich ist dabei eine Wadenplatte, die einem Wadenband vorzuziehen ist. Leider können viele Zurichtungen auch zusätzliche Stolperfallen bedeuten. Im Rollstuhltraining ist daher sehr darauf zu achten, dass stets alle Teile sorgfältig hoch, bzw. zur Seite geklappt werden, wenn der Patient sich in den Rollstuhl setzt bzw. daraus aufsteht.

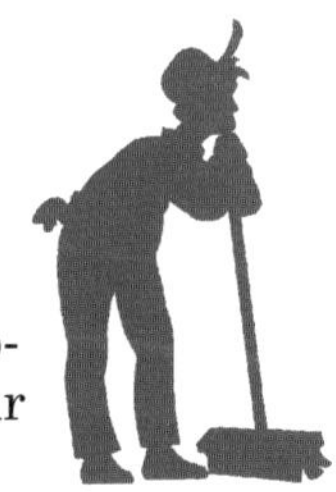

Empfehlungen zur Vertiefung der Thematik

Informieren Sie sich über Bücher zum Thema „psychomotorisches Training“ und erarbeiten Sie geeignete Übungen für Senioren mit speziellen Krankheitsbildern.

Besuchen Sie Reha-Firmen und -Ausstellungen und lernen Sie verschiedene Hilfsmittel kennen. Beurteilen Sie die angebotenen Hilfsmittel für Senioren auch nach Schick, Individualität, aktivem Handling, Akzeptanz etc.

Kapitel 14: Identität erhalten

Stichworte:

Der erste Schritt: Spurensuche

- Gedächtnis
- ABCD-Therapie

Der zweite Schritt: das „Selbst“ erfahren

- Selbst-Erhaltungs-Therapie nach Romero

Der dritte Schritt: Gefühle gelten

- Einblick in die Validation®

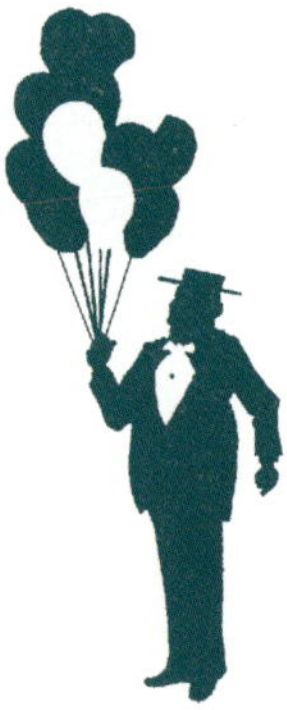

Für alle, die vor 1920 geboren wurden.

Wir liefen schon auf der Straße herum, als man für 5 Pfennige ein Eis, einen Beutel Studentenfutter oder eine Flasche Sprudelwasser kaufen konnte.
Wir kauften Mehl und Zucker noch in Tüten abgewogen, nicht in Fertigpackungen.
Wir dachten nicht, dass „Wiener Wald“ etwas mit gebratenen Hähnchen zu tun hatte, „Käfer“ waren noch keine Volkswagen und „Bunnies“ waren noch kleine Kaninchen.
Wir waren schon da, bevor es Klimaanlagen, Kreditkarten, Kernspaltung und Kugelschreiber gab.
Es gab noch keine „Last-minute-Flüge“ und der Mensch war noch nicht auf dem Mond gelandet.
Zu unserer Zeit gab es keine Weight-Watchers und Sonnenstudios und die Worte „non-food“ für alles, was man nicht essen kann und „Software“ für alles, was man beim Computer nicht anfassen kann, waren noch nicht erfunden.
Wir haben nie UKW aus Transistorradios, Musik von CDs und die New Yorker Symphoniker via Satellit hören können.
Es gab auch noch keine künstlichen Herzen und Jungs, die Ohrringe trugen...

Verfasser unbekannt
bearbeitet von der Autorin.

Der inzwischen alte Mensch, der diese Zeilen zu Papier gebracht hat, bedient sich seiner Erinnerungen an Kindertage.

Mehrere Speicher sind in unserem Gehirn für Erinnerungen zuständig.
In der Hirnrinde, dem Cortex vermuten Forscher den Sitz des „episodischen Gedächtnisses“, in dem die persönliche „Biographie“ aufbewahrt wird, ferner sind dort Elemente des „deklarativen Gedächtnisses“ gespeichert, wie Verkehrsregeln, Telefonnummern, Geschichtsdaten, Vokabeln u. v. m. Im Kleinhirn sitzt das „prozeduale Gedächtnis“ für Handlungen und Bewegungen wie Gehen, Aufstehen und Hinsetzen, Schwimmen, Radfahren etc. Im Bereich der stammesgeschichtlich alten Bezirke unserer Großhirnrinde („Archicortex“) sitzt der „Hippokampus“ als Teil des limbischen Systems. Der Hippokampus registriert und speichert emotionale Ereignisse in enger Zusammenarbeit mit dem Großhirn. Gewissermaßen als Steuerung in Sachen Gedächtnis ist er eng vernetzt mit den verschiedenen Schaltstellen in unserem Gehirn. Wird der Hippokampus beschädigt, so kann kein Mensch neue Erinnerungen mehr bilden. Wenn ein Mensch geboren wird, sind viele Strukturen seines Gehirns noch sehr unausgereift. Das limbische System, mit der Struktur des Hippocampus und des Mandelkerns (Amygdala) kommt nahezu ausgebildet mit auf die Welt, und beginnt bereits in den ersten Lebenswochen seine Arbeit aufzunehmen.

Der erste Schritt: Spurensuche

Sie bemerken, liebe Leser, dass diese wichtige Althirnstruktur unsere Erinnerungen, aber auch die emotionalen Bewertungen steuert. Viele neurologische Veränderungen des alten Menschen sind mit Veränderungen seiner Gedächtnisfunktionen gekoppelt, und wir kennen Alterserkrankungen, die zu Ausfällen des Gedächtnisses führen, die wohl bekannteste und gefürchtetste Erkrankung ist die Demenz vom Alzheimer Typ. Mit den Veränderungen und dem Gedächtnisverlust ist langfristig oft die Identität des Menschen bedroht.

Die Probleme mit dem „Gedächtnis wie ein Sieb“, wie es im zunehmenden Alter gerne dargestellt wird, sind in dem Gedicht „Einsicht“ beschrieben worden (Verfasser der Autorin unbekannt), aus dem ich zitiere:

Ich treffe wen und nicke, weil er grüßt,
wenn ich nur seinen Namen wüsst'?!
Wie heißt er nur, ich kenn' ihn doch,

wie war denn nur sein Name noch?
Ich forsche, denke, grüble nach,
nichts rührt sich da zu meiner Schmach.
Da sag' ich mir ganz still und leise:
Das Alter kommt auf seine Weise.

Benutze ich mein Bügeleisen
und geh' anschließend gleich auf Reisen –
drei Wochen bang' ich, ungelogen:
hab' ich den Stecker rausgezogen?
Sitzt etwa der noch in der Wand?
Bin ich inzwischen abgebrannt?

Vom dritten Stock steig ich hinunter,
tret' auf die Straße froh und munter,
doch plötzlich frag' ich mich verdrossen:
hab' ich auch wirklich abgeschlossen?
Ich könnte schwören einen Eid,
und steig hinauf zu meinem Leid...

Zum Frühstück gibt es drei Tabletten,
die sollen mein Gedächtnis retten.
Da frag ich plötzlich ganz beklommen:
hab' ich sie wirklich eingenommen?

Auch die Geschwätzigkeit ist da,
dem Hörer oft zu viel es war,
zumal was gestern ich erzählt'
auch heute im Gespräch nicht fehlt.
Und wie die Erfahrung leider lehrt,
bestimmt noch einmal wiederkehrt.

So geht es fort mit vielen Sachen,
die mir die Jahre fühlbar machen.
Jedoch, ich will es nehmen leicht,
ich habe mancherlei erreicht.
Auf viele Jahre blick' ich zurück
und manch' Stille bringt das kleine Glück.
Ich muss nicht mehr Erfolg nachjagen,
kann friedvoll umgeh'n mit den Tagen,
kann reisen, wenn ich will und bleiben,
mit nichts und allem Zeit vertreiben,
kann Sympathie verstreuen, Freundschaft pflegen,
der Jugend manches Beispiel geben.
Da ist's doch so zum guten Schluss,
dass ich mit Nachdruck sagen muss,
zu mir allein – ganz still und leise:
nun bin ich alt und n'bisschen weise.

Unser Gedächtnis ist von Natur aus „fehlerhaft" und „unzuverlässig" und es kann, wie Hirnforscher meinen, ganz leicht manipuliert werden:
Wir erinnern uns an Dinge, die wir gar nicht erlebt haben, die auf anschaulichen Erzählungen unserer Verwandten aus Kindertagen beruhen und unser Gehirn bildet sich ein, sich an reale Gegebenheiten zu erinnern.
Auch als Erwachsener vermischen wir leicht Erinnertes und Erzähltes. In der Justiz wird die Zuverlässigkeit der Erinnerung von Zeugen schon seit Jahren diskutiert.

Ein jüngstes Ergebnis der Gedächtnisforscher sollte uns im Hinblick auf unsere Arbeit mit alten Menschen ganz besonders interessieren:
In unserer Erinnerung verändert sich auch unsere Persönlichkeit!
Wenn wir uns an bestimmte Situationen erinnern, weisen wir uns Rollen zu, die wir in diesen Situationen innehatten; mal sehen wir uns als Sieger, mal als Opfer. Wir erinnern uns an Begebenheiten, die wir noch Jahre später als „traurig" oder „glücklich" einstufen, obwohl wir das Gefühl selber in diesem Moment nicht realisieren können.

Psychologen sind der Ansicht, dass wir uns umso schlechter fühlen, je häufiger wir uns an traurige oder erfolglose Ereignisse erinnern. Umgekehrt können wir uns mit Erinnerungen an glückliche Ereignisse auch in der Gegenwart positiv beeinflussen.
Nach meiner Erfahrung möchte ich dies Ergebnis ergänzen: Alte Menschen, die ihr alt sein als defizitär bewerten, glauben sich oft an überwiegend „gute Zeiten" aus ihren jüngeren Jahren erinnern zu können. Die Selektion der „Helden-Tage" kann so groß werden, dass die Kluft zwischen „früher war ich jung und stark" und „heute bin ich alt und schwach" immer weiter zunimmt. Der alte Mensch manipuliert sich in seine insuffiziente Rolle hinein, und entfernt sich von den – immer noch bestehenden (!) – Qualitäten seiner Persönlichkeit, denen er aus jungen Tagen so nachtrauert. Meiner Ansicht nach kann hier schon ein Stück selbst verursachter Identitätsverlust entstehen, selbst wenn keine oder noch keine pathologischen Strukturen, wie dementielle Prozesse zu verzeichnen sind.

Dies halte ich für besonders tragisch, weil, wie oben beschrieben, unser Gedächtnis eben kein neutrales, objektives Instrumentarium der Archivierung darstellt, sondern viele Episoden selbstgemacht sind.

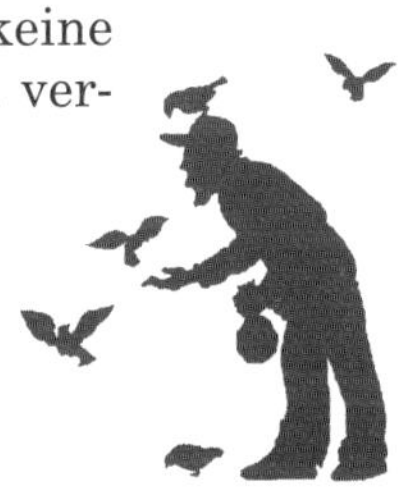

Man kann also das Prinzip der Manipulation auch zu seinen Gunsten nutzen und im „Buch des Lebens“ die „tragischen“ Episoden zu Abenteuererzählungen oder Liebesgeschichten umschreiben. Die Phantasiegeschichten, die uns dementiell „erkrankte“ Menschen oft erzählen, sind erstens ihre Realität und niemand gibt uns das Recht, diese zu verändern und zweitens kann dieser demente Mensch sich glücklich schätzen, wenn er aus seinem Buch des Lebens ein Heldenepos geschrieben hat.

Neben unserem Gedächtnis trägt auch unsere Intelligenz zur Entwicklung und zum Erhalt unserer Identität bei.
Das Wort „Intelligenz“ ist arg überstrapaziert und dient den Menschen in erster Linie dazu, anderen das Fehlen dieser zum Vorwurf zu machen, oder sie sich selbst in elitärer Absicht zuzuschreiben.
Da aber eine Erkrankung des Alters, die dramatisch mit Veränderungen oder Verlust der lebenslangen Identität einhergeht als „Intelligenzminderung“ (Demenz) beschrieben wird, lade ich Sie, liebe Leser ein, auf den ausgetretenen Pfaden zum Thema Intelligenz noch ein Stückchen unberührte Ideen zu entdecken.

Üblicherweise bildet die Unterscheidung der Intelligenz in eine „kristalline“ und eine „fluide“ Form die theoretische Grundlage zu Intelligenzstudien.
Mit der *kristallinen* Form bezeichnet man die erfahrungsgebundene Intelligenz. Diese Intelligenz spiegelt die Charakteristika der Kultur wieder, in der das Individuum lebt und umfasst jene Fähigkeiten des Menschen, sich in eben dieser Kultur und Gesellschaft zurechtzufinden. Die kristalline Intelligenz hat damit eine hohe alltagspraktische Relevanz.
Die *fluide* (flüssige) Form umfasst grundlegende Prozesse der Informationsverarbeitung und des Problemlösens und ist in stärkerem Maße an intakte Hirnfunktionen gebunden. Mit der fluiden Intelligenz ist die flexible Anpassungsfähigkeit des Individuums an veränderte Umgebungsbedingungen beschrieben.
Während kristalline Intelligenzleistungen mit zunehmendem Lebensalter weiter ansteigen (!), erfahren die fluiden Leistungen zwischen dem 30. und 40. Lebensjahrzehnt bereits Stagnationen und entwickeln sich danach eher zurück (!).

Da Intelligenz meist bezogen auf alltagsrelevante Probleme gemessen wird, hat sich ein weiterer Intelligenzbegriff hinzugesellt: Die praktische Intelligenz. Diese wird eher nicht als eigenständige Intelligenzform gesehen, sondern setzt sich aus Anteilen des prozedualen Gedächtnisses (u.a. im Kleinhirn) und der kristallinen Form zusammen.

Nach Meinung einiger Forscher reife die praktische Intelligenz erst im Erwachsenenalter heran: Während im Jugendalter Entscheidungen an Handlungen erprobt werden könnten (fluide Form) und noch keinerlei weitreichende Konsequenzen hätten, stelle sich beim Erwachsenen im zunehmenden Maße die Aufgabe, Verantwortung für sich und andere in Bezug auf seine Entscheidungen auch zukunftsorientiert zu übernehmen. Dies bedeutet, dass die praktische Intelligenz nicht nur über kognitive Fertigkeiten verfügt, sondern auch über hohe soziale Kompetenz, hohe Leistungsmotivation und ein stabiles Selbstkonzept (Identität!).
Während unstrittig mit zunehmendem Alter die fluiden Intelligenzanteile zurückgehen, sind für die anderen Intelligenzformen unterschiedliche Prozesse zu beobachten. Es wurden 6 Kriterien festgestellt, an denen eine durchschnittlich ausgeprägte Intelligenz auch im höheren Alter festzumachen ist:

- Der Gesundheitsstatus. Starke gesundheitliche Belastungen können zu deutlichen Defiziten der Intelligenzleistungen führen.
- Das soziale Umfeld. Ein Umfeld mit hohem Anregungsgehalt wirkt lang erhaltend auf Intelligenzleistungen.
- Das Selbstbild. Viele verminderte Leistungen gehen – ohne objektive Faktoren – auf die Annahme zurück, dies oder jenes im Alter nicht mehr zu können.
- Der Lebensstil. Worunter die Formen der Aktivität und Interessensstruktur des Menschen zu verstehen ist. Auch hier korreliert das Niveau der Interessenstruktur mit dem Intelligenzstatus.
- Der Bildungsstand ist einer der bedeutsamsten Einflussfaktoren. Durch eine höhere schulische und berufliche Bildung sind gewissermaßen sehr viel mehr und differenziertere neuronale Verknüpfungen und Aktivitäten entstanden.
- Das berufliche Training. Hierbei sind nicht nur spezifische Fertigkeiten gemeint, sondern auch die Art und Weise der Denkprozesse und Problemlösungsstrategien, die mit ihr erworben und entwickelt wurden.

Unter dem Slogan des „lebenslangen Lernens“ hat man sich schließlich mit den Konsequenzen von Gedächtnis und Intelligenz auf die Fähigkeit, lebenslang zu lernen beschäftigt. Leider wird dieser schöne Begriff immer noch zu sehr mit den Augen des schulischen Lernens gesehen. Es geht beim „lifelong learning“ jedoch nur sekundär um die Bereitschaft und Fähigkeit, Volkshochschulkurse zu besuchen oder mit der Berentung nochmals ein Studium aufzunehmen. Vielmehr geht es um das Lernen im Umgang mit den sich stets verändernden Umgebungsbedingungen, z.B. dem Umgang mit dem Internet, um nur ein neues Lernfeld der Jetztzeit zu nennen. Und (!) zu den sich stets verändernden Bedingungen gehört auch das Individuum selbst in seinem Alterungsprozess und gegebenenfalls im Umgang mit Erkrankungen und Behinderungen. Was lernt der alte Mensch daraus?

- Auch hier beeinflusst der Gesundheitszustand die kognitive Kapazität in Lernsituationen.
- Während bei jungen Menschen „Pausen“ im Lernprozess zur Verbesserung der Leistung führen, können sie bei älteren Menschen eher Störungen hervorrufen, insbesondere wenn die „Zwischenzeiten“ zu lange dauern und von anderen Informationen überlagert werden.
- Kontinuierliches(!) Training wirkt sich hingegen auch im hohen Alter äußerst positiv auf Lern- und Gedächtnisleistungen aus.
- Ein wesentlicher Faktor, der das Lernen aller Ebenen beeinflusst, ist im Alter die Vertrautheit mit der Lernsituation. Unsicherheit und Ängstlichkeit nehmen bei alten Menschen sehr schnell zu, wenn sie kein Vertrauen haben oder sich der Situation nicht gewachsen fühlen. Allzu distanziert-professionelles Auftreten von Therapeuten, Pflegekräften und Medizinern führt, obwohl von diesen gar nicht „böse gemeint“, sehr schnell zu Vertrauensverlust und nachlassender Compliance beim alten Menschen.

Alte Menschen profitieren von Gedächtnistrainingsprogrammen. Das Angebot ist weitreichend und „Hirnleistungstraining“ steht oft auf den ergotherapeutischen Verordnungen vieler Ärzte. Die attraktiv aufbereiteten Spiele und Denksportaufgaben verführen meine Zunft rasch dazu, HLT (Hirnleistungstraining), meist als Gruppentherapie im „Gießkannenprinzip“ anzubieten, denn Gehirnjogging ist gesund und wer in unserer Gesellschaftsstruktur würde Hirn**leistung** nicht für wichtig halten? Ich möchte trotzdem etwas widerständig sein und darauf aufmerksam machen, dass auch Träumen und Phantasieren Leistungen unseres Gehirnes sind, und dass bei aller „Hirnleistung“ die emotionale Intelligenz nicht übersehen werden sollte.

Die therapeutische Aufgabe besteht weniger darin, spezielle Kompetenzen des Gedächtnisses zu trainieren, sondern vielmehr geht es darum, in ganzheitlichen Therapieverfahren die **vorhandenen** psychologischen, sozialen und geistigen Gesamtfähigkeiten zu erhalten, bzw. ggf. einen Abbau hinauszuzögern.

Unser Gehirn ist ein Penibelchen: Es benötigt Glukose und Sauerstoff in wohlabgestimmter Dosis und das entscheidende Transportsystem ist das Blut. Hirnleistung ist von Hirndurchblutung abhängig. Ein cerebrales Trainingsprogramm ohne Sorge für die Hirndurchblutung ist nicht effizient. Vier Komponenten können miteinander dazu beitragen, dies zu realisieren. Sie werden A B C D Therapie genannt.

A steht für Arzneimittel

und zwar speziell solche, welche die Arbeit der Nervenzellen unterstützen. Für Piracetam, beispielsweise, gibt es Studien, die eine Wirksamkeit bei chronischen Mangeldurchblutungen im Gehirn belegen, die Behandlung mit Piracetamhaltigen Mitteln, wie „Cerebroforte“ oder „Nootrop“ kann bei alten Menschen sinnvoll sein. Jedoch sollte dabei nicht übersehen werden, dass es sich um Psychopharmaka handelt, die mit einer ganzen Reihe Nebenwirkungen aufwarten können. Zu den „Leitsymptomen“ dieser Nebenwirkungen gehören Ängstlichkeit, Schlaflosigkeit und depressive Verstimmungen, die sich ihrerseits wiederum sehr belastend für den alten Menschen auswirken und der Griff zum nächsten Medikament, das gegen die Nebenwirkungen des ersten helfen soll, ist schnell getan. Eine Alternative zu Psychopharmaka stellen beispielsweise homöopathische Mittel dar, wie Ginkgo biloba. Über dieses Präparat sind keine Nebenwirkungen bekannt, allerdings ist seine therapeutische Wirkung nicht zweifelsfrei nachweisbar, die Einnahme wird aber oft als wirksam empfunden. Mit größter Vorsicht sind Präparate zu betrachten, die auf hoher Alkoholbasis beruhen, wie verschiedene Melissengeist –Darreichungen.
Arzneimittel sollten daher nur als ein Bestandteil der Gesamttherapie gesehen werden. Unerlässlich zur Förderung von Hirndurchblutung ist die Komponente „B“.

B steht für Bewegungstherapie

Bereits leichte Bewegung erhöht die Hirndurchblutung um 14 %!!!
Bewegungstherapie wird oftmals bei ohnehin in ihrer Mobilität eingeschränkten Patienten als „unnötige“ Quälerei empfunden. Leider hat Bewegungstherapie, vor allem in der äl-

teren Generation immer noch das Image von „Gymnastikübungen mit Drill und Liegestützen“. Bewegungstherapie für alte Menschen ist sanft und macht Spaß. Unsere Medien sind Luftballons, bunte Tücher und Seifenblasen. Und neben der Aktivierung des Kreislaufes stehen Schulung von Grob- und Feinmotorik im Vordergrund. Anregungen für Bewegung mit alten Menschen habe ich im Kapitel „Bewegung erfahren“ dargestellt.
Unserem Einfallsreichtum und dem Spaß der Patienten sind kaum Grenzen gesetzt!

C steht für cerebrale Trainingstherapie

Das „Gehirn-Jogging“ wurde Anfang der 80-er Jahre des vorigen Jahrhunderts entwickelt mit dem Ziel, kognitive Leistungen zu erhalten und zu fördern. Dabei wurde bei der Auswahl der Übungen darauf geachtet, dass sie leicht in Alltag und Freizeit durchführbar und für die meisten Lebenssituationen sinnvoll sind. Gehirnjogging wird auch als Voraussetzung von Kompetenztraining angesehen, bei welchem Verhaltensweisen, Fertigkeiten und Wissen für den Alltag eingeübt werden. Seine Anwendung findet Gehirnjogging nicht nur zum Statuserhalt bei alten Menschen, sondern vor allem auch in Rehabilitationskonzepten bei Patienten nach Hirnschädigungen.

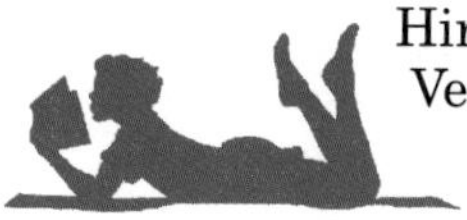

Verena Schweizer und Petra Rigling haben Therapieprogramme entwickelt, die sich sehr gut für Hirnleistungstraining eignen. Die Anwendung setzt jedoch eine genaue Befundung des Patienten voraus und nach meiner Erfahrung müssen öfter Modifikationen vorgenommen werden, was Anspruch oder Zeit der Übungen betrifft. Ich habe es eingangs schon angemerkt, das wahllose Herauskopieren entsprechender Übungen zur „Therapie“ für den Patienten, in der stillen Hoffnung, dass sich in der black box „Gehirn“ irgendwas rühren möge, halte ich für unzweckmäßig bis gefährlich. Gehirnjogging soll als Anreger dienen. Gut angewendet, hat es eine aktivierende Wirkung auf alle übrigen Lebensprozesse, z.B. auf das Einüben von Transfers aus dem Rollstuhl oder dem Einhalten von Therapieterminen. Befindet sich der Patient jedoch bereits im Zustand der Überforderung bzw. fühlt er sich gestresst, so ist zusätzliches Gehirnjogging contraindiziert.

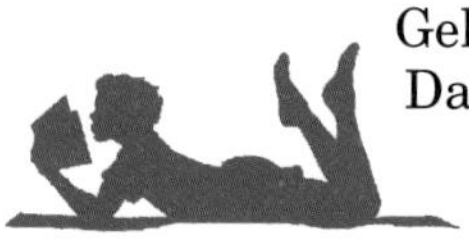

Das im Vincentz-Verlag erschienene Spiel „Vertellekes“ ist ein anregendes und amüsantes Spiel, mit dem Cerebraltherapie sehr gut in Kleingruppen betrieben werden kann.
Ich möchte den Abschnitt der Cerebraltherapie jedoch nicht

abschließen, ohne darauf hingewiesen zu haben, dass bei den Vorzügen aller „Trainingsprogramme“ gerade bei Senioren nicht übersehen werden sollte, dass die „Medien“ zum Anregen der Hirnleistungen ganz hervorragend aus dem persönlichen Bereich des alten Menschen eingesetzt werden können. Und sie haben noch einen ganz überwältigenden Vorzug: Sie hängen eng mit der **Identität** des alten Menschen zusammen.

Ich betrachte mit alten Menschen sehr gerne Fotos. Nahezu jeder hat ein Fotoalbum mit Bildern aus älterer und jüngerer Zeit. Oft bringe ich auch Fotos von meiner Lebensgeschichte mit ein. Und dann wird gegenseitig erzählt. Oftmals wird dem Einsatz von Fotos vorgeworfen, dass die dazu erzählten Geschichten ja nicht überprüfbar seien. Ich halte dies für irrelevant. Eine alte Patientin mit fortgeschrittenem dementiellen Prozess hat mir jede Woche zu den immer gleichen Bildern stets neue und sehr unterschiedliche Geschichten erzählt. Es war sehr spannend zuzuhören und ich hätte vermutlich solch eine Fülle von Phantasie nicht aufbieten können.
Überhaupt Geschichten hören und erzählen ist ebenfalls eine fruchtbare Cerebraltherapie. Alte Menschen wissen wunderschöne Geschichten und ich genieße es sehr, mit einer Tasse Tee und halb geschlossenen Augen einem Märchen zuzuhören. Ein, wie ich finde, wunderschönes Geschichtenbuch ist das „Manfred Kyber Buch“. Aber auch Kriminalgeschichten, Gruselgeschichten oder biographische Erzählungen sind geeignet. In den letzten Jahren ist das therapeutische Potential der Reminiszenz, der Erinnerung an die Vergangenheit, entdeckt worden. Dass bei alten Menschen das „Altgedächtnis“ noch sehr gut funktioniert, vermittelt ein Gespräch über Vergangenes, über Erfolgserlebnisse und bietet Anknüpfungsmöglichkeiten für Sozialkontakte. Die Lieblingslektüre dreier alter Herren war ein Atlas, der nicht nur die neue Aufteilung der Länder, sondern auch die geschichtliche Entwicklung darstellte. Mit Hilfe von Geschichtsbüchern hangelten wir uns immer weiter zurück in die Vergangenheit, auch in Epochen, die weit vor der Geburt der drei Senioren lagen. Irgendwo begann sich dann die Zeit zu verlieren und es spielte keine Rolle mehr, wer „jung“ und wer „alt“ war.

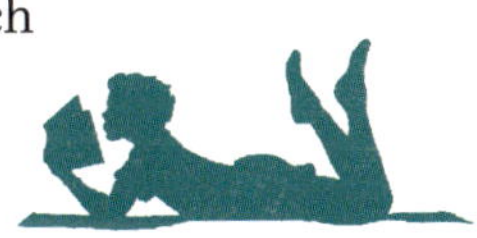

D steht für Diät

Damit ist eine „hirnfreundliche“ Ernährung gemeint. Also wenig Fett, viele Kohlehydrate und Eiweiß. (Geflügel, Getreide, Fisch und Obst.....)

Der zweite Schritt: das „Selbst" erfahren

Verändern sich bei einem alten Menschen – meist im Rahmen eines dementiellen Prozesses – Gedächtnis und Identität, gehen Fähigkeiten verloren, die oft entscheidende Voraussetzung für ein Leben im sozialen Umfeld sind. Orientierungsstörungen sind typisch für einen dementen Menschen und haben deutliche Auswirkungen auf sein soziales Leben.

Demzufolge konzentrieren sich viele, nicht medikamentöse Therapieformen auf den Erhalt sozialer Fähigkeiten oder auf die Minimierung des Abbaus.
Das Realitätsorientierungstraining (ROT), 1966 entwickelt von den amerikanischen Psychiatern Folsom und Taulbee, hat die Verbesserung der verschiedenen Orientierungsqualitäten sowie die Förderung der sozialen Kompetenz zum Ziel. Diese Therapieform hat sich bewährt im Rahmen eines bestimmten „Therapeutischen Fensters": Sie setzt voraus, dass der alte Mensch relativ mobil ist und die Basiskompetenzen sozialen Miteinanders vorhanden sind und (!) dass er die therapeutischen Bedingungen und Zuwendungen akzeptiert. Der Mensch als soziales Wesen benötigt jedoch vordringlich hierfür seine Ich-Identität, die es ihm erlaubt, eine für die Umgebung identifizierbare Persönlichkeit auszubilden und auf der Ich-Du-Linie Kontakte zu schaffen und sich abzugrenzen.
Es gilt demnach Therapien anzuwenden, die nicht nur die sozialen, sondern vor allem die individuellen Fähigkeiten eines Menschen ansprechen, der – aufgrund welcher Prozesse auch immer – eine Veränderung seiner Identität erfährt.

Sie bemerken, liebe Leser, dass ich in diesem Kapitel die Pathologisierung solcher Vorgänge vermeiden möchte. Das Kapitel: „Wenn Gedanken sich verlieren..." beschäftigt sich mit dementiellen *Erkrankungen* und den Folgen für den Menschen selbst und seiner Umgebung. In den letzten Jahren sind hierzu ganz hervorragende Therapiekonzepte entstanden, die sich aber eben auf der Basis des therapeutischen Umgangs mit Erkrankungen entwickelt haben. Alte Menschen können aber auch Veränderungen in ihrer Identität erfahren, die sich nicht primär in eine pathologische Klassifikation einordnen lassen, ja, wo es sogar sehr schwierig ist, zu beurteilen, ob es sich um eine Rück- oder um eine Weiterentwicklung handelt. Nicht zuletzt stellt auch die Art des Umgangs mit diesen „Veränderungen" die Weichen, ob sich da etwas liebenswert Akzeptiertes heranbildet, auch wenn es nicht zum vertrauten Bild des Menschen passt, oder ob

das Gefühl der inneren und äußeren Fremdheit wächst, die zu Rückzug und Resignation veranlasst.
Daher stelle ich Ihnen in diesem Kapitel therapeutische Ansätze dar, in denen man sich auf physiologischer Ebene wiederfinden und feststellen kann, dass die Grenze zwischen „noch gesund“ und „schon krank“ eigentlich nicht zu ziehen ist, sondern dies eher eine Verbindungslinie darstellt mit den Möglichkeiten der gegenseitigen Berührung, wenn man sie zulässt.

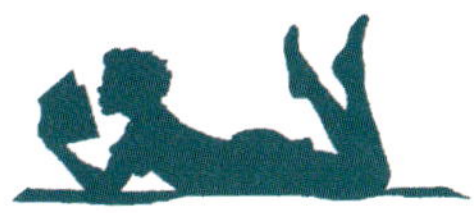

Barbara Romero, Neuropsychologin, hat in ihrer Arbeit mit dementiellen Patienten das „Erhalten des personalen Selbst“ als das übergeordnete Ziel aller therapeutischen Maßnahmen erklärt.
Aus dieser Zielsetzung hat sie mit ihrem Team das Konzept der Selbst-Erhaltungs-Therapie (SET) entwickelt, welches anschaulich und praxisnah im Buch von Ingrid Berghoff dargestellt ist.
Bevor ich das SET-Konzept umreiße, möchte ich Sie einladen, ein paar Gedanken über den Begriff des „Selbst“ zu entwickeln.

Wenn Sie jemand fragt „Wer bist du?“ und wenn Sie daraufhin beginnen, sich ihm darzustellen, Ihre Biographie, Ihre liebenswerten Eigenschaften und Ihre Fehler, Ihre Schwächen und Ihre Stärken, so ziehen Sie dabei eine Linie oder Grenze zwischen dem, was Sie als „Selbst“ bezeichnen und zwischen dem, was außerhalb dieser Linie liegt und das „Nicht-Selbst“ darstellt. Es gibt viele Arten dieser Grenzlinien, die im Allgemeinen Gültigste ist sicher die unserer Haut. Alles innerhalb meiner Hautgrenze bin gewissermaßen „ich“. Diese Grenzlinie ist keineswegs von Geburt an vorhanden, sondern entwickelt sich erst in den ersten Lebenswochen. Eng verknüpft damit ist die Hirnentwicklung mit der Wahrnehmung und Verarbeitung unserer Spürerfahrungen – dem taktil-kinästhetischen System. Sie befinden sich mit mir im dritten Kapitel des dritten Bausteines über altbewährte und alternative Therapieansätze für alte Menschen und Sie bemerken, liebe Leser, dass unser taktil-kinästhetisches System uns immer wieder begegnet, ob wir nun den Alltag erspüren, Bewegung erfahren oder Identität erhalten. Mir wird angesichts dieser Zusammenhänge wieder einmal erschreckend bewusst, wie wenig dieses kostbare Potential im Umgang mit alten Menschen Beachtung findet. – Aber zurück zum Begriff des „Selbst“.

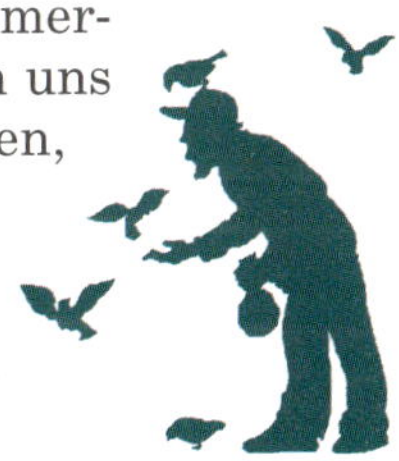

Innerhalb unserer Hautgrenze scheint es eine weitere Grenze zu geben: Die zwischen dem, was wir „Körper“ nennen

und dem „anderen“, manche bezeichnen es als „Geist“ oder „Seele“ oder manche sehen auch im Gegensatz zum „Körper“ das „Gehirn“. Kommt Ihnen nun diese Trennung als ein bisschen künstlich und willkürlich vor, so gebe ich Ihnen Recht, trotz allem leben wir mit dieser Grenzziehung: Spüren Sie einen Körper **zu haben,** oder spüren Sie ein Körper **zu sein? Sind** Sie Ihr verletzter Arm oder **haben** Sie einen verletzten Arm? Uff. Jetzt bringe ich Sie und mich vermutlich auch an Grenzen- oder an Berührungslinien? Biologisch gibt es nicht die geringste Grundlage für eine solche Art der Unterscheidung. Spazieren wir noch ein Stückchen weiter: Ein paar Zeilen zuvor habe ich auf die gewissermaßen „anerkannte“ Grenze unseres Körper-Ichs durch unsere Haut aufmerksam gemacht. Betrachten wir diese vermeintlich eindeutige Grenze näher, so scheint auch diese „fließend“ zu sein: Über unser taktil-kinästhetisches System stellen wir Kontakte zur Umwelt her. Erfahren wir angenehme Gefühle, werden wir in den Arm genommen und gestreichelt, spüren wir Lust und Befriedigung im engen Kontakt mit unserem Liebespartner, so ist uns dieses „Außen“ sehr nahe und wir bezeichnen die von „außen“ kommenden Empfindungen als zu uns gehörig. Erfahren wir Gewalt und Schmerz, so fühlen wir uns auch bis „in unser Innerstes“ getroffen, wir fühlen uns „nicht mehr wohl in unserer Haut“, und manche „spüren Ekel vor sich selbst“.
Ich fasse mal zusammen: Weder unsere diffuse innere Grenze zwischen „ich“ und „mein“, noch die vermeintlich deutliche äußere Grenze unseres Körpers durch den Mantel “Haut“ scheinen stabil zu sein. Vielmehr sind sie eher äußerst flexible Berührungslinien, leicht beeinflussbar, leicht störbar. Die Psychopathologie kennt noch weitere Erscheinungsformen von Grenzziehungen, wie die Möglichkeit, dass der Mensch Anteile seiner eigenen Persönlichkeit abspaltet, verdrängt, ignoriert und sie dem Bereich des „Nicht-Selbst“ zuweist oder auch Anteile seines Körpers ablehnt, was sich in aggressiven Handlungen gegen sich selbst, Autoaggressionen, äußern kann.

Der nächste Schritt wäre, den Blick noch etwas zu erweitern für das Vorhandensein weiterer Berührungslinien, die sowohl das „Selbst“ des Menschen über seine „Körpergrenze“ ausdehnen, als auch das „Selbst“ über die „Bewusstseinsgrenze“ vertiefen können. Obwohl dies eine nahezu logische Schlussfolgerung wäre, schreckt uns diese Vorstellung und wir verbannen Sie gerne in Bereiche unseres „Nicht-Selbst“, die wir dann (ganz im Gegensatz zu uns) als unnormal bezeichnen können. Ich habe es im Kapitel 1 des ersten Bausteines bereits beschrieben: Wenn wir uns mit Menschen in einem Lebensabschnitt befassen, dem es gewissermaßen eine Eigenschaft ist, sich mit dem Sterben „in irgendeine andere Form“ umzuwandeln, kommen wir an diesen Fragen einfach nicht vorbei. Denn dann können wir uns angesichts eines sterbenden oder toten Körpers nicht mehr an biologische Vorgänge klammern, die uns diese Selbst-/Nicht-Selbst-Grenzziehung suggerieren. Und nachdem der Mensch mit Beginn seiner Geburt altert, nachdem uns Sterben und Neu-Entstehen auf mikrozellularer Ebene über unser ganzes Leben begleitet, ist es wahrscheinlich, dass auch unser „Selbst“ Veränderungen erfährt, möglicherweise auch Entwicklungen und Erweiterungen, und wir können es unter Umständen auch spüren, sofern unser „Ich“ sich für unser „Selbst“ sensibilisiert. – Und natürlich auch, wenn Ihr „Ich“ für das „Selbst“ **Ihres Patienten** sensibel ist!

Der Begriff des „Erhaltens“, wie er mein Kapitel überschreibt oder auch in der SET entwickelt wurde, sollte demzufolge nicht nur unter statischen Aspekten gesehen werden. Es ist sicher unstrittig, dass jeder Mensch seine psychische und physische „Gesundheit“ zum großen Teil seiner Ich-Identität mit allen verlässlichen, unumstößlichen Komponenten, wie etwa der eigenen Biographie verdankt. Aber unser „Selbst“, das es zu erhalten gilt, hat auch eine dynamische Seite, eine Seite voll Entwicklungen, nicht auch, sondern vor allem im Alter! Tragen wir also dazu bei, das Selbst zu erhalten, in dem Bewusstsein, dass es ständig Wandlungen erfährt und die Grenzen zum Nicht-Selbst sehr, sehr fließend sind.

Menschen, die einen Verlust ihres Selbst erleben, benötigen nach Romero ein hohes Maß an Kontinuität in ihrer Umgebung, an der sie sich orientieren können. Dazu gehören selbstverständlich vertraute Möbel und Kulturgegenstände, aber auch konstante Bezugspersonen und vor allem eine vertrauensvolle Atmosphäre im Umgang mit ihnen.
Menschen, die ihre Identität suchen und (wieder) finden möchten, sind unruhig. Dies gilt insbesondere für Patienten, die an einer Demenz erkrankt sind. Diese Unruhe überträgt sich in be**unruhig**ender (!) Weise auch auf ihre Umgebung. Zusammengenommen mit dem inneren Bild des ruhigen Alten (im Gegensatz zum lebhaften Kind, das im Rahmen seiner Entwicklung auch auf Identitätssuche ist), wird im Umfeld (!) das Bedürfnis nach Beruhigung und sinnvoller Beschäftigung wach. Unter anderem aus diesem Umfeld-Bedürfnis ist der Beruf des früheren Beschäftigungstherapeuten ent-

standen. Frau Romero hat hierzu eine sehr entscheidende Überlegung getroffen: Bevor man diesem Menschen irgendeine Beschäftigung anbietet, muss man sich überlegen: „... Wer ist er? Wie versteht er sich derzeit? Wird er durch diese Tätigkeit zu sich finden, oder kann sich die Beschäftigung desorientierend oder gar verletzend auf das Selbst auswirken?..."
Ganz sicher sollen uns diese Überlegungen auch sensibilisieren für das Senioren-Freizeitangebot vieler Veranstalter. Zwar kann der nicht demente alte Mensch nicht in dem Maße „infiltriert" werden, weil seine Schutzmechanismen funktionieren, jedoch, wie wir erfahren haben: Die Grenzen sind fließend.

Unter der Voraussetzung, dass Altern, wie jeder vorangegangene Lebensabschnitt auch, seine eigenen Entwicklungsprozesse und Lebensumstände hat, wäre es fatal, die des 7., 8. oder 9. Lebensjahrzehnts einfach in „einen Topf zu werfen" oder sie gar zu ignorieren.

Das bereits beschriebene Konzept des „Realitätsorientierungstrainings" (ROT) geht von der Orientierung des alten Menschen an der Realität der jüngeren Welt aus. Ergänzend oder im Gegensatz hierzu bedeutet Unterstützung im Umbau und Erhalt von Identität und Selbst, dass es Aufgabe der Umgebung ist, sich an der Realität des alten Menschen zu orientieren, wie „fremd" oder gar „verworren" uns diese auch erscheinen mag.

Die betreuende Umgebung kann dann, die Funktion eines „externen Gedächtnisses" übernehmen.
Das Prinzip des „externen Gedächtnisses" ist überhaupt nicht neu und bezieht sich schon gar nicht nur auf alte Menschen: Ein stets genutztes „Gedächtnis" ist zum Beispiel der Terminkalender. Interessanterweise gesteht die Kalender-Industrie dem gestressten Manager mehr Bedürfnis daran zu, als dem alten Menschen, denn das Angebot an seniorengerechten Kalendarien ist bedauernswert mager. Abgesehen von überdimensionalen Abreißkalendern, die mit Hilfe mehr oder weniger gelungenen Zitaten dem alten Menschen „Lebensweisheiten" mit in den Tag geben, hat es als grotesken Auswuchs falsch verstandener ROT- Therapie noch große Schautafeln, auf denen mit Hilfe von Sonne- und Wolkensymbolen das tägliche Wetter dargestellt werden kann. Sie sind sehr beliebt in Eingangsbereichen von Altenheimen, deren Management uns suggerieren möchte, dass die pflegetherapeutischen Konzepte so modern seien, dass sich die dort lebenden alten Menschen eher mit Hilfe von Schautafeln über das Wet-

ter informieren, als durch einen Blick aus dem Fenster...
Medien, wie Fotos und Tagebücher, Musik und Videofilme, Namensschilder und Terminkalender können, an den individuellen Bedürfnissen des alten Menschen orientiert, sehr gut als Träger des „externen Gedächtnisses“ fungieren.

Dabei legt das SET den Schwerpunkt auf die Anteile der Identität, die dem alten Menschen als „erinnerungswert“ erscheinen und das Selbstverständnis in der gegenwärtigen Situation berühren.
Dieses Selbst-Verständnis ist durchaus nicht nur auf der kognitiven Ebene zu finden, sondern sehr häufig auf der emotionalen. Was für uns so verwirrend sein kann, dass wir diese Menschen in ihrem Selbst-Verständnis als „verwirrt“ bezeichnen.

Naiomi Feil hat in ihrer Arbeit mit dementen Menschen erkannt, dass deren Äußerungen, so verwirrend sie für ihre Umgebung auch sein mögen, für den Betreffenden selbst nicht „aufgesetzt“, „provokativ“ oder „gespielt“ sind, sondern echt und gültig für den Augenblick, der erlebt wird. Sie hat daraus das Konzept der „Validation“ entwickelt, welches die Umgebung unterstützen soll, auf eben dieser für den alten Menschen gültigen Ebene in Verbindung zu treten.

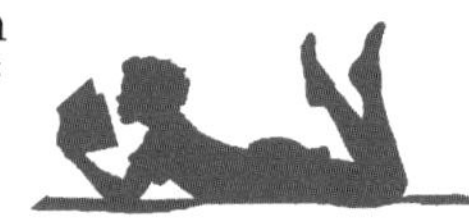

Der dritte Schritt: Gefühle gelten

Wenn Menschen im Verlauf ihres Alters veränderte oder neue Facetten ihrer Persönlichkeit entwickeln, ist die Bandbreite der Reaktionen darauf ebenso groß, wie die der Entwicklungsmöglichkeiten. Es fängt bei intoleranten, unreifen jüngeren Menschen (gleich welchen Alters) an, die „dem Alten ’ne Macke bescheinigen“ und schwupp! ist die Sache für sie erledigt. Und es endet mit tiefen Kränkungen der Kinder, die keine Möglichkeiten mehr sehen, sich der Welt ihrer alten Eltern zu nähern. Andererseits ist nicht jede Persönlichkeitsentwicklung im Alter liebenswert. Es gibt unter Menschen aller Altersstufen äußerst üble Subjekte und es darf fein unterschieden werden zwischen dem alten Menschen, für den inadäquates Verhalten ein verzweifelter Hilferuf seiner Orientierungslosigkeit ist oder der glaubt, Alter könne alles entschuldigen und darin einen Freibrief sieht, sich ordentlich daneben zu benehmen. In anthroposophischer Naivität darf ich aber davon ausgehen, dass die meisten Menschen ganz umgängliche Gesellen sind und dass hohes Alter selbst keine Erklärung für „merkwürdiges“ Verhalten darstellt. Verhaltenskonzepte dienen uns meist dazu, Lösungen für unsere Probleme zu finden und nahezu jedes unerwünschte Verhalten hatte irgendwann mal eine erwünschte Wirkung.

Und was dem rüstigen alten Menschen recht ist, sollte dem dementen Menschen billig sein: Der Rückzug alter Menschen nach innen und die häufige Rückkehr in die Vergangenheit kann sehr heilsam sein und eine Möglichkeit, die unliebsamen Bedingungen des älter Werdens zu lindern. Alter ist keine Krankheit. Der älter werdende und alte Mensch hat noch einige Lebensaufgaben zu erfüllen, und die letzte große Aufgabe ist das Sterben. Zur ergiebigen und friedvollen Erfüllung von Aufgaben benötigt der Mensch jedoch die Atmosphäre des Getragen-Seins und des Respekts. In jedem Alter und auch in dementiellen Prozessen. Auch ein so genannter „altersverwirrter" Mensch hat sein Leben gelebt und hat es sich in aller Regel verdient, respektiert und in seiner Altersweisheit anerkannt zu werden. Wir können uns aufgrund unserer eigenen Biographie in die Trotzphasen unseres Kleinkindalters (vielleicht mit Mühe), in jedem Fall aber in die Lebenskrisen unserer Pubertät hineinversetzen. Niemand von uns kann sich zumindest in diesem Leben daran erinnern, schon einmal sehr alt gewesen zu sein. Was gibt uns das Recht, herablassend lächelnd oder spöttisch mit altersverwirrten Menschen umzugehen? Auch wenn „Demenz" sehr salopp mit „vom Denken weg sein" übersetzt werden kann, dürfen wir in unserer Arroganz, mit den kortikalen Fähigkeiten unseres Großhirns, wie mit einem Fetisch herumzuwedeln, nicht übersehen, dass Menschen hohen Alters, wie verwirrt oder nicht verwirrt sie auch sein mögen, ein sehr intaktes Unterbewusstsein besitzen und auf dieser Ebene können sie erstaunlich gut „erkennen", wer es ehrlich mit ihnen meint. Betreuer, die nach dem Prinzip der Validation arbeiten, haben sich diese Betrachtungsweise zur Maxime gemacht, und sie ist entscheidender für den Umgang mit dem alten Menschen als irgendeine besondere Technik.

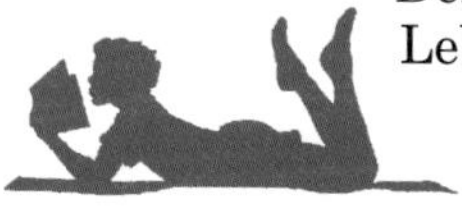

Der Psychologe Erik Erickson schuf eine Theorie der Lebensphasen und der zu diesen gehörenden Aufgaben. (Vergleichen Sie dazu auch das Kapitel 3: „Tradition ist, das Feuer zu bewahren...") Das Validationskonzept geht davon aus, dass unbewältigte Aufgaben aus den jeweiligen Lebensphasen in der des Alters aufgearbeitet werden wollen. Die elementare Aufgabe der frühen Kindheit sei das Lernen von Vertrauen und die Nicht-Bewältigung dieser Aufgabe findet ihre Äußerung in Misstrauen und dem Gefühl nicht liebenswert zu sein. Eine hervorragende Aufgabe des Alters ist es, nach Erickson, zu resümieren und Integrität zu finden, eine wie ich meine sehr wichtige und dankbare Aufgabe. Scheitern darin führt oft zu Verzweiflung. Viele Menschen mit dementiellen Prozessen werden als verzweifelt erlebt. Auch Stagnation und Festhalten an überholten Rollen sind im Alter Kennzeichen einer nicht bewältigten Aufgabe in der Lebensmitte, neue Aktivitäten zu entwickeln, wenn alte Rollen überholt sind.

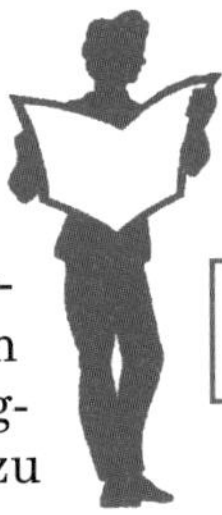

Weniger der Inhalt, vielmehr die **Art** der verbalen und nonverbalen Kommunikation ist nach Feil für den Validationsanwender entscheidend.
Aus der Frage, was einen Menschen anspricht, was ihn berührt und bewegt stellt sich die Aufgabe: Wie spreche ich den Menschen an, wie berühre und bewege ich ihn? Auch hier haben wir wieder die Bedeutung des taktil-kinästhetischen Systems vor Augen: „Augen, Nase und Ohren kann man zuhalten, um sich dem Kontakt zu entziehen, Berührungen kann man nur schwer vermeiden“.
Es lohnt, sich mit einschlägiger Literatur und ggf. durch den Besuch von Seminaren mit dem Validationskonzept nach Feil zu beschäftigen. Ich möchte damit abschließen, einige Hinweise für den praktischen Umgang darzustellen. Diese Hinweise sind von Naiomi Feil für demente Menschen entwikkelt worden. In modifizierter Form können sie sicher für alle alten Menschen hilfreich sein, die sich in ihrer Orientierung um ihre Identität und ihr Selbst bedroht spüren.

Verbale Validation

- Beobachten Sie die körperlichen Charakteristika des alten Menschen.
- Achten Sie auf die Wortwahl.
- Versuchen Sie dessen bevorzugten Sinn / sein bevorzugtes Sinnesorgan zu erfassen.
- Fragen Sie nach! (Wer, was, wo, wann, wie?)
- Sprechen Sie Emotionen an.
- Wiederholen Sie seine Schlüsselworte. Umschreiben Sie, fassen Sie zusammen.
- Machen Sie deutlich, wenn Sie Ihr Gegenüber nicht verstehen können.
- Fragen Sie nach Extremen, nach Konkretem. (Wie schlecht? Schlechter? Besser?)

- Erinnern Sie Ihr Gegenüber (Wie war es früher?)
- Erarbeiten Sie das Gegenteil.(Wann ist es besser? Gibt es eine Zeit in der Sie sich nicht ängstlich fühlen?)
- Finden Sie eine bewährte Problemlösungsmethode heraus. (Haben Sie Ähnliches schon erlebt? Was taten Sie dann? Was hat Ihnen geholfen? Wie können Sie es wiedertun?)

Nonverbale Validation

- Halten Sie sich mit Ihrem eigenen Gefühlserleben zurück. Es geht nicht um Ihre Gefühle.
- Achten Sie auf die innersten Emotionen Ihres Gegenübers.
- Ahmen Sie Bewegungen nach.
- Passen Sie sich dem Rhythmus Ihres Partners an.
- Halten Sie wirklichen Augenkontakt.
- Machen Sie Berührungsangebote: Schultern, Hände, Wange ...
- Verbinden Sie das Verhalten des alten Menschen mit unerfüllten Bedürfnissen nach Liebe, Sicherheit, sinnvolle Tätigkeit u.ä.
- Singen oder summen Sie gemeinsam bekannte Lieder, um Emotionen auszudrücken.

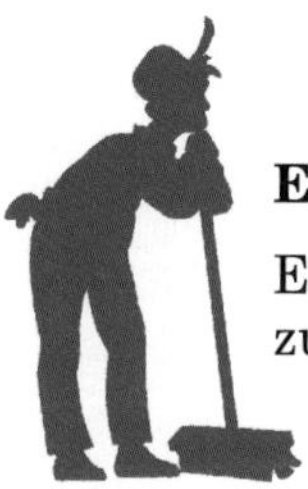

Empfehlungen zur Vertiefung der Thematik

Erarbeiten Sie anhand der oben beschriebenen Grundsätze zu verbaler und nonverbaler Validation entsprechende Therapieplanungen mit konkreten Vorgehensweisen.

Kapitel 15: Wohlbefinden fördern

Stichworte:

Der erste Schritt: liebevolle Zuwendung, wenn es weh-tut

- Schmerzbefund
- Dokumentation
- Schmerzlindernde Verfahren

Der zweite Schritt: alles, was dem Körper und der Seele gut tut

- Rezepte für Wickel und Aromaöle

Der dritte Schritt: von der Entkriminalisierung der Inkontinenz

- Inkontinenzformen
- Kontinenzförderndes Umfeld
- Immobilität und Inkontinenz

Die Frage nach der persönlichen Einschätzung von Gesundheit bildet eine der Säulen der geriatrischen Therapie. Im Kapitel „Wenn der Zahn der Zeit nagt..." des ersten Bausteines habe ich mich mit der Frage nach Multimorbidität und Erkrankungsfaktoren im Alter beschäftigt. Dabei habe ich dargestellt, dass sich die Bewertung des Zustandes „gesund" im Alter zu verändern scheint: Gesundheit wird nicht länger mehr als Abwesenheit von Erkrankung oder Behinderung definiert, sondern als Abwesenheit von quälenden Beschwerden und gravierenden Funktionseinschränkungen. Mit der Zeit erfolgt die Gewöhnung an chronische Erkrankungen, was ebenfalls wie die veränderte Bewertung von „gesund" auf eine hohe Dynamik psychischer Prozesse im Alter schließen lässt. Ein noch entscheidenderer Faktor ist die Frage nach dem Wohlbefinden des alten Menschen. Auch wenn Erkrankung und Behinderung nivelliert gesehen werden können – dauerhaftes Unwohlbefinden ist nicht akzeptabel. Dieser Zustand kann, ebenso wie der unachtsame Umgang mit dem alten Menschen, in Regression und Resignation enden. Das Resignieren an einer unerträglichen Situation führt zu einem Rückzug von sich Selbst, einem Verlust der Identität. Näheres hierzu: siehe „Identität erhalten" in Kapitel

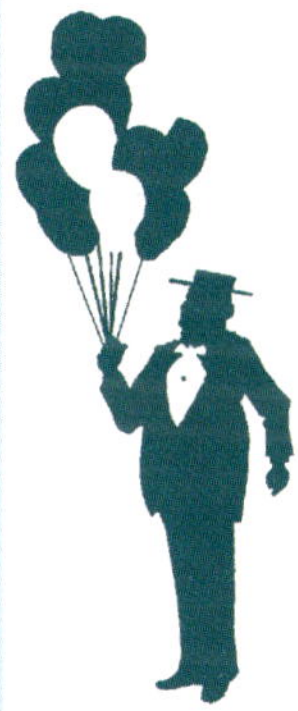

Kapitel 14

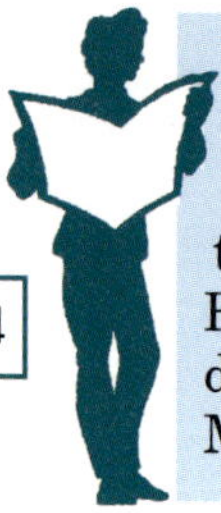

14. Dieses Kapitel beschäftigt sich mit den beiden wohl gravierendsten Gründen, die das Wohlbefinden im Alter beeinträchtigen: Schmerz und Inkontinenz. Des Weiteren finden Sie Anregungen, wie mit Hilfe von alternativen und altbewährten Verfahren das körperliche und seelische Wohlbefinden bei alten Menschen gefördert werden kann.

Der erste Schritt: liebevolle Zuwendung, wenn es wehtut

Mein Interesse und Engagement für die (ergo-) therapeutischen Möglichkeiten bei Schmerzen, resultiert aus meiner Berufserfahrung mit alten Menschen im Sinne eines palliativen Konzeptes.
Dabei möchte ich diesen Begriff keineswegs nur verstanden wissen im oft gebrauchten Kontext von Endstadien tödlich verlaufender Erkrankungen. Obwohl ich, als geriatrisch tätige Therapeutin durchaus hier auch ein Aufgabenfeld sehe.

Palliativa umfassen jedoch alle lindernden Maßnahmen, die gegen einzelne Symptome einer Krankheit, und nicht (nur) gegen die Ursache selbst wirken.

Oft erfahre ich die Einschätzung einer *„Nicht-Therapiefähigkeit“* eines Patienten *aufgrund von Schmerzen,* lt. Meinung vieler Pflegekräfte, Ärzte und nicht zuletzt auch Therapeuten.
Daraus stellte sich bei mir die Frage, wie „gesund“ ein Kranker sein muss, um therapiefähig zu bleiben?
In der Tat spielt auch in der Ausbildung vieler Therapeuten der Umgang mit dem Schmerz eine eher untergeordnete Rolle.

Dabei ist bekannt, dass gerade chronische Schmerzen in erheblichem Maße beeinträchtigend auf alle Qualitäten des täglichen Lebens eines Menschen wirken; auch wenn „funktional“ Ressourcen zur Therapie vorhanden sind, wenn es wehtut, sinkt die Compliance zu therapeutischen und pflegerischen Maßnahmen.

Mein Interesse an der Weiterentwicklung (ergo-)therapeutischer, nicht (nur) medikamentöser Schmerzlinderung resultiert auch daher, dass ich seit 3 Jahren am Fibromyalgiesyndrom erkrankt bin, das mit chronischen, oftmals sehr heftigen Schmerzen einhergeht. Im August 1999 habe ich in der

Fachzeitschrift „praxis ergotherapie“ hierzu einen Grundlagenartikel veröffentlicht. Die folgenden Darstellungen entsprechen, was meine Erfahrungen zur Schmerzlinderung bei alten Menschen betrifft, den Schwerpunkten des oben genannten Artikels.

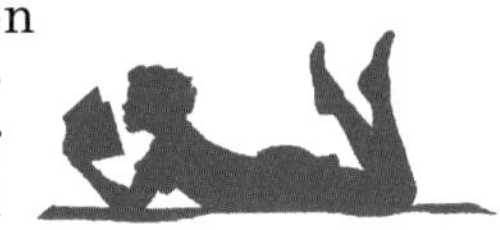

Gerontotherapeuten, welche die ganzheitliche Sichtweise des alten Menschen bevorzugen, sehen nicht den Schmerz „an sich“ als Gegenstand der Behandlung, sondern er kann als Ausdruck beeinträchtigter körperlicher und seelischer Strukturen verstanden werden. Therapeutische, nicht medikamentöse, Schmerzbehandlungsverfahren müssen oftmals gar nicht in erster Linie neu entwickelt werden, sondern bewährte Verfahren, z.B. der Bewegungstherapie, können zur Linderung der oftmals chronischen Schmerzen des alten Menschen modifiziert werden.

Das Wissen um Modifikation von Verfahren zur Schmerzbehandlung, eröffnet uns wiederum einen weiteren, wichtigen Bereich in der Therapie mit unseren Patienten. Gleichzeitig entschuldigt es aber auch nicht mehr aufgrund von Schmerzen des Patienten eine unreflektierte Unterbrechung der Therapie oder einen Abbruch, ohne überprüft zu haben, inwieweit schmerzlindernde, palliative Maßnahmen indiziert sein könnten.

Schmerz ist zunächst als Symptom zu verstehen, der auf eine Störung im Körper aufmerksam macht. Wird die Störung therapiert, vergeht i.d.R. auch der Schmerz. Chronifiziert der Schmerz jedoch, ohne eine erkennbare Ursache im Hintergrund, so kann der Schmerz selbst zur Krankheit werden, zur Schmerzkrankheit.
Chronische Schmerzen beeinträchtigen nahezu alle Qualitäten des täglichen Lebens. So kommt Pflegetherapeuten nicht nur die Aufgabe palliativer Maßnahmen zu, sondern auch die der Unterstützung bei schmerzbedingten Beeinträchtigungen in Aktivitäten des Alltags.

Besonders zu beachten ist hierbei der individuelle Umgang eines jeden alten Patienten mit dem Schmerz. Wir sind im Ansatz unserer Bemühungen auf die Schmerzäußerung des Patienten angewiesen. Unsere Erfahrung zeigt aber, dass die Bandbreite sehr groß ist, angefangen vom alten Menschen, zu dessen Selbstkonzept es gehört „die Zähne zusammenzubeißen“ bis zu dem, der sich uns mimosenhaft hypersensibel darstellt. Wir wünschen uns dann oftmals einen „ehrlichen“, besser: authentischen Umgang des Patienten mit seinem Schmerz. Vor der Authentizität im Umgang mit einer

schmerzhaften Erkrankung, liegt jedoch ein langer Weg. Da ist zunächst die Schwierigkeit, das Gefühl des Schmerzes möglichst präzise in Worte zu fassen. Fühlen und sprachliche Ausdrucksfähigkeit liegen im Schmerz oft Welten voneinander entfernt. Jede Auskunft über die augenblickliche Befindlichkeit trifft nicht den Kern.
Dann kann der „authentische Schmerz“ sehr von den Umgebungsbedingungen abhängig sein. Wir „reißen uns zusammen“, weil wir unsere Mitmenschen nicht belasten wollen, weil die Schmerzäußerung peinlich ist, weil keine nachfolgenden Erklärungen abgeben werden wollen, die Liste lässt sich fortsetzen.

Vor lauter mehr oder weniger tauglichen Coping-Strategien zur „Schmerzbewältigung“ ist der Zugang zum Schmerz, zum schmerzenden Körper, zu sich selbst oft verstellt – und damit auch zur Heilung. Wenn ich in diesem Zusammenhang von „Heilung“ spreche, so meine ich dies nicht im Sinne einer vollständigen Rückführung zu dem, was wir „Gesundheit“ nennen. Ich fühle mich, beispielsweise, „heil“ in Minuten oder Stunden, in denen ich das Gefühl habe, meine Erkrankung als zu mir gehörig angenommen zu haben, mit ihr umgehen zu können, die Signale meines Schmerzes zu respektieren, an ihr reifen zu können, in mir zu ruhen.

... am Anfang steht der Schmerzbefund ...

Die sorgfältige Befunderhebung steht am Anfang einer jeden Therapie. In meiner Arbeit mit Schmerzpatienten habe ich die Erfahrung gemacht, dass der Befund selbst schon ein Therapeutikum darstellt: Viele Patienten erleben ihren chronischen Schmerz diffus und beginnen ebenso diffus, ihren Schmerz und damit mittel- bis langfristig oft auch ihren Körper als Schmerzort bzw. -ursache abzulehnen. Eine liebevolle Auseinandersetzung mit dem eigenen Körper erfolgt nicht mehr. Wenn alles “vergebene Liebesmüh’“ ist, sinkt mit der Zeit oft die Motivation, sich seinem Körper intensiv zuzuwenden. Das genaue und entspannte Beschäftigen mit dem Körper des Patienten während eines Befundes hat oft den Nebeneffekt, dem Patienten wieder Wege zu sich selbst zu eröffnen.

Ziel der Befunderhebung ist weniger, objektivierbare Größen der Störung zu beschreiben, sondern *die ganz konkrete, sehr individuelle und auch wechselnde Beeinträchtigung* des Patienten darzustellen.
Ein wesentliches Kriterium ist die Darstellung der vorhandenen Ressourcen des Patienten und dessen persönliche Be-

dürfnisse und Ziele. Sie sind unser Startkapital für die Behandlung und stellen die „gesunden“ Anteile dar, von denen ausgehend den „kranken“ Anteilen geholfen werden kann, Integration und Heilung zu finden.

... Übersichtlichkeit hilft ...

Jeder von uns kennt aus persönlicher Erfahrung ein Schmerzerleben. Insbesondere starke Schmerzen fordern unsere ganze Aufmerksamkeit. Wir sind kaum noch in der Lage, Alltäglichkeiten durchzuführen. Das lässt uns den Schmerz sehr gewaltig und kompakt erscheinen. Dennoch sind es verschiedene „Komponenten“ aus denen sich der Schmerz und das Schmerzerleben zusammensetzt. Das Wissen darum, hilft uns, Übersichtlichkeit zu bekommen, da sie auch in verschieden großer Intensität eine Rolle spielen.

- *Die körperliche, somatische Ebene des Schmerzes.* Es sind dies z.B. autoaggressive Prozesse des Immunsystems, Entzündungsherde auf mikrozellularer Ebene im Bereich des ZNS, unklarer Genese, Gewebsverletzungen und dergleichen. Ist die somatische Ebene bekannt, so können zum Beispiel thermische Einwirkungen Schmerzlinderung bringen, wie etwa ein Kältepack bei akuten Prellungen oder Wärmeanwendung bei chronischen Muskelverspannungen.
- *Das Schmerzerleben und die Schmerzbewertung.* Das Schmerzerleben wird u.a. beeinflusst von Verläufen, die für die Erkrankung typisch sind, also das Auftreten von Schmerzschüben und schmerzfreien oder schmerzärmeren Intervallen, das Gefühl der Schmerzverstärkung bei Ruhe oder bei Belastung und ähnlichem. Die Bewertung des Schmerzes kann beeinflusst werden durch Stress oder Entspannung, Beanspruchung und Belastung durch den Alltag, Ablenkung im besten Sinne oder angstvoller Konzentration auf den Schmerz etc.
- *Die Persönlichkeit und Integrität des (alten) Menschen.* Chronischer Schmerz greift in die Persönlichkeit und Integrität eines Menschen ein. Selbst der lebensbejahendste Mensch bekommt Eindrücke der „Selbstbestrafung“, wenn er beispielsweise eine ausgelassene Feier an einem langen Abend mit Schmerzen in der Nacht „büßen“ muss, oder wenn er sich auf ein Ereignis besonders freut und heftige Schmerzen ihn daran hindern teilzunehmen. Abgesehen davon erlebt sich der chronische (!) Schmerzpatient häufig als Belastung für seine Umwelt. Bei akuten Schmerzen

wird Anteilnahme gerne angenommen und häufig kann fürsorgliche Zuwendung auch zur Linderung beitragen; aber es ist eben eine Ausnahmesituation. Chronische Schmerzpatienten bekommen ein „schlechtes Gewissen“, wenn andere Menschen für sie Pflichten übernehmen müssen oder wenn sie genau wissen, dass sie nicht gerade zur Stimmungsaufhellung ihrer Umgebung beitragen. Ist der Patient dann so im Schmerz gefangen, dass „man nichts dagegen machen kann“, können Depressionen und soziale Rückzugstendenzen die Konsequenzen sein. Das Selbstwertgefühl verändert sich.

Alle drei dargestellten Komponenten sind für den Schmerzbefund von großer Relevanz.
Bitte beachten Sie in der Befunderhebung einen ganz wichtigen Punkt:
Nicht nur Defizite, sondern auch Ressourcen und Fähigkeiten müssen berücksichtigt werden. Verständlicherweise neigt der Patient in schmerzhaften Phasen dazu zu klagen. Vermutlich hat er aber einen Erfahrungshintergrund, was bisher geeignet war, seine Schmerzen zu lindern. Informationen zu schmerzlindernden Faktoren müssen also unbedingt berücksichtigt werden.

Die Schmerz**anamnese** ist ein weiterer wichtiger Baustein der Befundebene. Vor der Schmerzkrankheit hatte der Patient aller Wahrscheinlichkeit nach direkten und indirekten Kontakt mit Schmerzen, die seine „Schmerzphilosophie“ geprägt und beeinflusst haben.

Zur Schmerzanamnese zählt:

Üblicher Umgang mit Schmerzen: Toleriert der Patient seine Schmerzen, fühlt er sich als „leidend“, fragt er nach der Botschaft seines Schmerzes, will er ihn so schnell es geht „weghaben“ usw.

Wie ist die übliche Schmerztoleranz? Z.B. bei Zahnarztbesuchen o.ä.

Wie ist seine Schmerzsozialisation? Wie wurde in seiner Kindheit mit Schmerz umgegangen? (“Ein Indianer kennt keinen Schmerz“ o.ä.) Erlebte er mit Schmerzen einen sekundären Krankheitsgewinn? War aus seiner Verwandtschaft jemand chronischer Schmerzpatient?

Zum Schmerzbefund gehört ferner die Schmerzmessung, Algesimetrie, auf die ich hier, da für Pflegetherapeuten weniger relevant, nicht eingehe.

Ein für uns wichtiges Instrumentarium ist jedoch die **Schmerzeinschätzung.**
Die deutsche Schmerzliga und andere Institutionen haben dazu Erhebungsverfahren entwickelt, von denen ich einige vorstellen werde:

Die „Schmerzskala"

Der Patient trägt sein (momentanes) Schmerzempfinden auf einer „Schmerzskala" von 0 bis 10 ein, wobei „0" Schmerzfreiheit bedeutet und „10" stärkst vorstellbare Schmerzen.
Der Wert „2" steht für leichte Schmerzen, „4" für mittlere Schmerzen,
„6" für starke Schmerzen, „8" für sehr starke Schmerzen.

0 1 2 3 4 5 6 7 8 9 10

Bitte beachten Sie dabei: Die Skala ist schmerzspezifisch. Bauchschmerzen mit dem Wert „6" können anders belastend empfunden werden, als Kopfschmerzen mit dem Wert „6". Bei vielen chronischen Schmerzpatienten tritt eine Schmerzgewöhnung ein.

Das „Schmerztagebuch"

Für manche Patienten kann ein „Schmerztagebuch" sinnvoll sein, in dem sie z.B. im Stundenrhythmus oder Tagesrhythmus sowohl ihre Schmerzbefindlichkeit eintragen als auch – dies ist besonders wichtig – alle Faktoren, die sich ent- oder belastend ausgewirkt haben könnten. Das Führen eines Schmerztagebuches macht i. d. R. jedoch nur dann Sinn, wenn eine Dokumentation über mögliche Zusammenhänge von Tagesaktivitäten und Schmerz erforderlich ist und wenn der Patient bereit oder in der Lage ist, das Tagebuch regelmäßig zu führen.
Das Schmerztagebuch kann als Raster Eintragungsmöglichkeiten über Uhrzeit, Schmerzintensität, Medikation, positive und negative schmerzbeeinflussende Faktoren, Aktivitäten u.ä. anbieten.

Die „Schmerzkurve"

Sie stellt eine „Mischung" aus Schmerzskala und Schmerztagebuch dar.
Der Grad des Schmerzes wird beispielsweise, analog der Schmerzskala auf der senkrechten Achse von 0-5 angeben. Auf der waagrechten Achse verläuft die Uhrzeit.

Der Patient kann so, wie unten gezeigt eine „Schmerzkurve“ entwickeln:

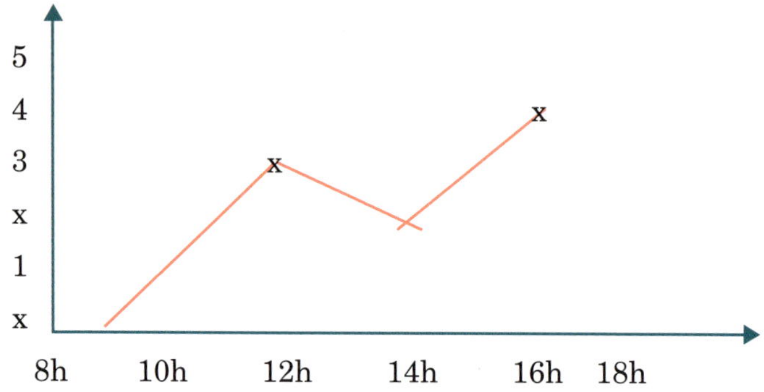

Schließlich wird durch spezifische Befragung noch der Schmerz selbst befundet. „W“-Fragen können zur Strukturierung helfen:

- WO hat der Patient Schmerzen?
- WIE fühlen sich die Schmerzen an?
- WANN treten die Schmerzen auf?
- WELCHE Maßnahmen helfen bisher zur Linderung?

Schmerzen können auch gemalt, modelliert, oder musiziert dargestellt werden. Eine bildliche Darstellung des Schmerzes kann helfen, das diffuse Gefühl zu konkretisieren. „Schmerzimagination“ dient ebenso der Befunderhebung wie der Therapie.

Wie immer auch der Patient im Rahmen der Befunderhebung seine Schmerzen darstellt, ob im Gespräch, auf Skalen oder in Bildern, die Beachtung von schmerzarmen Intervallen und schmerzlindernden Faktoren ist ebenso wichtig, wie die des Schmerzes selbst!

Noch ein Wort zu Schmerzmitteln:

Viele unserer alten Patienten haben Erfahrungen mit medikamentöser Therapie. Ich halte es für unerlässlich bei der Therapie mit Schmerzpatienten sehr genau über die Schmerzmedikation, deren Wirkungen und Nebenwirkungen informiert zu sein. Starke Analgetika verändern oft die Empfindungen für den eigenen Körper und mitunter auch die Bewusstseinslage, was von therapeutischer Bedeutung ist.

Gebräuchlich ist eine Einteilung von Schmerzmitteln in drei Klassifikationen, die jedoch nicht unumstritten ist, da nach

Ansicht von Schmerzforschern eine strenge Trennung von zentral- und periphernervös wirkenden Schmerzmitteln nicht vollzogen werden kann. Man unterscheidet:

- Schmerzmittelwirkstoffe, die in niedriger Dosierung rezeptfrei erhältlich sind, und peripher wirken wie: Acetylsalicylsäure, Paracetamol, Ibuprofen u.ä.
- Bei stärkeren und starken Schmerzen werden zentral wirkende Schmerzmittel eingesetzt, wie opiathaltige Schmerzmittel, die meist zu Unrecht als suchtfördernd bezeichnet werden.
- Schließlich werden zur Schmerzlinderung auch Präparate eingesetzt, die primär andere Aufgabenbereiche haben wie: Antidepressiva zur Stimmungsaufhellung oder Neuroleptika und Tranquilizer zur Beruhigung und Angstmilderung.

Wie können überhaupt therapeutische Angebote zur Schmerzlinderung beitragen?
Schmerzforscher haben unter anderem entdeckt, dass der Körper über einen „Auswahlmechanismus“ verfügt, welche Reize er als Schmerzreize wahrnimmt. Die „Gate-Control-Theorie“ besagt, dass unser Nervensystem pro Zeiteinheit nur eine begrenzte Menge von sensorischen Reizen verarbeiten kann. Bei einem Überangebot von Informationen macht eine Art „Torsystem“ im Rückenmark „dicht“: Auch Schmerzreize gelangen nicht mehr zum Schmerzbewertungsorgan Gehirn. So neu ist das nicht, wir kennen die typische Reaktion, einen angestoßenen Ellbogen zu reiben und erfahren dadurch Schmerzlinderung, da zusätzlich zum Schmerzreiz die Druckrezeptoren der Muskulatur „Platz“ in der sensorischen Weiterleitung beanspruchen. Auch die Frage, ob der Zeitpunkt für die Schmerzverarbeitung „günstig“ ist, hängt mit der „Tor-Theorie“ zusammen: Fußballspieler bleiben trotz Verletzungsschmerz in Aktion, weil sie durch wichtigere Dinge „abgelenkt“ werden. Die Ausschüttung von körpereigenen Endorphinen zur Schmerzlinderung stellt einen weiteren Mechanismus des Körpers dar, mit Schmerz umzugehen. Dies ist keine Lappalie. In wichtigen Situationen rangiert das Energiepotential zu Aktionen vor der Schmerzwahrnehmung.
Die „Gate-Control-Theorie“ bedeutet eine Chance für therapeutische Interventionen: Gegenstimulation, Entspannung, Ablenkung im besten Sinne und Aktivierung der selbstheilenden Ressourcen des Patienten beanspruchen Platz in der sensorischen Wahrnehmung, zugunsten des Wohlbefindens (trotz Schmerzen).

Befund und Therapie stehen in einem engen Zusammenhang. Dies betrifft nicht nur die Verfahrensweisen, sondern auch die Compliance des Patienten. An Tagen mit starken Schmerzen zeigen sich häufig depressive Verstimmungen, was den Antrieb zur Mitarbeit bei pflege-therapeutischen Maßnahmen senkt. Gleichzeitig hat der Patient ein starkes Bedürfnis nach schmerzlindernden Maßnahmen, die möglichst kurzfristig ihre Wirkung zeigen sollen.
Im therapeutischen Angebot sollten also sowohl mittel- bis langfristig schmerzlindernde Maßnahmen als auch unmittelbar palliativ wirkende Behandlungen ihren Platz finden
Primär schmerzlindernde therapeutische Maßnahmen sind keine „Therapie 2. Wahl", auf die man zurückgreift, wenn nichts anderes mehr möglich ist und es ist schon gar kein „Notprogramm", das man sich mal eben so ausdenkt, wenn der Patient andere Verfahren ablehnt.

Palliative Therapie ist also ebenso planbar und stützt sich auf die Ergebnisse des Befundes, die Hinweise auf schmerzlindernde Faktoren bringen.

Schmerzlindernde Verfahren...

Schmerzlindernde therapeutische Verfahren sind vielfältig. Wer palliativ therapeutisch arbeitet, muss sich häufig auf das „Versuch-und-Irrtum-System" einstellen. Jeder Mensch reagiert in seinem Schmerz und auch im Erleben von schmerzlindernden Maßnahmen höchst individuell und darüber hinaus auch tagesformabhängig. Ich habe erlebt, dass spezielle schmerzlindernde Maßnahmen an einem Körperbereich des Patienten eher kontraproduktive Wirkung hatten, an einem anderen Bereich seines Körpers jedoch wohltuend waren. Es gilt also auf eine sorgfältige Anamnese und auf einen sorgfältigen Befund gestützt, Verfahren behutsam auszuprobieren, um für den Patienten das Adäquate zu finden.
Folgende Empfehlungen, die von mir in der Therapie von geriatrischen Schmerzpatienten eingesetzt werden, sollen nur Anregungen geben, palliative Therapie durchzuführen und sind, der Übersichtlichkeit halber, „rezeptartig" dargestellt. Auf spezielle Indikationen und Contraindikationen wird verzichtet. Ich wiederhole mich, wenn ich anmerke, dass selbstverständlich palliative Konzepte nicht derart gießkannenähnlich über den individuellen Patienten verteilt werden können.

... kann Bewegungstherapie sein ...

- *Passives Durchbewegen:* Die Therapie der Wahl zur Tonusregulation bei Lähmungen empfiehlt sich auch zur Regulation und sanften Mobilisation nicht gelähmter Muskulatur. „Bewegt werden“ kann eine entspannende Spürerfahrung darstellen. Gleichzeitig können an der tonusregulierten Muskulatur Dehnübungen, insbesondere der meist verkürzten, (weil durch Schmerz in Schonhaltung gebrachten) Extensoren vorgenommen werden. Der ganze Körper sollte sanft durchmobilisiert werden, wobei das „in-den-Arm-genommen-Werden“ auch der Seele gut tut.

- *Aktive Bewegungsübungen unter Minderung von Eigengewicht:* Z.B. den ganzen Körper in warmem Wasser bewegen oder Körperteile wie Hände oder Füße in Rasierschaum o.ä. Auch eine Badewanne mit warmem Wasser gefüllt, kann zu therapeutischen Bewegungsübungen genutzt werden. Die Mobilisation der Gelenke wirkt sich fördernd auf das Körperbewusstsein aus und trägt damit zu Wohlbefinden bei.
- Sanfte Kräftigungsübungen in schmerzarmen Phasen bei athrophierter Muskulatur durch Schonhaltung.

... oder Spürerfahrungen für die Haut...

Die Haut ist als unser größtes Organ sehr empfänglich für Stimulationen.

- *Berührungen:* Anregendes oder beruhigendes Streichen der Haut nach den Prinzipien der Basalen Stimulation mit und ohne Medien; sanfte Massagen der Hände, Füße, Schläfen oder des ganzen Körpers.
- *Vibrationen an den Gelenken* können schmerzlindernde Wirkung haben, ebenso die
- *TENS* (Transcutane elektrische Nervenstimulation)

Zu der Anwendung kutaner Stimulation sowie von Wärme- oder Kältebehandlungen sei noch bemerkt:
Spezielle Techniken erfordern auch spezielle Ausbildung! Interdisziplinäre Zusammenarbeit mit Physiotherapeuten, Pflegekräften, Bademeistern und Masseuren etc. ist wichtig!

Auch wenn die schmerzende(n) Stelle(n) selbst keine Stimulation vertragen: Die Therapeutika haben oft gute Wirkung, wenn sie proximal, distal oder kontralateral zu den schmerzenden Körperbereichen angewendet werden.

... oder Wärme- und Kältebehandlungen ...

- *Bei chronischen Schmerzen werden von den Patienten Wärmeanwendungen gegenüber Kälte bevorzugt.* Ausnahmen bestätigen jedoch diese Regel.

Bewährt haben sich Therapeutika mit feucht-heißer oder trocken-heißer Leitungswärme wie Wickel und Packungen oder Heizkissen/Wärmflasche.

- Zur *Kältebehandlung* empfehlen sich u.a. „Eissticks“ (gefrorenes Wasser mit einem Stäbchen zum Auftragen) oder auch, weil keine aggressive Kälte: Kunststoffbeutel mit Haushaltsmehl gefüllt und tiefgekühlt.
- *Ergänzt werden können Wärme – und Kälteanwendungen mit ätherischen Ölen,* Menthol und Minze haben beispielsweise eine ebenfalls kühlende Wirkung.
- Die Anwendung von Kälte und Wärme *kann begleitend zur Schmerzlinderung* bei anderen Therapieverfahren angewendet werden *oder für sich im Zentrum palliativer Therapie stehen.*

... und schließlich: Ablenkung und Entspannung

- *Ablenkung vom Schmerz und Entspannung sind wichtige Bestandteile der palliativen Therapie.* Es empfiehlt sich, meiner Meinung nach für jeden Therapeuten, einige „Entspannungsverfahren“ zu seinem therapeutischen Rüstzeug zu zählen. Selbsterfahrung mit diesen Techniken und Kompetenz im Einsatz am Patienten gehören dazu.
- *So helfen beispielsweise „Rituale im Alltag“, Ruhe zu finden,* wenn sie fest in das Alltagskonzept integriert werden können. Dem Patienten kann empfohlen werden, jeden morgen eine 1/4 Stunde eher aufzustehen, um eine Entspannungsübung zu machen oder abends ein Baderitual mit Aromaölen oder täglich einen Eintrag ins „Kreative Tagebuch“, in das gemalt oder Bilder geklebt o.ä. wird und das die positiven Aspekte des Tages beschreiben soll.
- *Progressive Muskelrelaxation* oder *Schmerzimagination,* z. B.: durch bewusstes Atmen wird ein „Ball heilender Energie“ an die schmerzenden Körperstellen geschickt; ein dikker weicher Pinsel bestreicht mit der Lieblingsfarbe den Schmerz u.v.m.

Das Angebot an einschlägiger Literatur von Aromatherapie über Entspannungsverfahren bis zu Wickeln ist groß und scheint überdies „im Trend“ zu liegen. Ganz sicher geht Klasse vor Masse. Bei der Anschaffung von Büchern zu diesen Themen ziehe ich solche vor, die nicht nur Rezepte parat haben, sondern auch Hintergrundwissen vermitteln. Dieses Hintergrundwissen ermöglicht es erst, Anwendungen dem Patien-

ten entsprechend zu modifizieren, bzw. auch neue Möglichkeiten zu kreieren und erspart damit die Anschaffung immer neuer Bücher mit immer mehr neuen Ideen, die eben letztlich auf diesem Hintergrundwissen beruhen. Im Literaturanhang finden Sie, liebe Leser, einige Empfehlungen. Wenn Sie beginnen, sich mit diesen Heilverfahren zu beschäftigen, so nehmen Sie sich zu Beginn nicht zu viel vor. Auch wenn es Ihnen vielleicht „zu einfach" erscheinen mag, Ihrem Patienten zur Schmerzlinderung bei Bauchkrämpfen „nur" eine feuchtheiße Kompresse ohne jegliche „geheime" Zusätze anzubieten: Sie sollen nicht zaubern, sondern für den Patienten möglichst nachvollziehbar (!) palliative Therapie betreiben.
Unsere alten Menschen erfahren in ihrem multimorbiden und pflegebedürftigen Zustand viel medizinisch-therapeutische Behandlung, die sie nicht nachvollziehen können. Das mag durch den Einsatz der Mittel und den erwünschten Erfolg auch grundsätzlich gerechtfertigt sein. Jedoch gerade deshalb ist es für die seelisch-leibliche Integrität so notwendig, lindernde oder heilende Verfahren anzuwenden, zu denen der Patient unbewusst oder bewusst eine Beziehung herstellen kann. Wenn ich Wärme auf meinem kranken Bauch als „angenehm" empfinde, wird sie mir vermutlich auch in klinisch-therapeutischem Sinne in Form von Durchblutungsförderung etc. helfen. Die von der modernen Medizin viel geschmähten „Hausmittelchen" sind, meiner Erfahrung nach, gerade bei alten Menschen essentiell!
Es gibt noch einen weiteren Grund, weswegen Sie ihre ersten palliativ-therapeutischen Schritte mit einfachen Mitteln gehen sollten: Die Evaluation, also die Beurteilung über die Wirksamkeit des angewandten Verfahrens. **Sie** müssen ja herausfinden, was ihrem Patienten bekommt und was nicht. Sicher, man kann dies auf verschiedenen Qualitätsstufen tun: Wenn's hilft, machen wir weiter und wenn's nicht hilft, lassen wir es sein. Dieses (leider häufig) praktizierte Evaluationsniveau führt nicht gerade zu Götterdämmerungen therapeutischer Entwicklung.

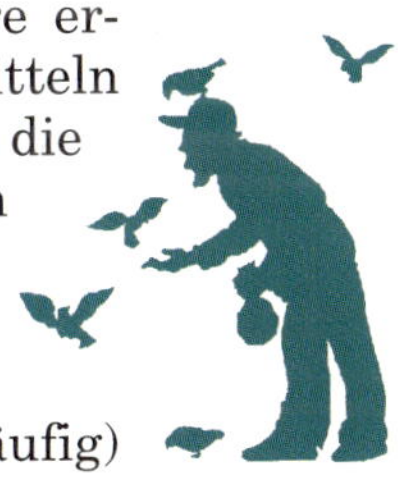

Denn es fehlt die entscheidende Frage: „Warum?"
Wenn Ihrem Patienten die feuchtheiße Kompresse bekommt, dann haben die physikalischen Umstände der Leitungswärme gestimmt. Darauf können Sie aufbauen: Sie können der Kompresse einen Zusatz geben, der z.B. die durchblutungsfördernde Wirkung intensivieren soll oder der hautpflegend wirkt oder der einen angenehmen Duft ausstrahlt, je nachdem, worauf Sie therapeutisch Wert legen.
Bekommt Ihrem Patienten die feuchtheiße Kompresse nicht, so liegt es vermutlich entweder an der Temperatur (zu heiß

oder zu kühl) oder an dem physikalischen Umstand „feucht“. Sie können also die Temperatur variieren oder sich für eine trockenheiße Kompresse entscheiden. Schließlich kann die Auflagendauer modifiziert werden. In der Evaluation Ihrer Behandlung behalten Sie aber den Überblick und können angemessen und vermutlich auch wirkungsvoll darauf reagieren. Hätten Sie gleich zu Beginn der Kompresse mehrere Zusätze beigefügt oder zusätzlich noch ein anderes Verfahren angewendet, so würde es immer schwieriger, das Warum herauszufinden. Und entsprechend entmutigt scheuen sich die vermeintlichen Zauberkünstler unter uns auch dem Warum nachzuspüren.
Meine Empfehlung ist also, wenn Sie selbst ein therapeutisches Verfahren erst kennen lernen *oder/und* wenn Ihr Patient Ihnen noch nicht vertraut ist (!), die deduktive Methode anzuwenden, also sich vom Allgemeinen zum Besonderen zu orientieren.

Schließlich werden Sie mit der Zeit ihr eigenes „Schatzkästchen“ zusammengestellt haben, mit Medien und Methoden, die Ihnen speziell liegen und mit denen Sie gute Ergebnisse erzielt haben. Versuchen Sie die Balance zu wahren: Bei der Auswahl der Behandlungsverfahren steht Ihr Patient im Vordergrund und oft genug werden Sie mit Ihren vorhandenen Möglichkeiten nicht auskommen und Sie werden bewährte Verfahren modifizieren oder neue hinzulernen, um den Bedürfnissen Ihres Patienten gerecht zu werden: Dies ist die eine Seite. Andererseits sollten die von Ihnen ausgewählten Verfahrensweisen Ihnen als Behandler auch entsprechen. Sie selbst sollten dabei Wohlbefinden entwickeln! Immer up to date zu sein und neue Therapieformen nur um ihretwillen anzuwenden, ohne selbst „dahinter“ zu stehen, ist eher contraproduktiv. Verstehen Sie von einer Behandlung zu wenig oder entspricht sie Ihnen nicht, so lassen Sie’s lieber oder handeln Sie professionell und verweisen Sie Ihren Patienten hierfür an eine Kollegin oder einen Kollegen.

Ich habe grundsätzliche Vorgehensweisen anlässlich des Themas „Schmerztherapie“ hier exemplarisch behandelt. Diese Grundsätze sind selbstverständlich auf andere Erkrankungsbilder ebenso wie auf andere Behandlungsansätze übertragbar.

Nach Abschluss des ersten Schrittes, dem Fördern von Wohlbefinden bei Schmerzen, habe ich im zweiten Schritt einige Empfehlungen für Sie zusammengestellt, die ich gerne und erfolgreich bei meinen alten Patienten anwende. Schnuppern Sie hinein und lassen Sie sich inspirieren!

Der zweite Schritt: alles was dem Körper und der Seele gut tut

Die atemstimulierende Einreibung (ASE)

Die Atemstimulierende Einreibung (ASE) ist ein sehr bewährtes Pflege-Therapiekonzept. Es fördert die Atmung, wirkt beruhigend zum Einschlafen und wirkt orientierend für den Körper.

Zeit und Ruhe sind für das Vorgehen essentiell.

Der Patient kann dabei (unterstützt) sitzen oder er wird in eine angenehme Seitlagerung bzw. schräge Bauchlagerung gebracht.

Die einzureibende Lotion wird handwarm (!) auf den Rücken des Patienten aufgetragen und zwar immer in der gleichen Richtung von den Schultern abwärts den Rücken hinunter. Die Hände bewegen sich an den Flanken des Patienten, also an der Außenseite des Brustkorbs wieder nach oben.

Bei dieser Bewegung fördert ein leichter Druck der Hände das nach oben und nach vorne Heben des Brustkorbes.
An den Schultern des Patienten angekommen schließt sich der Kreis und der neue Zirkel beginnt, ein wenig weiter nach unten versetzt.

Im Verlauf der ASE werden so von der Höhe der Halswirbelsäule bis zur Lendenwirbelsäule abwärtsarbeitende kreisförmige Streichungen auf dem Rücken des Patienten durchgeführt.

Das Tempo soll ruhig und gleichmäßig erfolgen, der Kontakt der Hände soll zwischenzeitlich nicht abgebrochen werden.

Das Ende der ASE wird durch ein deutliches Ausstreichen des Rückens signalisiert.

Dampfkompresse für Nacken und Schulter

Die Dampfkompresse dient der Zufuhr von möglichst viel feuchtheißer Wärme. Das feuchtheiße Innentuch wird gut ausgedrückt (!) von einem trockenen Außentuch umgeben. So hält sich einerseits die Wärme am längsten, andererseits ist das Gefühl des nur schwach feuchten Außentuches für den Patienten angenehmer.

Es versteht sich von selbst, dass heiße oder sehr kalte Applikationen nur am Patienten durchgeführt werden sollen, der in der Lage ist, Auskunft über seine Befindlichkeit hierbei zu geben. Bei Ausnahmen von dieser Regel, darf der Patient nie alleine sein und die Applikation muss stets gut kontrolliert werden! (Verbrühungs- bzw. Erfrierungsgefahr!)

Indiziert für Dampfkompressen sind insbesondere muskuläre Verspannungen aller Art, aber auch Nervosität und Schlafstörungen.

Die gut ausgewrungene und in ein trockenes Tuch gehüllte Kompresse wird auf den Schulter-Nackenbereich gelegt und entweder mit einem großen Dreieckstuch befestigt, besser jedoch, mit einer dehnbaren Schlafanzughose oder Leggins, die hinten über den Rücken des Patienten gelegt wird und die Hosenbeine über die Schultern nach vorne geführt werden. Die Hosenbeine werden dann vor der Brust verkreuzt, nach hinten über die Hose geführt und an der Seite miteinander befestigt.

Warmer Quarkwickel für die Brust

Der Quark leitet bei äußerer Anwendung einen Milchsäureprozess ein, wirkt schleim- und krampflösend und hilft bei leicht warmer Anwendung besonders bei Husten und Bronchitis, sowie bei chronischen Gelenksentzündungen. (Bei akuten Entzündungen ist manchmal kühler Quark vorzuziehen).

Der Magerquark wird gut zimmerwarm auf ein dünnes Innentuch gestrichen. Dann wird das Innentuch auf ein Zwischentuch (zum Aufsaugen austretender Flüssigkeit und zum Schutz gegen das Verfilzen des Wolltuches) und dieses wiederum auf ein Wolltuch gelegt.

Dem liegenden oder halb liegenden Patienten wird der Wickel mit dem quarkhaltigen Innentuch direkt auf die Brust appliziert und mit einem Wickeltuch befestigt. Idealerweise wird der Quarkwickel mit einer Wärmflasche für einige Stunden warm gehalten.

Wichtig ist, dass der ganze Patient in dieser Zeit gut warm gehalten wird.

Kohl-Kompressen bei entzündlichen Prozessen

Kohl als Heilmittel war schon in der Antike bekannt. Kohl wirkt desinfizierend und hilft, Giftstoffe aus dem Körper über die Haut abzuleiten. Auch auf gesunden Hautbereichen appliziert, kann er zur Sekretion benachbarter erkrankter Hautbezirke anregen. Indiziert ist die Anwendung von Kohl z.B. bei venösen Durchblutungsstörungen, Gelenkschmerzen, rheumatoiden Prozessen, Gicht und Fieber.

Frische gewaschene Kohlblätter (z.B. Wirsing, ungespritzt!) werden auf einem Kunststoffbrett mit einem Kunststoffwalkholz weichgewalkt, bis der Saft aus den Blättern austritt. Dann das Walken beenden und die weichen, aber noch saftigen Kohlblätter, dachziegelartig auf die entsprechenden Körperstellen legen (bei kleinen Bereichen die Kohlblätter entsprechend klein schneiden). Dann mit einigen Tüchern darüber einschlagen. Die Kompresse kann einige Stunden liegen bleiben, oft zeigt ein schlechter Geruch nach einiger Zeit, dass die Blätter erneuert werden müssen. Ein Gelbwerden der Blätter oder Eintrocknen zeigen in der Regel an, dass keine Giftstoffe mehr ausgeschieden werden und die Applikation beendet werden kann.

Der Duft von Rose und Zedernholz zur Sterbebegleitung

In ein Duftlämpchen (günstig: ein elektrisch betriebenes) oder in eine Schale heißen Wassers werden einige Tropfen Milch oder Sahne als Emulgator für das Öl gegeben. Dann bereitet man die Duftmischung zu aus Zedernholzöl, Lavendelöl und Rosenöl. Die Mischung sollte etwa 1/2 Zedernholz, 1/4 Lavendel und 1/4 Rose betragen. Insgesamt 10-15 Tropfen genügen.

Körperöl für alte Menschen als Stimmungsaufheller

Zedernholzöl (5-7 Tropfen), einige Tropfen Melissenöl, einige Tropfen Kamillenöl und ca. 2-3 Tropfen Ylang-Ylang werden in 50-80 ml süßes Mandelöl und etwa 20-30 ml Johanniskrautöl vermischt.

Die Mischung eignet sich besonders gut zum Einreiben von Armen und Beinen. Kühl stellen und körperwarm verwenden. Nicht unbegrenzt haltbar!

Schmerzlinderndes Öl zur sanften Massage

In 70 ml Johanniskrautöl und 30 ml Jojobaöl werden folgende Aromaöle beigemischt:
ca. 5-7 Tropfen Cajeput; 1-2 Tropfen Rose oder(!) Ingwer; 1-2 Tropfen Melisse und 1-3 Tropfen Wacholder.

Schmerzende Stellen bitte ganz vorsichtig massieren. Oft auch sehr wirkungsvoll: das Massieren ober- oder unterhalb der schmerzenden Stelle.

Pfefferminzduft bei Erkältungen

In ein Duftlämpchen (s. oben) wird Wasser gegeben, mit einigen Tropfen Milch oder Sahne als Emulgator. Man fügt hinzu: 8 Tropfen Pfefferminzöl, 3 Tropfen Lavendel, 3 Tropfen Cajeput und 5 Tropfen Zitrone.

Der dritte Schritt: von der Entkriminalisierung der Inkontinenz

Blase und Darm willkürlich zu kontrollieren ist ein sehr komplexer Vorgang, an dem bestimmte Segmente des Rückenmarks und verschiedene Bereiche des Gehirns beteiligt sind, die bis heute noch nicht ganz beschrieben werden konnten. Sowohl „höhere Zentren“ im Kortex, als auch Bereiche der Basalganglien und des Hypothalamus, um einige zu nennen, sind daran beteiligt. In der Entwicklung eines gesunden Kindes dauert es etwa 5 Jahre bis Kontinenz sicher beherrscht wird. Wenn Sie, liebe Leser, als „kontintent“ gelten, so entspricht dies einem ganzen Bündel an hochkomplexen motorischen, sensorischen und neuropsychologischen Leistungen. Beispielsweise müssen Sie in Ihrem planerischen Handeln berücksichtigen, wann Sie demnächst zur Toilette müssen. Sie müssen den geeigneten Zeitpunkt auswählen können und, im Falle, sie müssten noch warten, bleibt ihr Sphinkter aktiviert und hemmt den M. detrusor so lange, bis Sie die Toilette erreicht und als solche wiedererkannt haben. Gegebenenfalls benötigen Sie in einer fremden Umgebung Ihre Gedächtnisleistungen, um anhand wesentlicher Merkmale, Ähnlichkeiten zu dem „Prinzip Toilette“ zu assoziieren, um Orientierung zu finden. Sie müssen selektiv die notwendigen Kleidungsstükke entfernen oder an Ihrem Körper verändern, Sie müssen Ihre Position den Lage-Raum-Bedingungen des Gefäßes, in das der Urin entlassen werden soll, anpassen und dabei das Gleichgewicht halten. In feinst koordinierter Weise kann sich nun der Sphinkter entspannen und die Kontraktion der für die Blasenentleerung relevanten Muskeln zulassen. Schließlich benötigen Sie alle Bewegungsprogramme, um sich unter adäquater Einbeziehung verschiedener Objekte zu reinigen, wieder anzukleiden, die Hände zu waschen und schließlich die Toilette auch wieder zu verlassen.

Da Kontinenz eine so komplexe Leistung ist, kann nachvollzogen werden, wie leicht störbar und durch verschiedene Erkrankungsfaktoren beeinflussbar diese Fähigkeit ist.

Man unterscheidet verschiedene Inkontinenzformen:

Stressinkontinenz

ist die bei Frauen am häufigsten auftretende Inkontinenzform. Ursache ist eine Schwäche des Schließmuskelsystems, die im Alter meist durch eine Bindegewebsschwäche in der Beckenbodenmuskulatur hervorgerufen wird. Beim Lachen, Niesen oder Husten wird der Druck im Becken so hoch, dass der Schließmuskeldruck nicht mehr ausreicht, um den Harn zurückzuhalten. Es kommt zu „Tröpfeln“. Neben operativen Maßnahmen kann gezieltes *Beckenbodentraining* zur Verbesserung beitragen. Auch *Fußreflexzonenmassage* zeigt gute Ergebnisse.

Dranginkontinenz

Bei der Dranginkontinenz handelt es sich um eine Überaktivität des Blasenmuskels. Normalerweise füllt sich die Blase, ohne dass der Blasenmuskel aktiv wird; erst ab einem bestimmten Füllungszustand wird der Harndrang wahrgenommen, kann aber aktiv unterdrückt werden. Bei der *motorischen* Dranginkontinenz überwindet die Blasenkontraktion jedoch den Druck des Schließmuskels und es kommt zu Harnabgang. Hingegen bei der *sensorischen* Dranginkontinenz kommt es bei zunehmender Füllung der Blase reflektorisch zum Öffnen des Schließmuskels. Neben chronischen Entzündungen der Blase (z.B. nach lang andauernder Kathederisierung!) können auch zentral nervöse Prozesse zu fehlerhafter Kontrolle der Miktion führen, was bei apoplektischen Insulten, dementiellen Prozessen oder parkinsonoiden Erkrankungen der Fall sein kann. In diesem Fall spricht man von einer „ungehemmt neuropathischen Blase“. Beckenbodentraining ist in diesem Falle wenig hilfreich. Neben medikamentöser Behandlung ist am ehesten indiziert, mit den Patienten ein intensives *Toilettentraining* durchzuführen, um durch regelmäßige Zeiten dem spontanen Entleeren der Blase zuvorzukommen.

Überlaufinkontinenz

Sie ist häufig bei Männern zu beobachten, wenn beispielsweise durch Prostatavergrößerung eine verminderte Kontraktionsfähigkeit der Blase den Abfluss des Harns verhindert. Aber auch Medikamente können in ihren Nebenwirkungen zu Überlaufinkontinenz führen. Neben Veränderungen der Medikation und Beseitigung der Ursache (Prostata-OP), kann auch in schweren Fällen eine Kathederisierung notwendig sein.

Funktionelle Inkontinenz

ist Inkontinenz ohne primäre organische Ursache. Sie kann eintreten bei gravierenden, traumatisierenden Veränderungen der Lebensumstände eines alten Menschen, wie z.B. Ver-

lust des Lebenspartners. Aber auch **Immobilität** kann sekundär zu Inkontinenzproblemen führen, da die Bewegungseinschränkungen dem alten Menschen nicht mehr erlauben, die Toilette in angemessenem Zeitraum zu erreichen oder die Vielzahl von Befähigungen zum Toilettengang nicht mehr durchgeführt werden können. Ein gravierender(!!) Fehler ist es, den Patienten gewissermaßen „vorsorglich" mit Windeln als Inkontinenzschutz zu versorgen. In fast allen Fällen verstärkt das Gefühl des „Windelpakets" zwischen den Beinen die Immobilität: Gehunsicherheit und Sturzgefährdung stellen sich ein, vom psychischen Aspekt ganz zu schweigen. Außerdem können Windeln ihrerseits die Inkontinenz fördern: In Selbstversuchen haben kontinente Pflegekräfte und Therapeuten über mehrere Stunden ein Windelsystem getragen: Das Bedürfnis wuchs, auch hineinzupinkeln...
Wenn überhaupt, dann sind Vorlagen, die möglichst wenig beeinträchtigen die einzig akzeptable Alternative. Besser ist jedoch auch hier, Toilettentraining unter Berücksichtigung der Mobilitätshandicaps durchzuführen, und vor allem(!) für ein kontinenzförderndes Umfeld zu sorgen.

Toilettentraining hat zum Ziel, Kontinenz wiederzuerlangen oder durch rechtzeitiges Entleeren der Blase Inkontinenz zu vermeiden. Bei pflegebedürftigen alten Menschen, die Hilfe zum Toilettengang brauchen, wird von verantwortungsbewussten Pflegetherapeuten ein Toilettentraining ohnehin durchgeführt. Alte Menschen, die selbstständig die Toilette aufsuchen und an sich ein Inkontinenzproblem feststellen, benötigen oft erst Überwindung der Scham und Akzeptanz, um mit dieser Situation konstruktiv in Form eines gezielten Trainings umzugehen. Wenn sich Betroffene für ein Toilettentraining entscheiden, so sollte zunächst über 3 bis 7 Tage ein Miktionsprotokoll geführt werden, mit dem die Ausgangslage festgestellt und beschrieben werden kann. Auf dieser Basis wird ein (modifizierbarer) Toilettenplan erarbeitet, der vor allem Platz bietet, um Erfolge verzeichnen zu können. Verbesserungen sind oft innerhalb der ersten Woche des Toilettentrainings erkennbar. Jedoch ist es normal, dass ungewohnte Umstände, wie fremde Umgebung, überdurchschnittlich viel Flüssigkeitsaufnahme (z.B. an heißen Tagen), langes Feiern, neue Medikamente u.ä. auch zu vermeintlichen „Rückschritten" führen können. Auch damit will umgegangen werden. Das Toilettentraining des alten Menschen soll sich seiner Lebensführung anpassen. Nicht umgekehrt! Es kann bis zu drei Monaten dauern, bis durch das Toilettentraining die volle Kontrolle über die Blase zurückgewonnen werden konnte oder ein Rhythmus erarbeitet werden konnte, der inkontinente Episoden vermeidet.

Bestandteil eines jeden Kontinenztrainings ist ein **kontinenzförderndes Umfeld.**

In Einrichtungen wie Krankenhäusern, Tageskliniken oder Seniorengerechtes Wohnen aber auch im häuslichen Bereich alter Menschen, sollte auf Umgebungsbedingungen geachtet werden, die sich kontinenzfördernd auswirken.

- Insbesondere in Einrichtungen müssen ausreichende Toiletten vorhanden sein, die gut beschildert sind, wobei sich insbesondere auf langen Gängen eine Beschilderung empfiehlt, die rechtwinklig zur Toilettentür angebracht ist, also bereits von weitem gesehen werden kann und nicht erst, wenn man davor steht.
- Wege zur Toilette sollten, insbesondere bei mobilitätseingeschränkten Menschen, nicht mit überflüssigem Mobiliar im häuslichen Bereich oder mit Pflegewagen etc. in Krankenhäusern, verstellt sein.
- Die Toiletten müssen einladend gestaltet sein! Diese Forderung erfüllen oft nur wenige Toilettenräume, da der Ort „fürs Geschäft“ tabuisiert wird und entsprechende Lieblosigkeit erfährt; auch oft in den Wohnungen der alten Menschen selbst!
- Abgesehen davon, dass die Toilette gut belüftbar sein soll, muss die Raumtemperatur der Zimmertemperatur entsprechen, um auch bei längeren Aufenthalten nicht zu frieren.
- Der Toilettenraum muss sauber sein und angenehm riechen. Der Handel hält ein ganzes Sortiment an entsprechender Toilettenhygiene bereit, aber auch Duftsteine, mit natürlichen Aromaölen beträufelt, sind eine Alternative.
- Eine ansprechende Innengestaltung, warme, sonnige Farben der Wände, helles, aber weiches Licht, ggf. etwas Lektüre, und – möglichst ein großer Spiegel, damit der alte Mensch gut den Sitz seiner Kleidung kontrollieren kann.
- Solide Handgriffe und Aufstehhilfen. Vom erhöhten Toilettensitz ist jedoch dann abzuraten, wenn der Betreffende dann nicht mehr mit den Füßen auf den Boden kommt: Es besteht dann Sturzgefahr!
- Die Verschließbarkeit des Toilettenraumes ist für viele Menschen ein unbedingtes Muss, um sich ungestört zu fühlen. Vielleicht lässt sich durch „Besetzt“-Schilder an der Tür-

klinke eine Alternative zum Verschließen erarbeiten, wenn der alte Mensch Hilfe benötigt, oder die Tür hat einen Schließmechanismus, der auch von außen im Zweifelsfalle zu öffnen ist.

Der Markt hält ein ganzes Sortiment ausgeklügelter Inkontinenzhilfen bereit, über die man sich im Bedarfsfall gut informieren sollte. Leider wird, insbesondere von pflegenden Angehörigen, der vermeintlich vertrauten Windel immer noch der Vorzug gegeben gegenüber Produkten, die zwar tauglicher wären, aber mehr Know-How erfordern würden, wie z.B. ein Kondomurinal für den Mann. Die Peinlichkeit des Betreuers hat da immer noch höheren Stellenwert als das Wohlbefinden des Betroffenen. Schade.
Die Spitzenverbände der Krankenkassen sind der Auffassung, dass Inkontinenzhilfen nur zu Lasten der versorgenden Kasse gehen dürften, wenn beispielsweise ein direkter Zusammenhang mit der Behandlung einer Krankheit bestünde, der Betroffene sich aufgrund schwerster Funktionsstörungen nicht bemerkbar machen könne, wenn er zur Toilette müsse oder nur durch den Einsatz von Inkontinenzartikeln das allgemeine Grundbedürfnis der aktiven(!) Teilnahme am gesellschaftlichen Leben gewährleistet werden kann.
Die Kassen übernehmen jedoch keine Kosten, wenn die Inkontinenzartikel ausschließlich der Erleichterung pflegerischer oder hygienischer Maßnahmen dienen. Die Gesellschaft für Inkontinenzhilfe (GIH) kann beratend weiterhelfen. Die Adresse finden Sie unter den Literaturangaben.

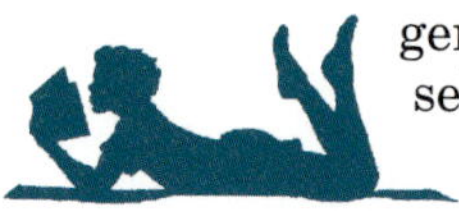

Eine langdauernde Störung der körperlichen Unversehrtheit kann die Psyche nachhaltig beeinträchtigen. Wie bereits in der Einführung angesprochen, ist das Problem der Inkontinenz nicht „nur“ ein körperliches. Betroffen ist der Bereich der Genitalregion, der nicht nur, aber grade bei älteren Menschen als heikel anzusehen ist. Ärtztlich-therapeutische und pflegerische Handlungen im Intimbereich inkontinenter Menschen überschreiten in der Regel die absoluten Grenzen. Wenn ich annehmen darf, liebe Leser, dass Sie sich in einer glücklichen und vor allem vertrauensvollen Partnerbeziehung befinden, so gehe ich doch davon aus, dass die Wenigsten unter Ihnen in Gegenwart Ihres Partners zur Toilette gehen, oder sich gar nach dem Toilettengang den Intimbereich reinigen lassen. Bei aller Offenheit und Intimität bleiben unsere Ausscheidungen doch ureigenste Intimsphäre. Umgekehrt kann nachvollzogen werden, wie das physische und psychische Wohlbefinden durch Inkontinenzproblematik beeinträchtigt werden kann. Wenn auch, gerade im Zusammenhang mit gravierenderen neurologischen Erkrankungen, Inkontinenz nicht „wegzukriegen“ ist, müssen wir Therapeuten uns doch die verschiedenen Konsequenzen hieraus für den Betroffenen deutlich machen und lernen, adäquat mit diesem Thema umzugehen. Der Knoten sitzt oftmals in unseren eigenen Köpfen, so dass wir das Thema tabuisieren und unsere pflegetherapeutischen Handlungen „schnell und professionell“ verrichten, um „es“ möglichst bald hinter uns zu haben.

Lassen Sie uns also zur Enttabuisierung starten und ein paar Überlegungen anstellen, die helfen können, im Umgang mit alten Menschen Wohlbefinden zu fördern.

Immobilität und Inkontinenz hängen eng miteinander zusammen ...
es wurde in vorherigen Abschnitten schon angesprochen, aber ich möchte uns diesen Umstand nochmals ins Bewusstsein rufen. Unser alter Patient, der eine komplizierte Fraktur oder einen Schlaganfall erleidet, wird für längere Zeit oder dauerhaft in seiner Mobilität eingeschränkt. Mag das Kathederisieren post OP für einige Tage noch angehen, so ist das Belassen des Katheders zur Plfegeerleichterung, obwohl der Patient mobilisierbar wäre, absolut nicht akzeptabel. Es gilt abzuwägen, ob die Überbeanspruchung der Haut durch häufigen Kontakt mit Urin nicht durch gute Pflegemaßnahmen gering gehalten wird, eine Kathederisierung jedoch ein hohes Risiko von Harnwegsinfekten nach sich zieht und eine chronische Blasenentzündung ihrerseits zu Inkontinenz führen kann.
Auch die Mobilisierung selbst wird erschwert durch Katheder oder überdimensionale „Windelpakete“ zwischen den Beinen. Beide Hilfsmittel üben erhebliche Irritation auf das taktil-kinästhetische System des Menschen aus. Daher setzt genau dort der Denkfehler der Pflegetherapeuten an, die der Meinung sind, der kathederisierte Patient sei viel zu immobil, als dass ein Toilettentraining auf dem „Nachtstuhl“ und später auf der Toilette möglich sei: Nach Entfernen des Katheders bessert sich die Mobilität schon nach wenigen Tagen: Der Patient zeigt deutlich mehr Rumpfstabilität und Gleichgewichtsreaktionen. Dem Windelsystem ist daher in vielen Fällen die Einlage plus Netzhöschen vorzuziehen: Sie bietet meist ausreichenden Schutz und wirkt sich weit weniger behindernd aus. Ich habe mit dementen Menschen die Erfahrung gemacht, dass sie sich eher von der „erwachsenen Seite“ zeigten, wenn das verantwortungsmindernde Windelgefühl reduziert wurde.

Therapeutisches Führen fördert Selbstbestimmtheit ...
auch in der Intimpflege inkontinenter Menschen. Die Grundsätze des therapeutischen Führens, wie sie im Kapitel „Den Alltag erspüren" beschrieben sind, finden durchaus auch hier ihre Anwendung. Viele alte pflegebedürftige Patienten, vor allem Frauen, empfinden ihre Intimpflege durch Dritte jedes Mal wieder als tiefen Eingriff. Die Hände des Patienten mit einem Waschhandschuh und milder Pflegelotion versorgt, lassen sich sehr gut und behutsam auch im Intimbereich führen. Neben dem Waschen des Gesichtes ist das Waschen des Intimbereiches oft die Körperregion, zu der sich am ehesten wieder selbstständiges Handeln fördern lässt! In vielen Fällen habe ich mit meinen PatientInnen einen guten Kompromiss schließen können, dass starke Verunreinigungen, z.B. bei Stuhlinkontinenz von mir entfernt werden durften, die Pflege des Intimbereiches ansonsten mit Waschen, Abtrocknen und Eincremen vom Patienten selbst, teils geführt, teils völlig selbstständig übernommen wurden.

Unbeabsichtigte Darmentleerung ...
kann für den Patienten und auch für seine Umgebung sehr belastend sein. In vielen Fällen haben Patienten durch mangelnde Bewegung oder zu wenig Flüssigkeitsaufnahme eher mit Verstopfung zu kämpfen. Abgesehen davon, dass Verstopfung schlechten Mundgeruch verursachen kann, erhöht sich auch der Druck auf die Blase und der Patient muss häufiger zur Toilette. Mobilisierung kann den Patienten aufgrund des erhöhten Druckes im Bauchbereich schmerzen. Viele nicht medikamentöse Maßnahmen sind hilfreich:

- Therapie des oralen Bereiches zur Behebung von Kau- und Schluckstörungen, zur Förderung des Appetits sowie die Versorgung mit gut sitzenden Zahnprothesen fördern die Aufnahme von ballaststoffreicher Kost und mindern damit das Risiko der Obstipation.
- Kolonmassagen im Uhrzeigersinn aufsteigend und kreisförmig absteigend, gepaart mit feucht-heißen Kompressen wirken durchblutungsfördernd, unterstützen die Darmperistaltik und mildern obstipationsbedingte Bauchschmerzen. „Bäuchlein streicheln" tut darüber hinaus auch der Psyche gut und kann als Zuwendung für sich selbst auch gut therapeutisch geführt werden.
- Glycerinzäpfchen oder sanfte Klistiere mit lauwarmen Wasser können auch die Stuhlentleerung fördern.
- Vor allem wirkt sich auch aktive und passive Bewegungstherapie verdauungsfördernd aus. Ich rechne bei meinen

immobilen Patienten meist 10-20 Minuten zusätzlich nach der Bewegungstherapie mit ein, um die Stuhlgangbedürfnisse berücksichtigen zu können.

Inkontinenz wirkt sich auf sexuelle Bedürfnisse aus...
ca. 80% der harninkontinenten Patienten sind Frauen. Etwa die Hälfte von ihnen macht die Erfahrung, während des Geschlechtsverkehrs kleine Mengen Urin zu verlieren, was sich für die Betroffenen oft psychisch wesentlich belastender auswirkt, als für ihre Partner. Dies führt häufig dazu, dass Sexualkontakte ängstlich gemieden werden, Scham jedoch das Thematisieren und damit die Grundlage für Hilfe verhindert. Durch das Entleeren der Blase vor dem Geschlechtsverkehr oder das ggf. Bereithalten saugfähiger Tücher können schon kleine Hilfen gegeben werden. Überaktive Blasen lassen sich medikamentös dämpfen und ein schwacher Beckenboden durch gezieltes Training stärken.
Auch das Anbahnen neuer Sozial- und Sexualkontakte allein stehender alter Menschen wird durch das „Damoklesschwert" Inkontinenz verhindert. Die Angst in eine unangenehme Situation zu kommen ist so groß, dass alle Nähebedürfnisse von vorneherein im Keim erstickt werden. Ganz abgesehen davon, auch die eigene Sexualität ist betroffen: Katheder und Windeln behindern das intime Streicheln und fördern ganz sicher nicht Befriedigung.

Schlussfolgerung: der Diskriminierung des Urins entgegenwirken ...
Warum wird eine Körperflüssigkeit, die in der Vergangenheit zur Herstellung von Seifen und Arzneien verwendet wurde, zum Härten von Metall und als Weichmacher von Textilien oder gar als Gärhilfe für Käse diente, so diskriminiert? Frischer Urin hat Trinkwasserqualität! Ein Zungenkuss ist angesichts der Fülle von Bakterienstämmen wesentlich unappetitlicher. Der stechende Geruch entsteht erst beim abgestandenen Urin durch Oxidation an der Luft.
Wer soll die Entkriminalisierung von Urin und Inkontinenz durchführen, wenn nicht wir in unserem (täglichen) Umgang mit alten, pflegebedürftigen Menschen?

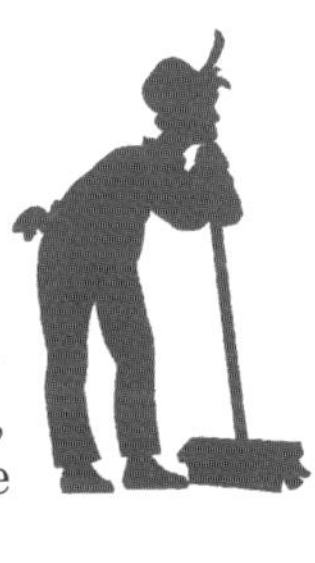

Empfehlungen zur Vertiefung der Thematik

Einladung zum Selbstversuch: Besorgen Sie sich einen Inkontinenzschutz – Vorlage und/oder Windel und erleben Sie, welche Gefühle sich einstellen, die Windel, statt der Toilette zu nutzen. Bemerken Sie Veränderungen in Ihrem Muskeltonus und in ihrem Gangbild und in Ihrer psychischen Befindlichkeit.

Lassen Sie sich (von einer vertrauten, geliebten Person) an – und ausziehen. Lassen Sie sich baden, abtrocknen, eincremen, die Haare bürsten, vielleicht rasieren, die Nägel lackieren und ähnliches. Wo legen Sie Wert auf Ihre Souveränität? Können Sie mit sich umgehen lassen oder möchten Sie selbst bestimmen? Was ist ihnen unangenehm- was empfinden Sie als wohltuend? Verbalisieren Sie Ihre Eindrücke – machen Sie Aufzeichnungen. Vielleicht tauschen Sie die Rollen.
Versuchen Sie ihre Erfahrungen auf das Erleben pflegebedürftiger Menschen zu transferieren.

Kapitel 16: Ruhe genießen

Stichworte:

Der erste Schritt: Wir sensibilisieren uns für die Bedürfnisse

- Fragebogen über Schlafgewohnheiten

Der zweite Schritt: Wir gestalten Tag und Nacht

- Aromaöle

Der dritte Schritt: Wie man sich bettet, so liegt man

- einige Darstellungen ergänzender Lagerungen

In diesem Kapitel, liebe Leser, stelle ich Ihnen, zum großen Teil selbst erarbeitete, bzw. modifizierte Möglichkeiten vor, alte Menschen in ihrem Ruhebedürfnis zu unterstützen. Dies bezieht sich ebenso auf Lagerungsverfahren in der Bettruhe, wie auch auf die Gestaltung der Ruhe – Inseln für die Sinne. Ruhe – in diesem Sinne ist nicht nur Stille und wenig Bewegung gemeint, sondern auch Muße, „die Seele baumeln zu lassen“, „mit den Schwingen der Phantasie zu fliegen“ und „mit sich in Kontakt zu kommen“.

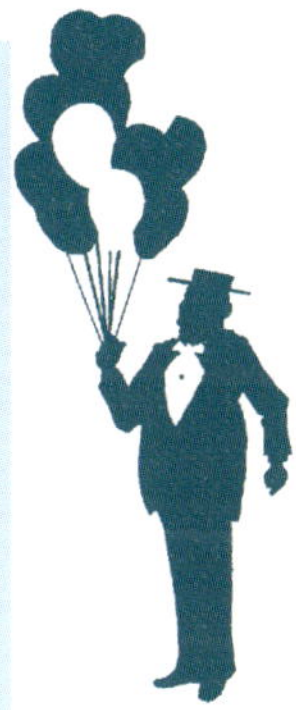

Es gibt viele Gründe dafür die überwiegende Zeit des Tages im Bett liegend zu verbringen. Neben Säuglingen und Kleinkindern sind es vor allem alte Menschen, die oft „bettlägerig“ sind. Und die das Bett nicht nur freiwillig als angenehmen Aufenthaltsort oder aufgrund von erotischen Bedürfnissen oder Schlafbedürfnissen aufsuchen, sondern oftmals erkrankungsbedingt die „Bettruhe“ benötigen.
„Bettruhe“ und „Bettlägerigkeit“ spiegeln nur einen kleinen Teil von dem wieder, was der Aufenthalt im Bett bedeuten kann.

- Der erwachsene, „gesunde“ Mensch geht in der Regel zu Bett, wenn er es selber wünscht.
- Er kann die Bewegungen des Hinlegens und Aufstehens in ihrer Komplexität selbst vollziehen.
- Die „Zubettgeh-Rituale“ können angefangen bis zur Auswahl der Nachtbekleidung, dem Glas Milch oder Rotwein,

der Gute-Nacht-Lektüre etc. individuell gestaltet und verändert werden.

- Aufstehen ist nach Wunsch jederzeit möglich.
- Das Liegen im Bett zum Zwecke des Schlafens und Ausruhens wird als etwas Angenehmes, Erstrebenswertes empfunden.
- Im Bett besteht die Möglichkeit, sich zu legen, wie man es wünscht und die Lage nach dem jeweiligen Bedürfnis zu ändern.
- Es stellen sich Schlafgewohnheiten ein; z.B. das Einschlafen auf dem Bauch, mit oder ohne „Schmusekissen", Kuscheltier, in Satin- oder Flanellbettwäsche etc.
- Das Bett ist auch ein Bereich des intimen familiären Lebens mit Lebens- und Liebespartner, Kindern, ggf. Katze oder Hund.

Der alte Mensch, der aus gesundheitlichen Gründen häufiger (oder dauernd) im Bett liegt, erlebt gravierende Veränderungen der jahrzehntelangen „Bettnormalität":

- Die Aufenthaltszeiten im Bett sind meist fremdbestimmt geregelt, durch therapeutische Anweisung von Bettruhe, durch Ruhezeiten im Stationsalltag, durch fürsorgliche Einwirkung wohlmeinender Angehöriger, durch „abgeschoben" Werden, dahin, wo man am wenigsten stört ...
- Das Aufsuchen und Verlassen des Bettes ist oft ohne fremde Hilfe nicht möglich.
- Das Bewegen im Bett ist eingeschränkt. Stattdessen wird man „gelagert". Die Lieblingsschlafposition spielt kaum noch eine Rolle und hat sich dem Erkrankungsbild unterzuordnen.
- Schlafgewohnheiten, Einschlafrituale, persönliche Vorlieben finden kaum noch Berücksichtigung.
- Die anderen Personen am und vor allem im Bett sind weniger der Liebespartner oder die Katze, sondern Pflegekräfte und Therapeuten. Und auch das Bett selbst steht oft nicht mehr an einem geschützten Ort zu Hause, sondern als fremde Lagerstatt im Krankenhaus.

So transparent die Gründe für die Bettruhe auch sein mögen, so notwendig eine entsprechende Lagerung zur Dekubitusprophylaxe auch ist: Es geht auch hier weder darum, im Kranken dem Gesunden nachzutrauern wie einem Glück längst vergangener Tage, noch geht es darum, sich – nachdem ohnehin schon alles krank, schwach und schmerzhaft ist – mit dem „bisschen, was dann noch bleibt“ zu begnügen, da es sich „ohnehin nicht mehr lohnt“.

Wir sind aufgefordert eine Bettkultur zu entwickeln, die Alternativen bietet und sich am Altbewährten orientiert, und an die veränderten Gegebenheiten in einer Erkrankung anpasst.

Wie gehen wir also vor?

Der erste Schritt: Wir sensibilisieren uns für die Bedürfnisse

Möglich ist der Einsatz eines Fragebogens, der Auskunft gibt über Schlafgewohnheiten und Zubettgeh-Rituale.

Wenn der Patient weiß, dass er in der nächsten Zeit beispielsweise aufgrund einer bevorstehenden Operation längere Zeit im Bett verbringen muss, kann er die erforderlichen Auskünfte selbst geben.

Möglich ist auch die Befragung nahe stehender Angehöriger über die Gewohnheiten des Patienten.

In diesem Zusammenhang: Wissen Sie um die wichtigsten Punkte des Zubettgehens bei den Ihnen nahe stehenden Menschen?
Fragen Sie danach.

Der folgende Fragebogen dient zur Anregung, einen entsprechenden Fragebogen zu erstellen, auch für jüngere Menschen (eine Operation oder ein längerer Aufenthalt auf einer Intensivstation ist kein ausschließliches Risiko für alte Menschen!) und eben vor allem zur Vorbereitung bei der Unterstützung eines Angehörigen.

Persönlicher Fragebogen über Ihre Schlafgewohnheiten und Zubettgeh-Rituale

Sehr verehrte Patientin, sehr verehrter Patient!

Damit wir in unserer medizinisch-therapeutisch-pflegerischen Arbeit auf Ihre Bedürfnisse im Falle einer Bettlägerigkeit besonders eingehen können, erbitten wir einige Auskünfte von Ihnen! Alle Informationen werden selbstverständlich vertraulich behandelt.
Herzlichen Dank!

Ihr therapeutisches Team

1. **Name**...................................... **Vorname**......................................

2. **Nächste Angehörige** (auch Telefonnummer)

....

....

3. **Wenn Sie sich krank fühlen ....**

☐ Möchten Sie Ihre Ruhe haben

☐ Brauchen Sie viel Zuwendung

....

....

4. **Berührungen**

Wo können wir Sie berühren, wenn wir Sie z.B. wecken?
(z.B. an der Hand, an der Schulter ...)

....

....

5. **Schlafbedingungen:**

☐ *Ich trage als Nachtbekleidung:*
☐ Warme Bekleidung
☐ Leichte, dünne Bekleidung
☐ Schlafanzug
  O Nur die Hose
  O Nur die Jacke
  O Nachthemd
  O Langärmelig
  O Kurzärmelig
☐ T-Shirt
☐ Unterhöschen
☐ Socken
☐ Sonstiges: ....
☐ Keine

☐ Ich bin es gewohnt, allein zu schlafen
☐ Ich bin es gewohnt, meinen Partner / meine Partnerin neben mir zu haben
☐ Ich bin sehr geräuschempfindlich
☐ Ich schlafe stets in einem kühlen Raum
☐ Ich schlafe gerne in einem warmen Raum
☐ Ich benötige zum Schlafen frische Luft
☐ Ich bin sehr zugempfindlich
☐ Ich mag nur im Dunkeln schlafen
☐ Ich mag etwas Licht, wenn ich schlafe

- ☐ Ich liege gerne flach
- ☐ Ich liege gerne mit erhöhtem Oberkörper

Zum Einschlafen liege ich gerne:

- ☐ Rechte Seite
- ☐ Linke Seite
- ☐ Bauch
- ☐ Rücken

Wenn ich schlafe, liege ich meist:

- ☐ Rechte Seite
- ☐ Linke Seite
- ☐ Bauch
- ☐ Rücken

Ich bevorzuge:

- ☐ Dicke Decken
- ☐ Dünne Decken
- ☐ Viele Kissen
- ☐ Wenig Kissen

Ich benötige eine spezielle Lagerung folgender Körperbereiche:
(z.B. Nacken, Lendenwirbelsäule, Fuß etc.)

....

....

Ich benötige ferner zu meinem Wohlbefinden beim Schlafen:

- ☐ Ein kleines Schmusekissen
- ☐ Kuscheltier(e): ....

....

- ☐ Ein Taschentuch
- ☐ Sonstiges: ....

....

6. Einschlafgewohnheiten

- ☐ Ich schlafe meist sofort nach dem Zubettgehen ein
- ☐ Ich bin es gewöhnt, noch im Bett zu lesen
- ☐ Ich bevorzuge folgende Lektüre:

....

- ☐ Ich höre im Bett meist noch etwas
- ☐ Radio: ....
- ☐ Musik: ....

Ich nehme vor dem Zubettgehen oder im Bett noch etwas zu mir:

- ☐ Ein Getränk:...
- ☐ Etwas zu Essen:..

.Medikamente (Hausmittel):...

....

7. Schlafgewohnheiten:

- ☐ Ich schnarche
- ☐ Ich schlafe meist durch
- ☐ Ich werde ein- bis mehrmals nachts wach
- ☐ Ich muss ein- bis mehrmals nachts zur Toilette
- ☐ Ich stehe ein- bis mehrmals nachts auf – dann mache ich:

....

....

- ☐ Ich verspüre nachts Durst – dann trinke ich:

....

....

- ☐ Ich verspüre nachts Hunger – dann esse ich:

....

....

- ☐ Ich habe (manchmal) nachts Angstgefühle
- ☐ Ich träume (manchmal) nachts schlecht und wache auf
- ☐ Sonstiges:

....

....

- ☐ Ich schlafe in der Regel .... Stunden
- ☐ Meine übliche Zubettgehzeit ist meist: ....Uhr
- ☐ Auf zu wenig Schlaf reagiere ich mit:

....

- ☐ Auf zu viel Schlaf reagiere ich mit:..

....

8. Aufwachgewohnheiten

- ☐ Ich bin ein „Frühaufsteher“
- ☐ Ich bin ein „Langschläfer“
- ☐ Wenn ich aufwache, stehe ich meist sofort auf
- ☐ Wenn ich aufwache bleibe ich meist noch etwas im Bett liegen und träume vor mich hin
- ☐ Ich bin morgens putzmunter
- ☐ Ich bin ein Morgenmuffel
- ☐ Nach dem Aufstehen gehe ich als erstes ins Bad / zur Toilette
- ☐ Nach dem Aufstehen mag ich als erstes etwas Trinken / Essen
- ☐ Ich fühle mich morgens meist fit

☐ Ich fühle mich morgens meist noch müde und habe folgende Symptome:..

....

9. Die Fragen wurden beantwortet

☐ **Von mir selbst – mit / ohne Unterstützung**

☐ **Von einem Angehörigen:** ....

☐ **Von einem Mitarbeiter des therapeutischen Teams:**

....

10. Möchten Sie uns außerdem noch etwas mitteilen?

Datum / Unterschrift:

....

Sie bemerken, liebe Leser, wie umfassend ein Fragebogen sein kann, nur die Schlafgewohnheiten betreffend.
Die Vorteile eines solchen Bogens, die ja schließlich die Mühe der Erstellung und des Einsatzes rechtfertigen sollen, stelle ich Ihnen im Folgenden nochmals explizit vor:

- Ihrem Patienten wird Vertrauen und Sicherheit vermittelt, dass Sie als für Ihn zuständigen Ansprechpartner an ihm in seiner gesamten Persönlichkeit interessiert sind.
- Sie bekommen wichtige Informationen über die „Normalität“: Ein Patient, der z.B. nachts häufig aufwacht und dies auch als Gewohnheit in seinem Fragebogen angegeben hat, ist im Bezug auf sein Verhalten ggf. anders zu beurteilen, als der Patient, der laut Fragebogen üblicherweise fest durchschläft.
- Den meisten Patienten ist bewusst, dass sie sich im Krankenhaus nicht wie daheim befinden und legen sich mitunter ganz unnötige Reglementierungen auf, z.B. das vertraute kleine Kopfkissen nicht mitnehmen zu dürfen, oder sie befürchten, sich lächerlich zu machen, wenn der Teddybär dabei ist, oder die große Lieblingstasse, aus der abends immer der Kräutertee getrunken wird. Durch den Fragebogen erfahren Sie von den Gewohnheiten und können Ihren Patienten oder dessen Angehörige ermuntern, die vertrauten Gegenstände mitzubringen. Nach meinen Erfahrungen fördern diese „Kleinigkeiten“ sehr das Gefühl der

Sicherheit und diffuse nächtliche Unruhezustände können sehr vermindert werden.

- Der Wert solcher Informationen ist insbesondere für therapeutische Interventionen nicht zu unterschätzen, vorausgesetzt, Sie erheben an sich den Anspruch, liebe Kolleginnen und Kollegen, nicht jeden Patienten nach „08/15" zu behandeln: Wenn das selbstständige Lesen im Bett als Einschlafritual nicht möglich ist, kann es vielleicht durch 10 Minuten Vorlesen ersetzt werden? Vielleicht ist Ihr Patient am Morgen zu schwierigen Transfers ins Bad eher motiviert, wenn er zunächst – wie gewohnt – ein paar Schluck aus seiner Kaffeetasse trinken kann? Möglicherweise ersparen ein paar vorbereitete Apfelstücke am Bett des Patienten bei aufkommendem nächtlichen Hunger, Ihrem Patienten das „Klingeln nach der Schwester" und Ihnen einen Weg?
- Und schließlich: Unsere Patienten, Heimbewohner, Kurzzeitpflegegäste, oder wie auch immer, sind für eine kurze oder lange Zeit in unserer Obhut aufgrund einer Erkrankung. Bei aller medizinisch-therapeutisch-pflegerischer Professionalität der erforderlichen Maßnahmen ist das Miteinbeziehen vertrauter und Sicherheit – gebender Strukturen ein humanitärer Auftrag!

Der zweite Schritt: Wir gestalten „Tag" und „Nacht"

Im ersten Schritt haben wir uns dem Thema „Zubettgehen und Schlafen" unter „normalen" Bedingungen angenähert.

Unsere alten Patienten halten sich jedoch mehr Stunden am Tag im Bett als außerhalb davon auf. Wir kennen eines der obersten Aktivierungsgebote, bettlägerige Menschen nach Möglichkeit außerhalb des Bettes zu mobilisieren: Intensivmedizinisch werden noch bewusstlose Patienten mit Hilfe von Extensionsschienen an den Beinen und viel Unterstützung der Therapeuten an die Bettkante zum Stehen mobilisiert, in geriatrischer Arbeit achtet sorgfältige Pflege und Therapie darauf, den Patienten zumindest täglich außerhalb des Bettes in einen Lagerungsstuhl zu setzen. All dies dient der lebensnotwendigen Kreislaufstabilisierung ebenso, wie der Förderung von Vigilanz. Sie kennen sicher, liebe Leser, selbst die Erfahrung, wie „wach" uns somnolente Patienten auf einmal erscheinen, wenn wir sie behutsam vom Liegen an die Bettkante ins Sitzen mobilisiert haben.

Vigilanz: Wachheit

Somnolent: (path.) schläfrig

Dessen ungeachtet stellt das Bett trotzdem oft einen wesentlichen Lebensraum unserer pflegebedürftigen Patienten dar, den es zu gestalten gilt.
Eine wesentliche Gestaltungsform ist die Arbeit mit Lagerungsmitteln zur Therapie, Pflege und Förderung der Bequemlichkeit des Patienten.
Diese Thematik wird im dritten Schritt noch ausführlich behandelt.
Aber auch über die patientengerechte Lagerung hinaus kann der Lebensraum „Bett" und seine Umgebung „eingerichtet" und dem Patienten „Wohlfühlmöglichkeiten" angeboten werden.

Martha Rogers (1914-1994) war eine führende Pflegewissenschaftlerin der USA. Sie sah den Menschen mit seiner Beziehung zur Umwelt als „ganzheitliches System". Jede Materie, ob organisch oder anorganisch habe Energiefelder, die einander verwandt sind. Der Kern eines jeden Lebensprozesses sei seine Ganzheit in einer permanenten, nicht trennbaren Mensch-Umweltbeziehung. Auch „Krankheit" ist ein Ausdruck des Lebensprozesses und wird durch die Mensch-Umwelt-Beziehung geprägt. Dies bedeutet aber auch, dass die Gestaltung der Umwelt Einfluss nehmen kann auf den kranken Menschen.

Der theoretische Ansatz von Martha Rogers beschreibt vermeintliche „Banalitäten" unserer eigenen Beobachtung und gibt ihr die für unsere Arbeit relevante Gewichtung:

Wir reagieren, besonders durch die Leistungen unseres limbischen Systems im Gehirn und der rechten Hemisphäre im Neokortex, sehr sensibel auf „atmosphärische Eindrücke": Und das damit verbundene Wohl- oder Unwohlbefinden hat entscheidenden Einfluss auf Erkrankungs- und Genesungsverlauf.

Diese „Erfahrungen" haben Konsequenzen für den Umgang mit pflegebedürftigen Menschen.
Ich habe für Sie (erprobte) Anregungen zusammengestellt, wie „Tag" und „Nacht" von (meist) bettlägerigen Menschen gestaltet werden kann. Bitte beachten Sie beim Ausprobieren stets etwaige Kontraindikationen!

a) Bettbekleidung – Nachtbekleidung – Tagbekleidung?

Bekleidungen fürs Bett sind meist für die Nacht konzipiert. So trägt man im Bett ein **Nacht**hemd oder einen **Schlaf**anzug. Wie aber bekleidet sich der Bettlägerige, wenn es Tag und er wach ist? Ein deutlicher Wechsel zwischen Tag- und

Nachtbekleidung bessert das Wohlbefinden, steigert die Vigilanz und trägt insbesondere für Menschen mit fehlender Orientierung zu dieser bei. Das **Tag**hemd und der **Wach**anzug können aus ähnlich weichen Stoffen bestehen und ähnlich bequeme Schnitte haben, wie ihre „nächtlichen" Pendants: In den Farben können sie aber beispielsweise kräftiger sein, sie können wärmer sein, so dass der Patient auch einmal ohne Decke oder nur mit einer leichten Decke im Bett liegt oder sitzt. Sie können mit Attributen des „korrekteren Angezogenseins" versehen sein: Knöpfe, auch an den Manschetten der Ärmel, Tücher oder eine „Fliege" um den Hals, vielleicht in angemessenem Maße Schmuck – auch die dem Tag entsprechende Unterwäsche, vielleicht ein BH, wenn die Patientin es wünscht, sollte nicht fehlen. Hinzu kommen: Sokken, ggf. weiche Hausschuhe, und vor allem Westen und Jakken, die erstens variabel auf die Kälte – Wärmebedürfnisse des alten Menschen einzustellen sind und obendrein noch ein Stück mehr das Gefühl des Angezogenseins vermitteln. Kissenbezüge und Decken in „Tag- und Nacht-Stil" runden das Gesamtbild ab. Leider bietet die Modeindustrie noch keine ansprechenden Ideen. Im Gegenteil: Betrachtet man die „Nachtwäschen" – Haute couture für alte Menschen überkommt einen eher das Gefühl des Grauens, als das des Geborgen-Seins. Und die Annahme, dass Grau, Braun und Beige (und natürlich Varianten davon) die „geeigneten" Farben für Senioren seien, ist ähnlich aktuell, wie die Diskussion darüber, ob Lokomotivgeschwindigkeiten über 25 km/h gesundheitsschädigend sind. Welche deprimierenden Vorstellungen über alte Menschen und deren Intimsphäre „Bett" spiegeln sich da wieder!

Sind Sie (Hobby-) SchneiderIn? Auf, auf! Entwerfen und schneidern Sie Taghemden und Wachanzüge! Ein Beispiel wäre doch folgendes Modell: Abb.19: Foto eines Hausanzuges für alte Damen

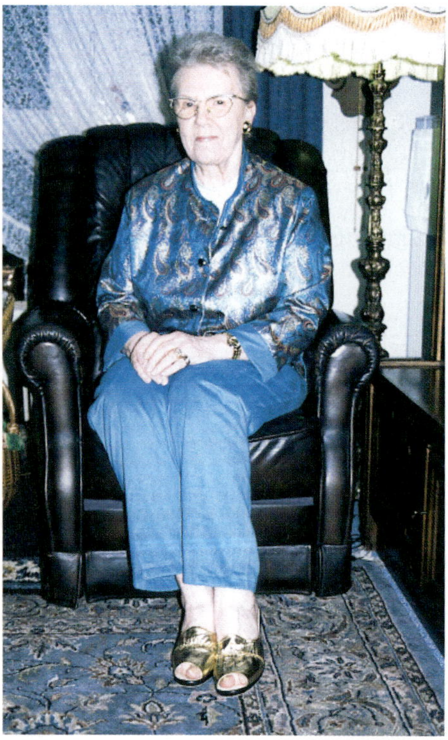

Abb. 19

b) Mobiles geben Bewegung und Bilder laden zum Spazierengehen ein!

Was sehen Sie, wenn Sie in ihrem Bett liegen! Das Fenster? Den Kleiderschrank? Den Fernseher? Ein Bild? Wie lange mögen Sie diese „Aussicht“ haben? Einen Tag? Eine Woche? Einen Monat? Zugegeben – der Blick aus dem Fenster oder in den Fernseher mag langfristig anregender sein, als der auf den Kleiderschrank, trotz allem müssen wir es nicht nur unserer Nachbarschaft und den Programmdirektoren der Fernsehanstalten überlassen, die Umgebung eines bettlägerigen Menschen zu gestalten. Eine weiße Wand, oder eine, die mit einem (1!) Stillleben oder einem religiösen Attribut geschmückt wurde, ist immer noch der traurige Alltag zum Thema visuelle Anregungen. Umgekehrt trägt schrilles Graffiti ganz sicher schnell zur Reizüberflutung bei. Qualität statt Quantität ist gefragt. Dazu gehören Pflegebetten, deren Rollen nicht nur dazu verwendet werden, es auf die Seite zu schieben, wenn unter dem Bett gewischt wird, sondern das auch zu kleinen Ausflügen für den Blick aus dem Fenster oder durch die Zimmertüre oder vielleicht sogar im Sommer auf die Terrasse dient. Dazu gehören Aufhängesysteme an den Wänden, an denen problemlos in zeitlichen Abständen neue Bilder zum Schmuck der Wand angebracht werden. Ein „Bilderthema“ können alte Fotos oder die lieber Angehöriger sein, ein anderes vielleicht „Tiere“ oder „Natur“. Wichtig ist in jedem Fall die Auswahl von Bildern, auf denen die Augen „spazieren“ gehen können. Das plakative Portrait vom würdevollen Urahn gehört nicht unbedingt dazu. In der Kinderliteratur gibt es wunderschöne Bilder von Malern, die ganze „Erlebniswelten“ darstellen. Leider sind sie für die Visusverhältnisse alter Menschen oft zu klein oder stellen für den Senioren ein uninteressantes Thema dar.
Eine besondere Form „bewegter Bilder“ ist ein Mobile, das an der Decke über dem Patientenbett, im Zweifelsfall auch am „Aufrichterholm“ des Pflegebettes angebracht werden kann. Im Übrigen nicht ständig, sondern stundenweise, um das Interesse und die Aufmerksamkeit nicht erlahmen zu lassen. Auch hier ist der Themenvielfalt keine Grenzen gesetzt. Zu achten ist jedoch darauf, dass die Mobile-Teile waagrecht hängen, damit sie von „unten“, also aus liegender Position betrachtet werden können.

Haben Sie Spaß am Fertigen von Collagen – vielleicht zum Thema „Urlaub 1950“ oder „Familienalbum“? Sind Sie (Hob-

by-) Maler? Malen Sie Bilder zum Spazierengehen mit den Augen und zum Tagträumen für alte Menschen!
Im Übrigen – auch Phantasien sind Hirntätigkeiten und sollten gerade bei vermeintlich „kognitiven Erkrankungen“ nicht unterschätzt werden!

c) Schnuppern – lauschen – baumeln: Ruhe für die Sinne

Stille ist nicht gleich Ruhe. Es gibt Orte und Zeiten, da benötigen wir Stille für unsere Ruhe – beispielsweise die Stille der Nacht für erholsamen Schlaf. Unzählige Tests an freiwilligen Versuchspersonen haben aber auch bewiesen: Das Fehlen von Reizen für Auge, Ohr und Nase führt schon nach kurzer Zeit zu psychischem Unwohlbefinden, was in psychotische Syndrome gipfeln kann. „Sensorische Deprivation“ führt zu schweren psychischen Schäden. So kann bei Menschen, deren Lebensraum bereits auf wenige Zimmer reduziert ist, „Stille“ nicht einfach so als Gegenstück zu „Aktivität“ gesetzt werden. Zwischen erholsamer Stille und bedrückendem „Nichts“ ist es leider nur ein kurzer Sprung.
Ruhephasen im Tagesablauf können, sollen also gestaltet werden: Das „Snoezzelen“ Konzept, welches zur Beruhigung schwerstbehinderter Menschen erarbeitet wurde, bietet nicht umsonst, so paradox es klingen mag, nicht Stille, sondern angemessene Anregungen für die Sinne. „Snoezzelen“ setzt sich zusammen aus „schnüffeln“ und „dösen“ und weist schon auf einen wesentlichen Bestandteil hin: Düfte. Ich habe es im Kapitel 6 „Wenn der Zahn der Zeit nagt“ schon erläutert: Gerüche sind mit ihrem Verarbeitungszentrum im limbischen System unseres Gehirns entscheidend für unser Wohlbefinden, für Aktivierung und Beruhigung. „Aromatherapie“ ist heute in „Mode“ und entsprechend groß ist das Angebot, das wir auch für unsere alten Menschen nutzen können: Auf die Nacht können beruhigende Öle vorbereiten, sie lassen sich einsetzen in einer Duftlampe zur Aromatisierung des Raumes, wenn der Patient für die Nacht vorbereitet wird, ebenso können sie einem entspannenden Bad am Abend oder in einem Massageöl für das abendliche Streicheln eingesetzt werden.
Einige Tropfen Rosmarinöl machen in der Früh „Morgenmuffel“ munter und gerade für alte Menschen hat sich eine Mischung mit Zedernholz zur Stimmungsaufhellung als äußerst probat erwiesen. Zum Beduften des Raumes ist eine elektrische Duftlampe, einer mit Teelicht vorzuziehen. Für kleinere Räume eignet sich auch eine Schale mit heißem Wasser und

Duftöl oder ein paar Tropfen Öl auf einem Stofftaschentuch. Bitte beachten Sie bei der Verwendung von „Trägerölen“ in der Massage mögliche Kontraindikationen, je nach Zustand der Haut. „Süßes Mandelöl“ hat sich in meiner Erfahrung als sehr angenehm erwiesen. Möglich ist auch ein neutrales Babyöl.

Hier ein paar Anregungen, welche Öle wozu gut geeignet sind. Empfehlungen für Mischungen können Sie der einschlägigen Literatur entnehmen, oder Sie probieren selbst etwas aus.

Basilikum	Ein Öl als Balsam für Seele und Körper wirkt entspannend und aufmunternd.
Cajeput	Das Öl mit stark antiseptischer Wirkung.
Iris	Furchtbar teuer und sehr edel, für allerfeinste Körperöle.
Kamille	Altbewährt mit entzündungshemmender und entkrampfender Wirkung.
Lavendel	Das Öl zur Wundheilung: antiviral, antibakteriell, antimykotisch, antiseptisch. Gut auch gegen Insektenstiche.
Pfefferminz	Hervorragend bei Erkältungen, entgiftend, reinigend, durchblutungsfördernd, zellerneuernd. Klärend und erfrischend für den Geist.
Rose	Ihr Öl wirkt öffnend, aphrodisierend, seelisch ausgleichend.
Teebaum	(Tee Trea) Das Universalöl für alle Fälle. Juckreizmindernd, hautschonend.
Zedernholz	Ein schönes Öl für alte Menschen. Es wirkt harmonisierend, aufbauend, stärkend, ermutigend und steigert die Abwehr.
Zitrone	Seit alters her geschätzt. Wirkt fieber- senkend und keimtötend. Für den Geist anregend und konzentrationsfördernd.

Tonbandkassetten eignen sich sehr gut für dosierte Alternativen zum Fernseher oder Radio, was die Anregung des Lauschens betrifft. Hierbei kann auch der „Walkman“ seinen Einsatz finden, wenn vom Patienten akzeptiert und dieser damit umgehen kann, d.h. er ihn zumindest entfernen oder ausschalten kann, wenn’ s zu viel wird.

Das Angebot erstreckt sich über Hörspiele oder „Hör-Bücher“: Romane, Erzählungen, Krimis und Gedichte sind als gesprochene Version schön für sehbehinderte Menschen. Die Auswahl auf dem Markt ist leider nicht sehr groß. So genannte „Entspannungsmusik“ sollte mit Vorsicht behandelt werden. Dauerberieselung mit Meeresrauschen ohne Meer und Vogelgezwitscher ohne Vögel macht eher nervös und unruhig, insbesondere alte Menschen, die ohnehin schwer einen Realitätsbezug herstellen können. Lieder aus der guten alten Zeit sind da vielleicht viel angebrachter: In dem Kapitel „Tradition ist, das Feuer zu bewahren“... haben Sie, liebe Leser, exemplarisch einen Streifzug durch die „früheren Jahre“ kennen gelernt. In der biographischen Arbeit Ihres alten Patienten gibt es sicher Hinweise darauf, welche Musik die Musik „seiner Zeit“ war. Im Übrigen verführen nicht nur „sanfte Melodien“ zum Träumen: Eine Marschmusik oder ein Wiener Walzer mag auch an aktive Zeiten erinnern.
Wie wäre es denn damit? Eine selbst besprochene Tonbandkassette mit Erzählungen aus Oma's „Jung-Mädchen-Zeit“ wie „Der Trotzkopf“ oder Opa's Erinnerungen an Winnetou und Old Shatterhand von „Karl May“ – gerne auch in mehreren Folgen. Oder „Originalaufnahmen“ von Hühnern, Kühen und anderen Weggefährten des alten Bauern auf seinem Hof? Diese „Lauschangebote“ erreichen übrigens oft auch somnolente oder komatöse Patienten!

Möglichkeiten, sich und die Seele baumeln zu lassen, bietet der gute alte Schaukelstuhl, der als Einrichtungsstück leider immer mehr in Vergessenheit gerät. Sicher ist er nicht für jeden alten Menschen geeignet, sicher kann er Spastik erhöhen und Sturzgefahr fördern. Aber trotzdem wäre er viel einsetzbar, wenn man wieder zu einer soliden Qualität zurückfinden würde und dieses „Rattan-Schaukel-Ungetüm“ mit den großen Kufen, in die sich kaum ein halbwegs beweglicher Mensch hineinsetzen kann, das aber einige Zeit en vogue war, aus der Liste geeigneter Schaukelstühle streicht. Welche Möglichkeiten es sonst noch so zum „Baumeln“ von Körper und Seele gibt, zeigt das Kapitel 13 „Bewegung erfahren“.

Der dritte Schritt: „Wie man sich bettet, so liegt man“

Nachdem wir uns für die grundlegenden Bedürfnisse von Menschen sensibilisiert haben, deren Lebensraum „Bett“ einen hohen Stellenwert einnimmt und nachdem wir Gestaltungen für Tag und Nacht dieses Lebensraumes kennen gelernt haben, führt der dritte Schritt zu den Überlegungen, wie das Liegen oder Sitzen im Bett pflegetherapeutisch Unterstützung und Optimierung finden könnte.

Diese Überlegungen sind keineswegs neu. Das „Lagern" kranker und pflegebedürftiger Menschen ist etabliert und die Literatur hierzu umfassend.
Ich verweise daher auch auf spezielle Literatur, was Lagerungstechniken z.B. bei spastischen Patienten, bei Dekubitus – Risiko, bei Herzinsuffizienz und dergleichen mehr betrifft.

Das Lagern alter Menschen muss einerseits medizinisch-therapeutischen Gesichtspunkten gehorchen, andererseits aber ebenso gleichwertig die Bedürfnisse des Patienten nach Geborgenheit und Bequemlichkeit berücksichtigen. Außerdem ist es nicht unerheblich, wie die Patienten in die jeweilige Lagerung gebracht werden: Das adäquate und sanfte Handling spielt ebenfalls eine große Rolle.
Im Folgenden werden Ihnen anhand von Bildern ergänzende Lagerungs- und Handling-Möglichkeiten dargestellt. Für die grundsätzlichen Lagerungsformen verweise ich auf entsprechende Literatur.
Der Ansatz für diese Lagerungsarten geht von der Versorgung immobiler Patienten aus. Je mobiler ein Patient ist, bzw. je spezifischer sein Erkrankungsbild und seine Bedürfnisse sind, müssen entsprechend die Lagerungen modifiziert werden!

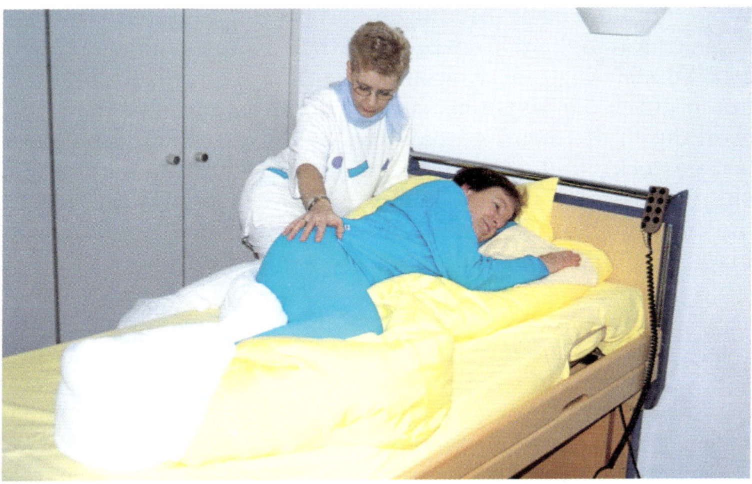

Abb. 20

Eine Form der „begrenzenden Lagerung" mit zusammengerollten Decken, die um den Patienten herum „modelliert" wer-

den und damit tiefensensible Informationen über die „Grenzen“ seines Körpers liefern.
Die manuelle Stimulation der Therapeutin, zusätzlich Druck auf große Gelenke zu geben, unterstützt diese Spürerfahrung.

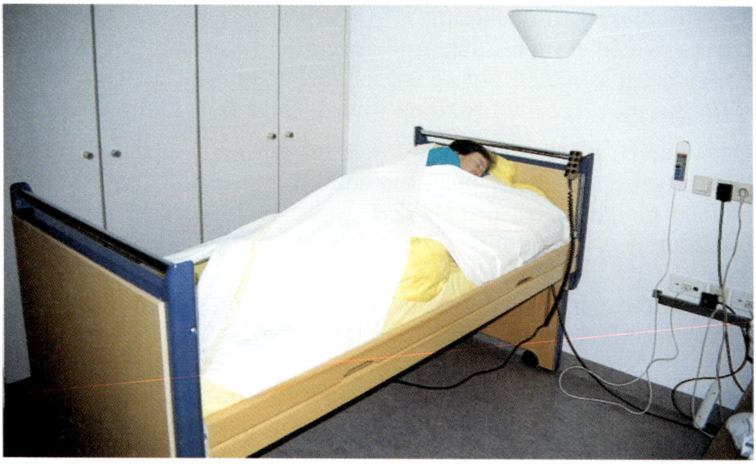

Abb. 21

Eine weitere Variante der „begrenzenden“ Lagerung: statt mit einer Decke wird der Patient mit zwei Laken bedeckt, die diagonal über seinen Körper laufen und jeweils an den oberen und unteren Enden zwischen Matratze und Bettrahmen gesteckt und somit befestigt werden. Diese Art der Begrenzung hat eine sehr beruhigende Wirkung auf hypermobile Patienten (mögliche Contraindikation: Klaustrophobie!)
Der Vorteil liegt im Erspüren der Körpergrenzen rundum: unten durch die Matratze, seitlich durch Lagerungshilfen und oben durch die straff gespannten Laken. Obgleich die Laken fest gesteckt sind, stellen sie im eigentlichen Sinne keine Fixierung dar: der Patient könnte sie mit eigener Kraft lösen. Sie bieten aber oft genug eine vertretbare Alternative zur Fixierung unruhiger Patienten.

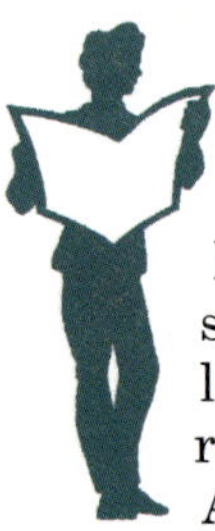

Kapitel 18: Sterben erleben.

„Begrenzende Lagerung“ mit dem Sensi-Bär® – näheres hierzu in Kapitel 18. Je nach Bedürfnis des Patienten wird er mehr oder weniger eng vom Sensi-Bär® umschlungen und „in den Arm genommen“. Die Pfoten des Sensi-Bärs® können auch zur unterstützenden Weichlagerung unter gefährdete Körperstellen gelegt werden, wie in der Abbildung z.B. im Bereich des Beckenkammes und Trochanter maior. Siehe Abb. 22.

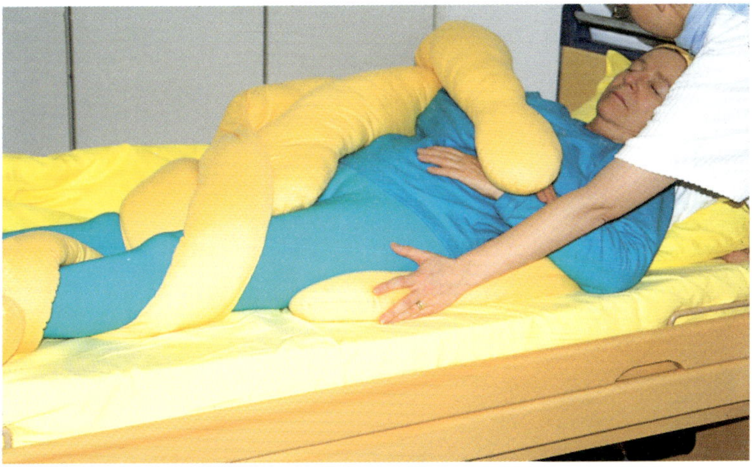

Abb. 22

Abb. 23 zeigt in Ergänzung zu Abb. 22 den Einsatz der Sensi-Bär®-Pfoten bei den Beinen des Patienten: Auch hier kann sowohl konturierend gelagert werden, als auch unterlagert zur Dekubitusprophylaxe hier beispielsweise des Fußes mit Freilage der Fersen.

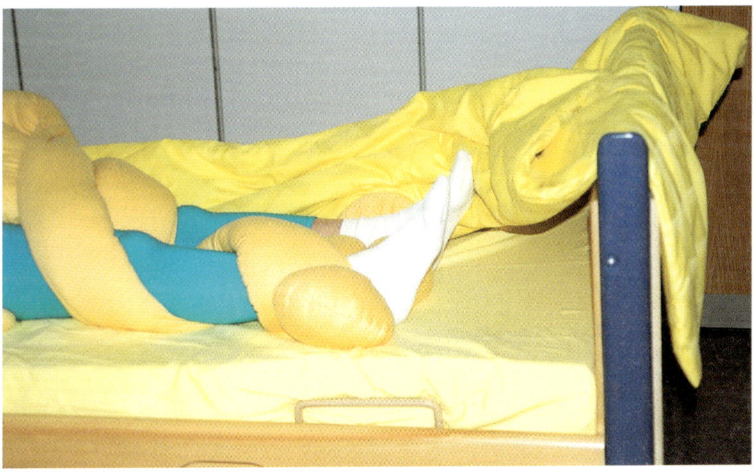

Abb. 23

Abb. 24 zeigt die Möglichkeit, den Fuß des Patienten mit einer Wattebandage zu umwickeln: Die Bandage ist die Alternative zu Socken, wenn diese zu eng sind oder das Material schlecht vertragen wird. Ferner polstert sie empfindliche Stellen und hilft gegen kalte Füße.

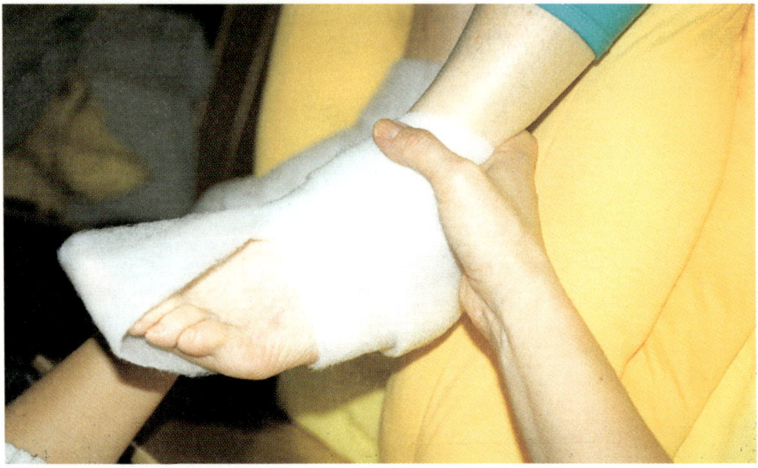

Abb. 24

Einsatz des Sensi-Bärs® für Kopf und Schultergürtel: Kopf, Halswirbelsäule und Schultergürtel – Thoraxbereich sind durch die Kissen in ihrer absteigenden Schichtung linear unterstützt. Der Kopf der Patientin ruht auf dem Kopf des Sensi-Bärs®. Der Arm des Sensi-Bärs® schmiegt sich an den Arm der Patientin. Der in sich zusammenhängende Sensi-Bär® als Lagerungshilfe konturiert gleichbleibend den Körper des Patienten.

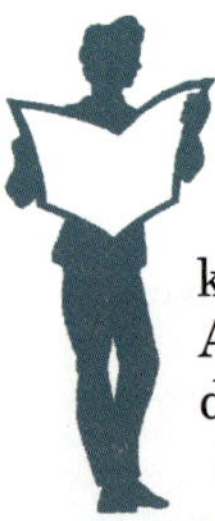

Kapitel 18: Sterben erleben.

Auf diesem Bild ferner zu sehen ist das „Häubchen“, das nach den Grundsätzen der Basalen Stimulation® hier seinen Einsatz zur „Behütung“ des Patienten findet. Näheres hierzu auch in Kapitel 18. siehe Abb. 25

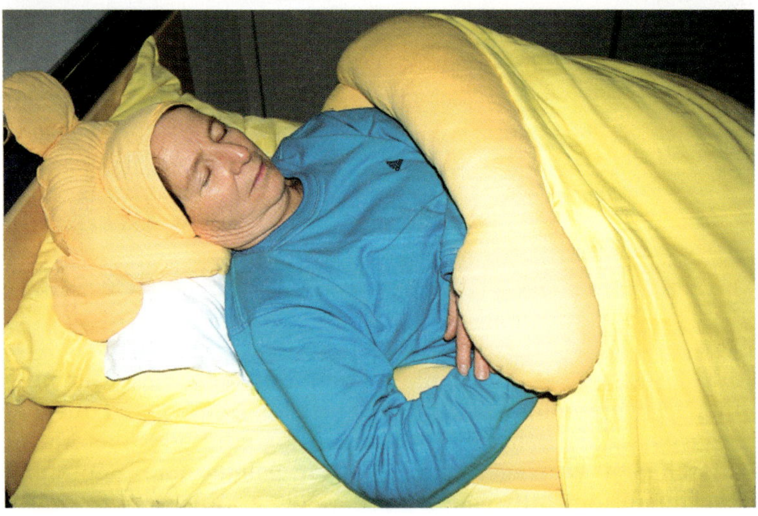

Abb. 25

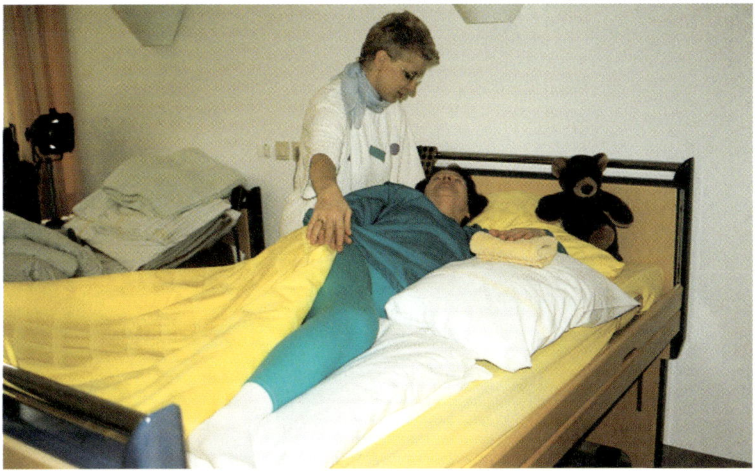

Abb. 26

Variante zur tonusregulierenden Lagerung

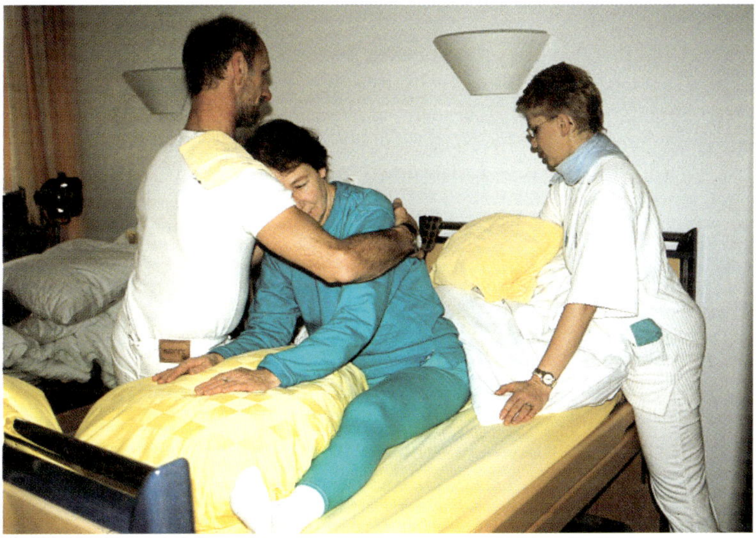

Abb. 27

Die Patientin wird gut unterstützt von einem Co-Therapeuten gehalten, während die Lagerung vorbereitet wird: Hände und Unterarme liegen Orientierung gebend auf einem Kissen, der Oberkörper ist leicht nach vorne geneigt, der Kopf ruht bei freigehaltenen Atemwegen auf einem weichen Frotteetuch an der Schulter des Co-Therapeuten. Zur Entlastung der Lendenwirbelsäule und der Hüftgelenke sind die Beine leicht V- förmig auseinander gespreizt.

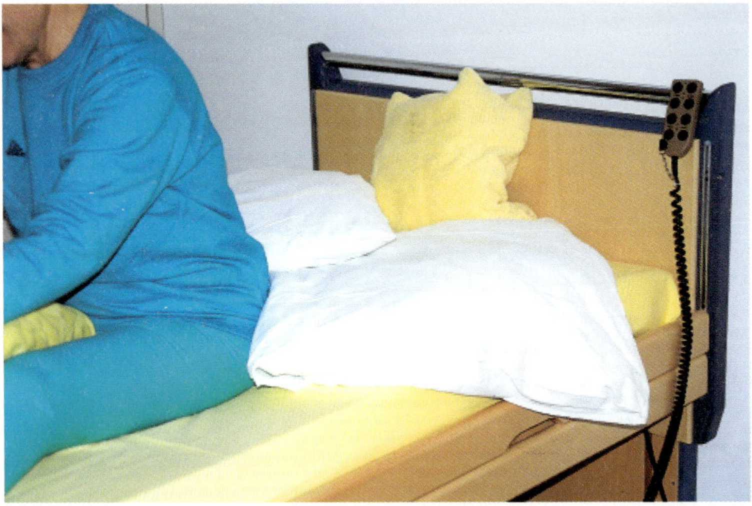

Abb. 28

Hier dokumentiert eine Lagerungsmöglichkeit, die als „Schmetterlingslagerung“ oder „Nestchenlagerung“ bekannt ist: Zwei 80 x 80 cm Kissen sind rautenförmig übereinander gelegt und begrenzen das Becken des Patienten. Auf den „Kopfkissen“ ruht also nicht der Kopf, sondern der Oberkörper. Der Kopf des Patienten wird mit einem oder mehreren kleinen Kissen extra in der Mitte des „Schmetterlings“ unterstützt. (Hier kleines Kissen in „gelb“ dargestellt)

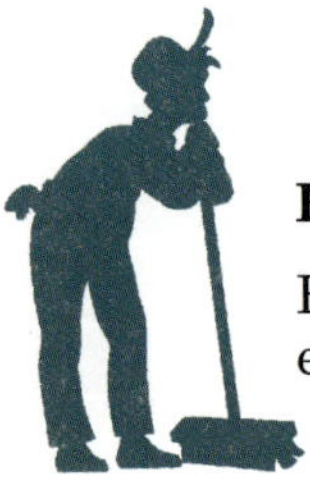

Empfehlungen zur Vertiefung der Thematik

Besorgen Sie sich Literatur mit verschiedenen Lagerungsempfehlungen. Legen Sie sich „Handicaps“ zu: beispielsweise Kunststoffschienen, Verbände und ähnliches, die Sie daran hindern, bestimmte Gelenkstellungen einzunehmen oder bestimmte Bewegungen zuzulassen. Beüben Sie mit KollegInnen die Lagerungen unter den Handicaps. Erspüren Sie genau, wo die Problematik liegt und versuchen Sie Alternativen zu entwickeln.

Kapitel 17: Miteinander gestalten

Stichworte:

Der erste Schritt: alles aus Spaß an der Freud'
Der zweite Schritt: Essen und Trinken hält Leib und Seele zusammen

- Sondenernährung
- Alternativen

Der dritte Schritt: lieber Feste feiern als feste...

- Tipps zum Gestalten von Festen

Der vierte Schritt: Rhythmus ist das Versprechen, dass es so weitergeht, wie bisher...

- Rhythmusgestaltung mit Musik
- Entwerfen und Malen von Mandalas

Der fünfte Schritt: Kreatives Gestalten am Beispiel von gefilzten Bällen

- Modell einer Therapievorbereitung und -durchführung

Es ist auffällig, wie wenig sich therapeutische Verfahren mit der Freude des Menschen beschäftigen. Angst nimmt in der psychotherapeutischen Forschung die zentrale Stelle ein und der ängstliche, antriebsarme oder aggressive alte Mensch ist eher Gegenstand von Fachtagungen und pflegetherapeutischer Überlegungen, als der fröhliche alte Mensch. Ist er eine Rarität? Gälte es dann nicht erst recht, sich mit ihm zu befassen? Oder wird Freude eher als Ausdruck eines naiven Gefühls entwertet? Gehört es zur Imagepflege des Alters zu leiden? Kann es Spaß machen, im Rollstuhl zu fahren, gebadet zu werden, etwas vorgelesen zu bekommen, oder ist es nur zu erdulden, aus der Gebrechlichkeit heraus ein paar angenehme Momente zu haben?

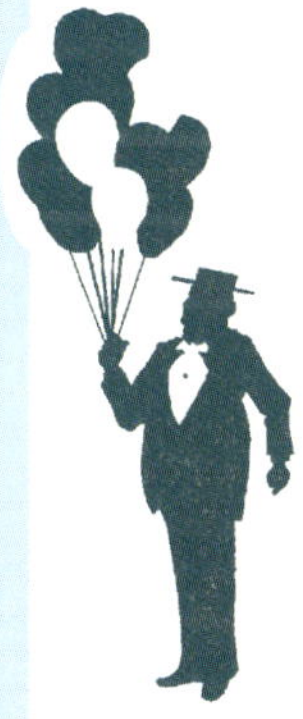

Wenn wir uns freuen, fühlen wir eine Leichtigkeit und Wärme. Alles in uns richtet sich „nach oben". Freude zeigt eine Verbundenheit mit etwas – über – uns – hinaus – Gehendem: mit Transzendenz. In Momenten der Freude akzeptieren wir uns und unsere Umgebung: Das Selbst kann sich öffnen und das Ich muss keine strengen Grenzen behaupten. Das Erspüren des Alltags, der Erhalt der

Identität und das Fördern von Wohlbefinden unserer alten Patienten hängt mit dem Vertrauen in das eigene Selbst eng zusammen und dieses wird gestärkt durch Freude. Außerdem führt das Gefühl Freude zur Stärkung des Miteinanders. Freude steckt an: Es tut gut, sich mit fröhlichen Menschen, fröhlicher Musik, fröhlichen Tätigkeiten zu umgeben. Das Gefühl der ausgelassenen Freude ist ohnehin nur ein sehr kurzes. Was aber bleiben kann ist grundlegende Heiterkeit, wenn das Gefühl der Freude zugelassen und damit konstruktiv umgegangen wird.
Dieses vorletzte Kapitel des dritten Bausteines stellt Überlegungen zum Miteinandergestalten alter Menschen an. Altbewährtes und Alternativen wie Musik und Rhythmus, Mandalas und der Einsatz der Handwerkstechnik „Filzen“ bei Menschen mit dementiellen Prozessen stellen exemplarisch den Ansatz von Möglichkeiten des gemeinsamen Gestaltens dar.

Der erste Schritt: alles aus Spaß an der Freud’

Fast alles alltägliche kann Freude auslösen. Dazu gehören Aufgaben, die herausfordern, jedoch nicht überfordern. Geschenke machen und welche bekommen, insbesondere unerwartet. Freude an der Natur, Freunde, Freude an gutem Essen, an kulturellen Dingen und an zärtlichem Miteinander. Auch die Milderung oder Abwesenheit von Schmerz kann als Freude erlebt werden.
Es ist für alte Menschen und ihre therapeutischen Begleiter eine sehr wichtige und schöne Aufgabe herauszufinden, was Freude bereitet und wenn Sie die kleine obenstehende Aufzählung betrachten, dann werden Sie feststellen, dass keiner der angesprochenen Bereiche für alte Menschen verschlossen bleibt.

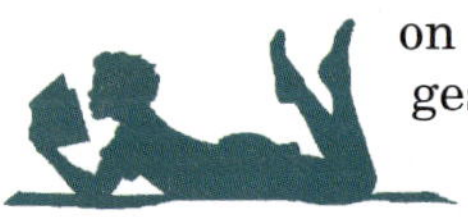

Verena Kast, Psychologin, bezeichnet mit „Rekonstruktion der Freudenbiographie“ das Aufarbeiten der Lebensgeschichte zum Thema „Freude“: „Was habe ich an Freude erlebt, welche wurde mit verwehrt, wie hat sich meine Freude im Laufe meines Lebens verändert?“

In der Zusammenarbeit mit alten Menschen gibt es viele Anlässe, sich der Freuden zu besinnen und vor allem neue Freuden erfahrbar zu machen:

- Das Betrachten von Fotographien kann das Thema „was waren fröhliche Situationen“ haben.

- Alte Menschen können Geschichten erzählen, wann sie Wohlbefinden gespürt haben. Emotionale Erinnerungen sind auch für kognitiv eingeschränkte Menschen sehr gut zu rekonstruieren. Auch Phantasiegeschichten sind schön.
- Die gemeinsame „Teestunde“ bietet ein gutes Ambiente und leichte Schwarztees, Kräuter- oder Früchtetees haben positive Auswirkungen auf den Stoffwechsel und fördern die Flüssigkeitsaufnahme.
- Die „Freudenbiographie“ kann ergänzt werden durch die Suche nach Kinderbüchern, alten Spielsachen, oder auch alten Zeitungen und Chroniken, welche die Geschichte wiedergeben.
- Bälle, Luftballons, bunte Tücher und Seifenblasen sind Therapeutika, die ich gerne mit schwerst pflegebedürftigen alten Menschen einsetze, da sie in ihrer sehr ursprünglichen Form fröhliche Gefühle vermitteln.

Das reine Empfinden von Freude kann auch im Verlauf des Lebens gedämpft worden sein: Die Angst vor dem „Übermut“, das Bedürfnis, auf dem „realen Boden der Tatsachen“ bleiben zu wollen oder zu müssen. Der Schicksalsschlag, der einem jede Freude nahm oder nach dessen Eintreten es „unanständig“ wäre, sich (trotzdem) wieder zu freuen. Die Auto- oder Fremdsuggestion, der „Last des Alters“, die Vergnügen und Fröhlichkeit auszuschließen hat. In unserer Medienwelt mit täglichem Comedy-Angebot im Fernsehen kann Freude auch inflationär behandelt werden, wenn das Ansehen eines „lustigen Filmes“ die noch einzig gesellschaftlich gestattete Freude des alten, und vor allem des pflegebedürftigen Menschen darstellt. Allein die Frage, was denn „lustiger“ sei, missbraucht den Komparativ zum Machinstrumentarium des Genusserlebens.

Bei der Frage der Entwicklung und Erhaltung des Selbst stellt sich immer auch die Frage nach der Entwicklung und Erhaltung des Miteinanders. Jede Phase der individuellen Entwicklung ist stets eng an ein Beziehungsgefüge mit anderen Menschen, der Tätigkeitsanforderungen, der Umgebung des häuslichen Bereiches und der Natur gekoppelt.
Dieses Aufgehobensein in Zusammenhängen schafft auch das Gefühl der Grundgeborgenheit, das seinerseits wieder Freude vermitteln kann.
Wenn Sie sich, liebe Leser, aus den vorangegangenen Zeilen für die „Freuden“ im Alter sensibilisiert haben, werden Sie vielleicht feststellen, dass der Alltag vieler (alter) Menschen

oft in Diskrepanz steht. Ich meine damit gar nicht (nur) das Bild vom einsamen Menschen, ohne Sozialkontakte, verbittert und freudlos. Dieses Bild mag uns die Problematik drastisch verdeutlichen, jedoch ist sie auch mit feinem Gespür im Bereich der „aktiven Senioren“ zu finden. Wenn von Kreisen unserer Gesellschaft der „Jugend von heute“ gerne vorgeworfen wird, sie sei zu konsumorientiert, (welches Alter ist damit eigentlich gemeint?), so darf, vielleicht nicht nur als Vorwurf, sondern eher als Feststellung das gleiche auch für das „Alter von heute“ gelten. Das Alter als Krücke dafür herzunehmen, dass man „eben Krücken braucht“ ist nicht fair, um sich damit Privilegien zu schaffen. Ist man mit 69 Jahren noch der, der man mit 70 Jahren sein wird? Oder gibt es eine willkürlich gewählte Grenze, ab der man für dieses und jenes „schon zu alt“ ist und damit „zu Recht“ (jetzt, endlich!) aus dem Kreis der Produzenten in den der Konsumenten eintaucht. Und zwar radikal und ausnahmslos.
Gemeinsamkeiten, Miteinander, Hobbys aus „jüngeren Jahren“ eignen sich häufig dazu, sie im Alter weiter zu pflegen bzw. noch besser: sie weiterzuentwickeln!

- Im Alter kann man sich mit Alter befassen. Man kann Ahnenforschung betreiben, über alte Menschen in anderen Kulturen nachlesen, sie besuchen, gemeinsam das Senioritätsprinzip diskutieren...
- Briefe eignen sich zigmal besser als Telefon dazu, Gedanken auszutauschen. Telefon ist eine auditive Quelle, in der Regel nicht wiederholbar, nicht um erneut und erneut drüber nachzudenken.
- Briefe lassen sich ausstatten mit Zeitungsausschnitten, Fotos, Zeichnungen, Gedichten, Kochrezepten, Montageanleitungen.
- Sich mit den vermeintlichen Banalitäten des Alltags auseinandersetzen: Man kann Aspekte des Alltags beobachten, messen, abschreiben, abzeichnen, fotografieren, erfinden...
- Man kann sich mit „heutiger“ Kinder- und Jugendliteratur beschäftigen und man kann, gerade als alter Mensch, hervorragend Kenntnisse daraus gewinnen.
- Man kann mit Genuss sein Testament machen, es ist dabei gar nicht so wichtig, wer was an materiellen Hinterlassenschaften bekommt: Viel wertvoller sind persönliche Betrachtungen, Empfehlungen, Wünsche, Gedanken und Erkenntnisse für die Generation „danach“.

- Haustiere sind sehr gute Therapeuten. Sie hindern den „aktiven Senior“ daran, durch **permanentes** Verreisen, seiner eigenen Welt zu entfliehen: Was macht der alte Mensch, der nicht mehr reisen kann? Und sie aktivieren den „passiven Senior“ zu allen positiven Aspekten des tätigen Lebens. Arbeit wirkt strukturierend. Es ist die einzige Tätigkeit, außer Schlafen, die ein Mensch über mehrere Stunden hinweg kontinuierlich durchführen kann. Es gibt viele reizvolle Alternativen zu Hund und Katze. Fische sind durchaus nicht nur etwas „für Langweiler“ und Stubenvögel taugen nicht nur „für einsame alte Damen“, um nur zwei der Klischees zu formulieren.
- Professionen können weiter gepflegt werden: Vielleicht hat der Techniker Interesse an Astrophysik, vielleicht entwikkelt sich die Hausfrau zur Gourmetköchin, vielleicht baut der Schreiner Miniaturen aus dem Rokoko ...
- Vielleicht besucht der alte Herr aber auch selbst einmal einen Kochkurs, um seine Frau zu überraschen, vielleicht geht man das erste Mal in seinem Leben mit dem Freundeskreis zelten, vielleicht lernt man mit dem Enkelkind zusammen Italienisch und fragt sich gegenseitig die Vokabeln ab.

Glauben Sie bitte nicht, liebe Leser, dass ich mir diese „Vorschläge“ mal eben so „aus dem Ärmel geschüttelt“ habe. Sie entstammen ausnahmslos Beschreibungen alter Menschen in Büchern und Zeitschriften und Gesprächen mit alten Menschen selbst, die dies realisieren und praktizieren, was ich Ihnen an Auswahl darstellte.

Der zweite Schritt: Essen und Trinken hält Leib und Seele zusammen

Essen ist ein sinnlicher Genuss und es ist schade, wenn nur der Akt der Nahrungsaufnahme im Vordergrund steht, wie es oft in der Ernährung pflegebedürftiger alter Menschen praktiziert wird. Dabei ist die Qualität der Ernährung das am wenigsten zu Beanstandende. Ganz im Gegenteil: Futter für den Stoffwechsel und den damit verbundenen lebenserhaltenden Funktionen gibt’s als Instant-Food in Form von Sondennahrungsprodukten in reichhaltigem Angebot. So dass bei mittelfristiger Appetitlosigkeit, womit sie auch immer begründet sein mag, immer gerne auf die Möglichkeit der parentaralen Ernährung per Nasen- oder Magensonde zurückgegriffen wird. Wie begründet diese Vorgehensweise im Ein-

zelfall auch sein mag – eine noch so hochwertige Ernährung kann den elementaren, lebenserhaltenden Genuss am Essen nicht ersetzen! Fatal ist es, dass bei parenteral ernährten Patienten die orale (und damit vor allem auch olfaktorische) Stimulation meist auf Mundpflege beschränkt bleibt.
Die sensorische Deprivation lässt dann meist nicht lang auf sich warten. Die hohe medizinische Technologie, die in der Lage ist, fast dauerhaft lebensverlängernde Maßnahmen durchzuführen, übersieht häufig, dass es nicht nur entscheidend ist, **dass** man lebt, sondern auch **wie**. Ich vertrete entschieden die Ansicht, dass mindestens einmal am Tag, parallel zur Sondenkost gustatorische und olfaktorische Stimulation angeboten wird, unabhängig von der Prognose, ob ein parenteral ernährter Mensch wieder zur selbstständigen Nahrungsaufnahme fähig sein könnte. Dies lässt sich im Übrigen oftmals mit der ohnehin notwendigen Mundpflege verbinden.

Ein bewährtes Therapeutikum ist in diesem Falle eine Mullkompresse.

- Eine Möglichkeit besteht darin, sie auseinander zu falten, ein Stückchen Nahrung hineinzugeben und dieses dann zu verpacken. Das so verpackte Stückchen (Apfel, Schokolade, Wurst, Käse und dergleichen) wird dem Mundraum des Patienten angeboten. Dieser kann damit seinen Gaumen und seine Geschmacksnerven stimulieren, ohne in Gefahr zu geraten, die Nahrung zu verschlucken und zu aspirieren, was bei Patienten mit Schluckstörungen oft der Fall ist, da der Therapeut die Mullzipfel in der Hand behält. Die Nahrungsauswahl hängt in erster Linie vom persönlichen Geschmack des Patienten ab (ggf. Angehörige befragen). In zweiter Linie muss darauf geachtet werden, dass bei Schluckstörungen nicht zu dünnflüssige oder speichelproduzierende Kost gewählt wird. Meine Kollegen und ich haben einmal einer Demenz-Patientin, die „unerklärlich“ die Nahrung verweigerte und per Magensonde ernährt wurde, über längere Zeit jeden Mittag das reguläre Essen, meist bestehend aus Suppe, Hauptgericht und Süßspeise auf die beschriebene Art als „Versucherl“ angeboten: Die Patientin begann nach ca. 6 Wochen wieder mit der Nahrungsaufnahme. Es war, als hätte sie erst wieder den Appetit reorganisieren müssen.
- Bei geringen Schluckstörungen empfiehlt es sich, den Mull in mehreren Lagen zu einem „Nuckel“ gewickelt mit Flüs-

sigkeit zu tränken, die der Patient aussaugen kann. Auch da ist erlaubt was gefällt und medizinisch nicht contraindiziert ist: Vom Kakao bis zum Rotwein.

Ideal ist es also, wenn parallel zur Sondenernährung und dem damit verbundenen Sättigungsgefühl auch die entsprechende gustatorisch-olfaktorische Stimulation erfolgt!
Der Mullnuckel hat sich ebenfalls hervorragend bewährt in der sterbebegleitenden Therapie, dazu mehr im Kapitel: „Sterben erleben“.

Alte, pflegebedürftige Menschen benötigen oftmals Unterstützung in der Nahrungsaufnahme. Über das Wort „Füttern“ wird in diesem Zusammenhang viel diskutiert. Es verschieben sich für mich die Relationen, wenn „Füttern“ als Begriff abgelehnt wird, weil er die „Würde des alten Menschen“ zu wenig achtet, und stattdessen das „Essen gereicht“ wird, aber auf eine Art und Weise, die jenseits aller Esskultur liegt: Mit Latz versehen, vor einem lieblos angerichteten Tablett sitzend und mit einem Einheitsbrei konfrontiert, bei dem das pürierte Schnitzel ebenso aussieht wie die pürierte Kartoffel. Bäh!
Dann doch lieber Füttern. Aber mit Stil!

- Die probate Alternative zu pürierter Kost ist das hochwertige feinfaserige Fleisch, das mit den Fingern in angemessenen Portionen gelutscht (gezutzelt) und gegessen werden kann. Dasselbe gilt für das Gemüse.
- Soßen können von feiner breiiger Konsistenz sein (z.B. durch reduktionierendes Kochen mit bindenden Substanzen, sicher nicht durch Mehlpampe!) und mit einem Löffel damit leicht aufzunehmen.
- Der pürierten Darreichung der Speisen, die der Esskultur nicht widerspricht, wie z.B. das Kartoffelpüree, sollte in jedem Fall(!) immer ein Stück unpüriertes Essen beigegeben sein, also eine „normal“ gekochte Kartoffel. Dies wirkt appetitanregend, und bietet die Alternative, u.U. doch die Kartoffel statt des Pürees zu verzehren.
- Ganze Völkerkulturen essen vorzugsweise oder teilweise mit den Fingern! Sowohl aus dem Angebot der verwendeten Gerichte als auch aus den Tischsitten lässt sich so manche Anleihe machen. Eine Grüppchen dementer Menschen, die ich zum Essen betreute, schwärmte für Couscous.
- Dass beim Füttern das Tempo des Menschen berücksichtigt werden sollte, versteht sich von selbst! Eine Mischung aus selber essen und gefüttert werden ist für die meisten alten Menschen akzeptabel.

- Die appetitlich angerichteten Speisen haben nichts auf einem Tablett zu suchen, dass aufgrund seiner räumlichen Begrenztheit und des Randes ohnehin „Stolperfallen“ darstellt.
- Weiße Teller auf bunten Tisch-Sets oder umgekehrt, helfen bei der visuellen Orientierung. Griffe der Bestecke können verdickt und damit handlicher gemacht werden.
- Noch ein Wort zu speziellen Hilfsmitteln, wie das „Einhänderbrettchen“ und die Tasse mit zwei Henkeln. So tauglich diese Hilfen auch sind, Grenzen in der Anwendung sind zu beachten: Insbesondere im Alltagstransfer möchte der behinderte Mensch vielleicht auch mal ein Restaurant aufsuchen und es ist ihm in diesem Falle peinlich, mit „Behinderten-Geschirr“ zu operieren. Bei allem ADL-Training mit Hilfsmitteln sollten Möglichkeiten, mit „normalem“ Equipment umzugehen nicht fehlen. Es ist ein neuropsychologisches Kennzeichen dementieller Erkrankungen, dass jegliches Abstraktionsvermögen nachlässt oder verschwindet. So bleibt oftmals als Gegenstand des Wiedererkennens nur noch die „Grundform“ einer Tasse, eines Tellers, eines Glases etc. Und eine „normale Tasse“ ist durch die Grundform eines Henkels gekennzeichnet. Zwei Henkel oder ein verdickter Tassenfuß kann die Grundform derart verändern, dass der Gegenstand, aufgrund der fehlenden Abstraktion nicht mehr als „Tasse“ erkannt wird. Folge ist die beharrliche Weigerung des Patienten, die funktionell doch so sinnvolle Tasse auch als solche zu akzeptieren!

Dass sich auch das Bedürfnis der Nahrungsverteilung im Alter ändert, ist an sich bekannt, wird aber in vielen Einrichtungen zugunsten der Dienstplanung in der Küche noch ignoriert.

- So sind mehrere kleinere, abwechselungsreiche Mahlzeiten am Tag, der Dreiteilung „Frühstück, Mittag, Abendessen“ vorzuziehen, wobei die Tagesstruktur, wann gegessen wird, durchaus eingehalten werden sollte. Zum einen als Orientierungshilfe und zum anderen zur Förderung regelmäßiger Verdauungsprozesse.
- Wenig Zucker und Fett, dafür viel eiweißreiche Nahrung bestimmen den Küchenzettel, und vor allem nicht alles in gekochtem Zustand! Rohkost muss nicht immer faserhart sein. Exotisches Obst ist gut zu kauen oder zu lutschen und auch in Sachen Gemüse gibt es hochwertige, feinfase-

rige Angebote als Alternative zum „Kraut und Rüben Discount“.

- Erfreulicherweise kommt das Fertigangebot an Säften sehr der Notwendigkeit der reichlichen Flüssigaufnahme entgegen. Das generelle Problem stellt eher der verminderte Durstbedarf alter Menschen dar und die Trinkvermeidung, um häufige Toilettengänge oder Inkontinenzerscheinungen zu ersparen.
- Aber auch da hilft, vor allem in Einrichtungen der Geselligkeitsaspekt: Vom gemeinsamen Treffen zum „Frühschoppen“ über die Teestunde am Nachmittag bis zum „Schlummertrunk“ kann man die notwendige Flüssigkeitsaufnahme gesellig ritualisieren. Das entsprechende Ambiente mit musikalischer Untermalung ist leicht geschaffen und das Getränkeangebot sollte vielseitig und nicht nur antialkoholisch sein!

Dass Alt-Sein und Schlemmen sehr gut zueinander gehören, soll das folgende Rezept exemplarisch zeigen. Es handelt sich um eine extra für alte Menschen kreierte Süßspeise, die ein Freund mit Sinn für Genuss geschaffen hat.

Der Hobbykoch und Hersteller von Künstlerbären zeigt, wie eng genussvolles Speisen und optisches Ambiente verbunden sein können. Dies soll Ihnen als Anregung dienen, liebe Leser, gemeinsam mit oder für alte Menschen etwas ganz besonderes zu zaubern:

„Schneeweißchen und Rosenrot“

„Es war einmal ...“, so beginnen ja bekanntlich die meisten Märchen, einige aber auch mit „Eines schönen Tages...“. Nun, eines schönen Tages kam die Autorin dieses Buches zu mir mit der Bitte, ich möge doch eine „abgefahrene“ Süßspeise kreieren, die vor allem alten, depressiven Menschen eine Freude bereitet. Zudem sollte sie auch noch einen außergewöhnlichen Namen haben. Also ging ich erst einmal in der Zeit zurück zu meinen eigenen Großeltern und erinnerte mich, dass meine eine Großmutter hervorragende Biskuitrollen gebacken hat, meine andere Großmutter furchtbar gerne Marzipan mochte und meinem einen Großvater mit einem Sahne-Baiser eine besondere Freude zu machen war. Na ja, da hatte ich dann schon eine gute Grundlage für die Zusammensetzung meiner Kreation. Als Nächstes der Name! Die Verbindung von Marzipan über Rosenwasser zu Rosen war schnell hergestellt, dazu rote Marmelade, schneeweißer Baiser: was lag näher als „Schneeweißchen und Rosenrot“, ein altes Märchen, das zudem eines meiner Lieblingsmärchen ist, denn bekanntlich kommt darin ja ein Bär vor. Und zu Bären habe ich ein besonderes Verhältnis, denn unter dem Namen hansbär®, produziere ich Künstlerbären, die dann ganz unterschiedlich ausgestaltet werden. Also habe ich zunächst, quasi als Maskottchen für diese Süßspeise, die Modelle „Schneeweißchen“ und „Rosenrot“ entworfen, die ich hiermit der Öffentlichkeit vorstellen möchte.

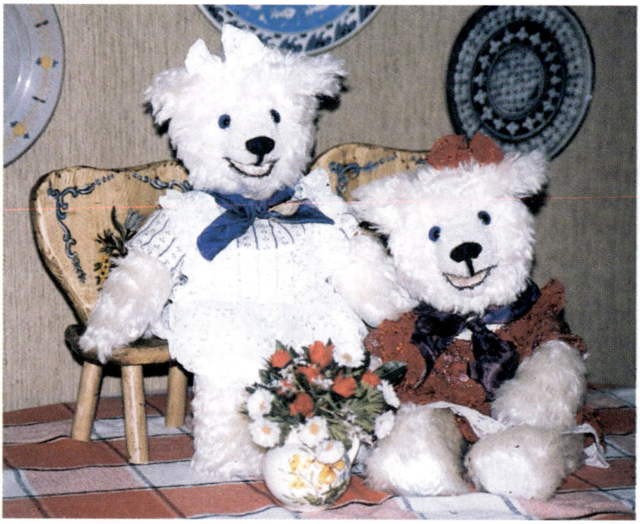

Abb. 29: Das Künstlerbärenpaar „Schneeweißchen und Rosenrot“

Die Zubereitung der Speise braucht zwar etwas Zeit, ist aber nicht sehr kompliziert. Sie besteht aus drei Teilen: einer speziellen Form der Biskuitrolle, einer Joghurt-Sahne-Creme und einem Baiser. Diese drei Teile müssen am Tag vor dem Servieren zubereitet werden. Das Rezept reicht aus für 6 Portionen. Zunächst jedoch erst einmal der Einkaufszettel:

10 Eier
100g Kristallzucker
200g Marzipanrohmasse
1 Packung Zitronenschalenaroma
120g Mehl
15g Speisestärke
25g Puderzucker
100g Johannisbeermarmelade

1 Teel. Zitronensaft
2 Teel. Johannisbeerlikör (Cassis)
6 Blatt weiße Gelatine
1/4 Liter süße Sahne
250 g milder Sahnejoghurt
200 g Himbeeren (tiefgekühlt oder frisch)
2 Päckchen Vanillezucker
Zum Garnieren:
1/4 Liter süße Sahne
Schokoblätter
gehackte Pistazien
Marzipanrosen (aus Marzipanresten selbst hergestellt oder vom Konditor)

Und nun zum Rezept:

Die Biskuitrolle

Backofen auf 220°C vorheizen; 6 Eiweiß steif schlagen, in den fertigen Eischnee langsam 60g Kristallzucker einrieseln lassen und ca. 1 Minute unterschlagen.
6 Eigelb schaumig rühren, 80g Marzipanrohmasse, 1 Teelöffel Zitronenschalenaroma und 60g Kristallzucker dazugeben und glatt rühren. Den Eischnee darauf geben und mit einem Holzlöffel vorsichtig unterziehen, danach 120g Mehl darüber sieben und ebenfalls unterhaben (Eischnee und Mehl auf keinen Fall mit dem Mixer oder Handrührgerät untermischen!). Den Teig auf ein mit Backpapier ausgelegtes Blech streichen und 8-10 Minuten goldbraun auf der mittleren Schiene backen. Die Teigplatte noch heiß auf ein mit Kristallzucker bestreutes Küchentuch stürzen und das Papier abziehen. 100g Johannisbeermarmelade, 1 Teelöffel Zitronensaft, 2 Teelöffel Cassis verrühren, auf der Teigplatte verstreichen und diese zu einer Rolle aufrollen. Erkalten lassen.
120g Marzipanrohmasse mit 50g Puderzucker verkneten und zwischen Pergamentpapier zu einer dünnen Platte ausrollen (im Handel ist auch schon fertig ausgerolltes Marzipan erhältlich) und die Biskuitrolle damit ummanteln. Die Rolle in Pergamentpapier fest einwickeln, kühl stellen und mit einem Brett beschwert (das ergibt später dann ovale Scheiben) 24 Stunden ruhen lassen.

Das Baiser

4 Eiweiß steif schlagen und unter dem Schlagen langsam 300g Kristallzucker einrieseln lassen. 150g Puderzucker und 30g Speisestärke über den Eischnee sieben und vorsichtig mit einem Holzlöffel (keinesfalls mit Mixer o.ä.) unterheben.

Ein Backblech mit Backpapier auslegen und mit einem Esslöffel die Baisermasse zu 6 Häufchen verteilen. Die Häufchen jetzt mit etwas Kristallzucker bestreuen, so bekommen sie beim Trocknen einen schönen Glanz. Den Backofen auf 60-70°C heizen und die Baiser mindestens 12 Stunden trocknen (nicht backen, so sollen ja „schneeweiß“ bleiben!). Wenn möglich, Umluft dazuschalten. Nach dem Trocknen erkalten lassen.

Die Creme

6 Blatt weiße Gelatine in kaltem Wasser einweichen. 1/4 l süße Sahne sehr steif schlagen. 250g milden Sahnejoghurt unterrühren. Die eingeweichte Gelatine in einem Topf auf dem Herd flüssig werden lassen und in die Sahne-Joghurt-Mischung einrühren. 200g Himbeeren mit 2 Päckchen Vanillezucker im Mixer zerkleinern, und das Himbeermus dann unter die Sahnemischung rühren, aber nur soviel, dass weiße und rote Schlieren entstehen. Die Creme im Kühlschrank fest werden lassen.

Das Arrangement

Vor dem Servieren wird die Biskuitrolle ausgepackt und in 18 dünne Scheiben geschnitten. 1/4 l süße Sahne wird sehr steif geschlagen. Für jede Portion wird nun ein großer Teller mit Puderzucker bestäubt. Von der Creme werden mit einem Esslöffel 3 Kugeln abgestochen und auf den Teller gelegt, darauf kommen 3 Scheiben der Biskuitrolle. Neben dieses

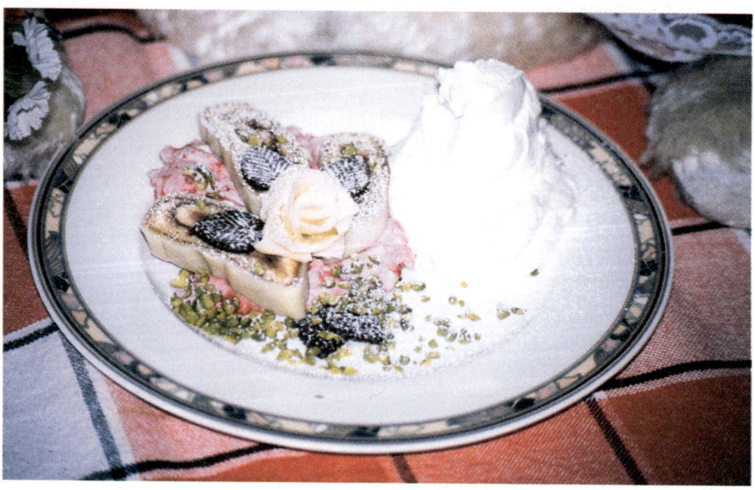

Abb. 30: Speisearrangement

Arrangement wird auf einen Klecks geschlagene Sahne ein Baiser-Häufchen gesetzt. Das Ganze wird mit 1 Teelöffel Puderzucker mittels eines Siebs „beschneit". Zur Garnierung werden dann noch die Marzipanrosen mit den Schokoblättern platziert und gehackte Pistazienkerne darüber gestreut. Ich hoffe, „Schneeweißchen und Rosenrot" wird vielen Senioren, aber genauso auch anderen Altersklassen erfreuen wie mich die Ausarbeitung dieses Rezeptes. Ich weiß, es ist viel Zucker dabei, also voll gegen die schlanke Linie und problematisch für Diabetiker, aber: Süßes ist gut gegen Depressionen, und wie heißt es doch so schön in der Werbung: „Mit Zucker lacht das Leben!".

Guten Appetit.

Der dritte Schritt: lieber Feste feiern, als feste ...

Die Gestaltung eines Festes, das den Alltag zum Festtag werden lässt, ist ein wesentlicher Faktor von Lebensqualität. Im Gegensatz zu Epochen, in denen Festtage die seltene Abwechslung zu „mageren Zeiten" darstellten, befinden wir uns derzeit in einer Gesellschaftsform, in der Festtage „alltäglich" werden. Mehr noch: Festtage sind gekennzeichnet durch Konsum und dies möglichst in Superlativen.

Auch bei den alten Menschen unserer Zeit ist dieser Trend zu beobachten: Insbesondere gut situierte und „rüstige" Senioren kennen eine Aneinanderreihung von Festen, jedoch meist ohne erkennbare Festlichkeit und im Vordergrund steht Essen und Trinken in einem Angebot, das sich kaum vom „alltäglichen" unterscheidet. Ein weiterer Bestandteil dieser „Feste" ist Unterhaltung, jedoch auch dort wieder im konsumorientierten Sinne, ohne selbst einen Beitrag zu leisten. Dabei befindet sich die „Seniorenunterhaltung" auf ziemlich ausgetretenen Pfaden, die durch Volksmusik, etwas „Gaudi" und vielleicht noch ein paar kleinere instrumentelle oder rezitative Darbietungen gekennzeichnet sind.
Und nicht selten wird das professionellere Unterhaltungsangebot des Fernsehens daheim der Teilnahme an einer Veranstaltung vorgezogen.

Beeinträchtigte alte Menschen erleben schnell den Übergang zwischen „kann noch teilnehmen" und „kann nicht mehr teilnehmen". Die „kann noch Teilnehmer" erhalten, ggf. mit etwas Unterstützung, das ähnliche Angebot, welches vielleicht nur durch kürzere Verweildauer, (damit es nicht „zu viel"

wird) und noch mehr Konsumierung (es geht halt nicht mehr selber) gekennzeichnet ist.
Die „kann nicht mehr Teilnehmer" hingegen finden eigentlich keine Alternative, abgesehen von der Fernsehunterhaltung. Insbesondere bei Erkrankungen und Behinderungen, welche die soziale Anpassungsfähigkeit beeinträchtigen, werden „Störungen" der Außenwelt durch sie lieber vermieden...

Anlass genug, der Frage nach dem Wesen einer Seniorenfestlichkeit und vor allem den Möglichkeiten etwas genauer nachzugehen. Dabei lege ich den Schwerpunkt auf die Möglichkeiten festlicher Veranstaltung für Senioren, die oft bereits zu den „kann nicht mehr Teilnehmern" gerechnet werden, weil der Blick für Mega-Events oft die kleinen, aber wertvollen Ressourcen des alten Menschen übersieht. Die nachfolgenden Anregungen können selbstverständlich auf „rüstigere" Senioren entsprechend übertragen, bzw. modifiziert werden.
Wenn es auch den augenblicklichen Gepflogenheiten nicht entspricht, möchte ich vor allem Überlegungen zu Alternativen der herrschenden Festkultur anstellen – auch und gerade für Einrichtungen wie Seniorenheime oder Seniorenfreizeiten städtischer oder kirchlicher Träger, die seit Jahren über die Idee der Kaffeenachmittage in diversen Abwandlungen nicht hinauskommen.
Es kommt mir nicht darauf an, solche etablierten Angebote in Frage zu stellen, aber ich stelle die herrschende Art der Durchführung zur Diskussion.

- Feste dienen der Identitätsstärkung und vermitteln Lebensrhythmus. Naheliegendster Anlass ein Fest zu feiern, ist die eigene Biographie, also z.B. Geburtstage, Hochzeitstage und andere Jubiläen. Auch der Brauch, den Geburtstag eines nahe stehenden Verstorbenen zu würdigen, kann für die Hinterbliebenen trostspendend sein. Biographieorientierte Feste unterstreichen die Einmaligkeit und das Wertvolle an einem Menschen, unabhängig von Einschränkungen oder Behinderungen.

- Des Weiteren wirken Feste im jahreszeitlichen Rhythmus strukturierend. Leider kennen wir nur allem voran das Weihnachtsfest, gefolgt von Sylvester und vielleicht noch Ostern, an dem besonders gefeiert wird. Diese etablierten Fest – und Feiertage haben allerdings den Nachteil, dass sie in häufig kommerziellen Strukturen verankert sind und Alternativen kaum möglich scheinen. Dies ist zu akzeptieren. Es lohnt sich jedoch, den Blick zu erweitern für andere jahreszeitliche Anlässe, die zu Festtagen gestaltet werden können und dies auf sehr individueller Ebene. So kann ein ganz persönliches „Erntedankfest“ zustande kommen oder ein individuelles „Sommersonnenwendfest“. Aber auch andere Bräuche, denen man sich vielleicht verbunden fühlt, wie die „Walpurgis“ in der Nacht zum 1. Mai oder eine der 12 „Raunächte“ zwischen Weihnachten und Heilige-Drei-Könige, in denen der Sage nach die Welt der Geister ein Stückchen offen steht, können Anlass für festliche Rituale sein.

Dabei kann und soll das Feiern eines Festes eben nicht (nur) verstanden werden, wie es leider einseitig immer wieder zelebriert wird: Man trifft sich zu ausgiebigem Essen und Trinken, plaudert etwas miteinander, unternimmt vielleicht einen kleinen Spaziergang oder lässt sich, je nach Festumfang in kleinerem oder größerem Stil unterhalten.

- Es beginnt beispielsweise mit der Dekoration: Viele sensible Erfahrungen können beim Gestalten einer selbst gemachten, naturbezogenen Tischdekoration gemacht werden: Das Stachelige der Tannennadeln, der Duft des Harzes, die Weichheit des Mooses, der Geruch von Holzwolle fürs Osternest, der geheimnisvolle Glanz der Kerzen. Die Zutaten können gemeinsam beim Spaziergang gesammelt werden und das Herstellen der Dekoration ein bis zwei Tage vorher fördert die Vorfreude. Dabei kommt es ganz sicher weder auf Üppigkeit noch auf Perfektion an!
- Der Blumenschmuck kann selbst gepflückt sein – oder warum sollte er nicht einmal durch Kräutersträußchen ersetzt oder ergänzt werden?
- Speisen und Getränke gehören zum Fest, aber mal mit Klasse, statt Masse: Das Nahrungsangebot kann zum Thema des Festes passen oder aus der Lieblingsspeise des Geburtstagskindes bestehen. Gemeinsames Zubereiten des Essens wie bei Raclette oder Fondue regt zusätzlich die Sinne an. Warum nicht mal ein Speisenangebot, das ausschließlich mit den Fingern gegessen wird? Es wäre eine Hommage an Menschen, die entsprechend Schwierigkeiten haben, mit Besteck umzugehen. Pellkartoffeln mit Hering oder Malzkaffee und Pfefferkuchen können auch mal auf dem Speiseplan stehen. Ein schöner Brauch ist es, dem Tischnachbarn ein Brot nach dessen Wünschen zu belegen und schön anzurichten, so dass jeder „sein Brot“ vorbereitet bekommt.

Üppigere Festanlässe, die wie z.B. der Geburtstag den ganzen Tag stattfinden, sollten von Ruhepausen begleitet sein und auch mit der Möglichkeit für jeden, sich mal aus dem Trubel zurückzuziehen. Oder gleich von vorne herein zeitlich beschränkt sein.

- Das Equipment zum Wohlbefinden alter Menschen sollte gut ausgestattet sein: Hygieneartikel für den persönlichen Bedarf, eventuell frische Unterwäsche zum Wechseln oder ein zweites Paar Schuhe für die Bequemlichkeit der Füße. Die Toilette sollte gut erreichbar und entsprechend ausgestattet sein. Auch eine leichte Wolldecke zum Kuscheln in den Ruhephasen bringt Entspannung.

Ganz wichtig: Das Ambiente zur Unterhaltung am Fest. Ich habe es eingangs schon angemerkt: Die Kreativität lässt oft sehr zu wünschen übrig.
Es müsste sich doch eigentlich von selbst verstehen, dass ein schwerhöriger alter Mensch eher visuelle Angebote bekommt und ein sehbehinderter Mensch eher auditive. Was soll also ein alter Mensch, der schlecht hört, mit dem langen Vortrag eines Geburtstagsgedichtes oder ein alter Mensch, der schlecht sieht, mit einem Fotoalbum? Und wo überhaupt bleiben die Anregungen fürs taktil-kinästhetische System, das, wie wir ja inzwischen wissen eine ganz wichtige Stellung in der Sensorik des alten Menschen einnimmt?

- Die Unterhaltungsangebote sollten zur Biographie des alten Menschen passen: Ein Klavierspieler, der alte Schlager kennt, ein Akkordeonspieler für Seemannslieder. Oder auch ein kleiner Chor der Gäste, die gar schröckliche Moritaten für den Jubilar singen. Und ganz wichtig: ein Tänzchen!
- Von Augustinus stammt das Zitat: „Mensch, lerne tanzen, sonst wissen die Engel im Himmel nichts mit dir anzufangen!“ Ein Walzer tanzt sich auch gut im Rollstuhl! Und selbst Sitztänze können mit Tangomusik für den richtigen Pfiff sorgen.

Augustinus (354 – 430); Kirchenlehrer und Heiliger, beeinflusste die christliche Theologie bis in die Gegenwart.

- Gerade bei jahreszeitlichen Festen ist ein kleines Repertoire passender Lieder sehr angebracht. Das können Volkslieder, Schlager, Kinderlieder und Studentenweisen sein. Am besten ist eine Mischung. Außerdem braucht man für jeden gut leserlich (!) den Text und mindestens einen Mitsänger, der im Gewühle den Ton behalten kann...
- Und schließlich können Spiele ganz hervorragend zum Gelingen eines Festes beitragen.

Der vierte Schritt: Rhythmus ist das Versprechen, dass es so weitergeht, wie bisher...

Für alle Lebewesen ist Rhythmus ein Urelement. Rhythmus kann im weitesten Sinne als Wiederkehr von Ähnlichem in ähnlichen Zeitabschnitten definiert werden. Die Physiologie des Menschen ist von Rhythmen bestimmt: Schlaf-Wachrhythmus, der Rhythmus des Herzschlages, der Atemrhythmus, auch unsere Verdauungsprozesse und letztlich der Zellstoffwechsel unterliegen einem Rhythmus. Der Begriff des „Biorhythmus“ bildet seinerseits eine therapeutische Grundlage. Wie der Mensch unterliegen auch Tiere und Pflanzen einem Rhythmus und auch der Rhythmus der Jahreszeiten korreliert stark mit dem Biorhythmus der Lebewesen. Gerade Menschen, die für einen deutlichen Wechsel der Jahreszeiten sensibilisiert sind, wie wir Mitteleuropäer, erleben darin einen deutlichen Effekt für das psychische Wohlbefinden: Wir freuen uns über das erste Grün im Frühling, genießen die Wärme und Früchte des Sommers und stellen uns auf Ruhe und Geborgenheit in den Wintermonaten ein. Das Unterstreichen des jahreszeitlichen Erlebens bei alten Menschen, die in ihrer Orientierung und Wahrnehmung eingeschränkt sind, ist also nicht nur ein diffuses Bedürfnis zur „Naturverbundenheit“, sondern ein essentiell strukturierendes Element, das sich unmittelbar auf den Biorhythmus auswirkt. Wie tragisch, wenn immobile, bettlägerige Menschen über viele Monate oder gar Jahre nicht an diesem Rhythmus draußen teilnehmen können, nur weil es vielleicht für „nicht wichtig“ angesehen wird. Vor Jahren habe ich ein Pflegeheim in der Oberlausitz besucht, da war es selbstverständlich, bettlägerige Menschen mit samt des Bettes bei geeigneter Witterung in den Garten zu schieben! Der Garten war von der Umgebung her einsehbar und keiner hat sich an diesem Anblick gestört. Und die alten Menschen haben diese Möglichkeit sehr genossen. Einer wünschte sich, unter dem Apfelbaum des Gartens sterben zu dürfen. Ich bin sicher, dass ihm der Wunsch gewährt würde!

Rhythmus begleitet uns über unseren ganzen Tag und auch pflegebedürftige Menschen haben ihren Alltag mit dem ihm eigenen Rhythmus. Unser Gedächtnis speichert wesentlich leichter Dinge, die rhythmisch erlernt wurden. Viele Menschen verknüpfen Lernen mit Bewegung und gehen auf und ab. Und wir merken uns Telefonnummern leichter, wenn wir sie mit einem Sprachrhythmus verbinden, auch Geschichtsdaten werden leichter rhythmisch erlernt: „Sieben fünf drei – kroch Rom aus dem Ei“ oder ein Beispiel aus der Medizin:

„Es kreist der Kahn im Mondenschein im Dreieck um das Erbsenbein“, um die Folge einer Reihe der Handwurzelknochen leichter memorierbar zu machen.

Dies zeigt uns, liebe Leser, dass wir auch in unserer Arbeit mit alten Menschen Wert auf rhythmische Ausdrucksmöglichkeiten legen sollten, sie sind essentiell für das Wohlbefinden und helfen, Symptome wie Ängstlichkeit, Unruhe oder auch Aggressivität zu mindern.

Eine sehr typische Möglichkeit der Rhythmusgestaltung im Alltag ist die Musik.

Damit ist sicher nicht die Dauerberieselung aus dem Radio gemeint, sondern der gezielte Einsatz von Melodien, wie z.B. eine Marsch- oder Walzermelodie zur Mobilisierung des Gehens. Ich habe ähnliche Beispiele schon in anderen Kapiteln erläutert.
Musik zu hören kann auch eine Verbindung zur Lebensgeschichte darstellen, z.B. Melodien, insbesondere aus dem Zeitraum von 1920-1950, die an das erste Verliebtsein erinnern. Ein entsprechendes Angebot lässt sich gut zur Vorbereitung von Einzelgesprächen oder in Gruppengesprächen einsetzen.

Das aus dem Niederländischen kommende „Snoezelen-Konzept“, ursprünglich für geistig behinderte Menschen entwikkelt, etabliert sich zusehends für demente alte Menschen. Snoezelen ist ein Kunstwort aus „snuffelen“ (schnüffeln) und „doezelen“ (dösen) und drückt Entspannung und Geborgenheit aus. Neben auditiver Stimulation mit Musik, sorgen Düfte für ein olfaktorisches Angebot (Riechen steht in enger Beziehung zu emotionalem Erleben) und oftmals kommt noch eine taktil-tiefensensible Stimulation hinzu, z.B. mittels Wasserbett.

Die Gitarre, das Akkordeon oder die Mundharmonika sind gängige Instrumente der jetzt alten Generation. Eine Patientin von mir mit fortgeschrittenem dementiellen Prozess hatte bereits große Schwierigkeiten in der verbalen Kommunikation. Wir besorgten ihr eine Gitarre, nachdem wir erfahren hatten, dass sie früher dieses Instrument spielte und die alte Dame begann ohne Zögern in die Saiten zu greifen und intonierte: „Lustig ist das Zigeunerleben“. Von Tag zu Tag vergrößerte sich ihr Repertoire und die meisten Lieder konnte sie in allen Strophen auswendig!!! Die bislang im Haus eher wenig beachtete Bewohnerin spielte jeden Tag im Gemeinschaftsraum und die anderen Mitbewohner waren sehr begeistert.

Eine Alternative stellt das „Orff'sche Instrumentarium“ dar, da sich Klanghölzer, Triangeln u.ä. hervorragend als Rhythmusinstrumente eignen und auch für den Ungeübten gut spielbar sind.
Die Möglichkeiten sind vielseitig. Beispielsweise wird Musik von der CD oder MC mit den Rhythmusinstrumenten begleitet. Oder die verschiedenen Instrumente repräsentieren Tiere, mit denen eine Geschichte entwickelt wird. Schön ist auch eine „Phantasiereise“ z.B. ans Meer: Entsprechende Lieder (Kleine Möwe flieg nach Helgoland, Junge komm bald wieder ...) werden gesungen und die Stationen der Reise (Zugfahren, Meeresrauschen, etc.) werden mit dem Instrumentarium dargestellt.
Eine reiche Auswahl an Literatur hilft in der Vorbereitung und im Einsatz.

Eine weitere Form der Gestaltung von Rhythmus ist das Entwerfen und/oder Malen von Mandalas.

Obgleich „uralt“ haben sie erst in den letzten Jahren einen Boom an Aufmerksamkeit erhalten, beginnend in der psychotherapeutischen Arbeit (C. G. Jung beschäftigte sich ausführlich mit Mandalas) und inzwischen auch in anderen Therapiedisziplinen, wie z.B. der Ergotherapie.

> C.G. Jung: (1875-1961) schweizer Psychologe und Philosoph begründete eine analyt. Psychologie und Philosophie des „Unbewussten“.

Mandalas sind Meditationsbilder. Ihr Alter wird auf 25000 bis 30000 Jahren menschlicher Kultur geschätzt. Sie sind von einem Zentrum ausgehend punktsymmetrisch aufgebaut und vor allem im tibetanischen Buddhismus vertreten. Die Bezeichnung „Mandala“ stammt aus dem Sanskrit und bedeutet soviel wie „Kreis, Rad, Zentrum“. Die alten Mandala-Darstellungen in der Steinzeit entstanden also weit vor der Erfindung des Rades! Auch in der christlichen Mythologie finden sich Mandalas, meist mit der Darstellung Jesu im Zentrum. Die „Fensterrosen“ von Kirchen und Kathedralen sind Mandalas. Wer die Natur aufmerksam beobachtet, bemerkt, dass die Urform des Mandalas überall wiederzufinden ist: Im Blütenaufbau des Löwenzahns, beim Pfau mit geöffnetem Federrad und bei der Sonne mit ihrer Korona, um nur drei Beispiele aus der Fülle zu nennen. Auch in ganz frühen spontanen Kinderzeichnungen finden sich immer wieder Mandala-Elemente. C. G. Jung bezeichnete das Mandala als „Gestaltung und Umgestaltung des ewigen Sinnes“. Es sei der Ausdruck aller Wege zur Mitte, zur Individuation, der Ganzheit, des Selbst. Zur Frage des Selbst und dem therapeutischen Umgang verweise ich auch auf das Kapitel „Identität erhalten".

Im ergotherapeutischen Kontext wird die „beruhigende und ordnende Kraft" des Mandalas bei ängstlichen und angespannten Patienten eingesetzt. Sie finden ihre Anwendung im Bereich der Psychiatrie ebenso wie zur Tonusregulation funktioneller Störungen, Training der Wahrnehmung und Koordination und gerade alte Menschen in ihren vielschichtigen und multimorbiden Aspekten, die Psyche und Physis gemeinsam betreffen, profitieren von der Mandala-Malerei.
Der Buchhandel hält inzwischen viele Malvorlagen bereit und man kann sich in der Auswahl von einfachst strukurierten Mandalas bis zu hoch komplizierten „Kunstwerken" bewegen.

- Übersichtliche und vor allem deutlich konturierte Mandalaformen dienen dem Einstieg und sind vor allem für Personen geeignet, die nicht über hohe feinmotorische Fähigkeiten und visuelle Wahrnehmung verfügen.
- Komplexere Mandalastrukturen wiederum fördern die Geschicklichkeit und die Ausdauer, da sie meist in mehreren Arbeitsgängen fertig gestellt werden.
- Grundsätzlich sollte Ihr Patient aus einer Vielzahl von (für ihn geeigneten!) Möglichkeiten das ihm Entsprechende auswählen. Es ist dabei oft zu beobachten, dass die Auswahl der Grundform von der aktuellen Befindlichkeit und den damit verbundenen Bedürfnissen bestimmt wird.
- In der Farbauswahl hat Vorrang, dass der Patient **selbst** die Entscheidung übernimmt und die Farbauswahl seinem Geschmack und den aktuellen Bedürfnissen entspricht. Ich habe verschiedentlich erlebt, dass meine alten Patienten zu Beginn eine, meist eng umgrenzte Farbauswahl getroffen haben und im Verlauf der Arbeit immer kreativer und „großzügiger" wurden. Gut eignen sich Buntstifte (in der Dicke adaptierbar), Filzstifte und Kreiden. Bei flüssigeren Farben sollte ein Verfließen über die Konturen hinaus vermieden werden: Der Charakter des Mandalas würde verändert. Aber nicht nur auf Papier, auch auf Stoffen und Seide können Mandalas entstehen.
- Eine Weiterentwicklung oder Alternative zum Ausmalen vorgegebener Strukturen wäre der Entwurf eines Mandalas. Abgesehen davon, dass hierfür grundlegende geometrische Fertigkeiten benötigt werden, ist das eigentlich Faszinierende der Ausdruck der Persönlichkeit, der sich in der Vorliebe für klare oder verschnörkelte Formen, Übersicht-

lichkeit oder Dichte etc. äußern kann. Und schließlich dient das Mandala zum Ausdruck ganz bestimmter Bedürfnisse und Gefühle. Dabei ist in der Geriatrie die Mandalamalerei keineswegs den eher „künstlerischen“ Naturen vorbehalten. Die folgenden Abbildungen stellen zwei Mandalaentwürfe und die ausgemalten Versionen dar. Mein Papa (75 Jahre), hat für mein Buch diese Mandalas entworfen und gemalt. Er ist pensionierter Elektromeister und seine Liebe zu exakter, geometrischer Formengebung wird im Charakter der Mandalas deutlich.

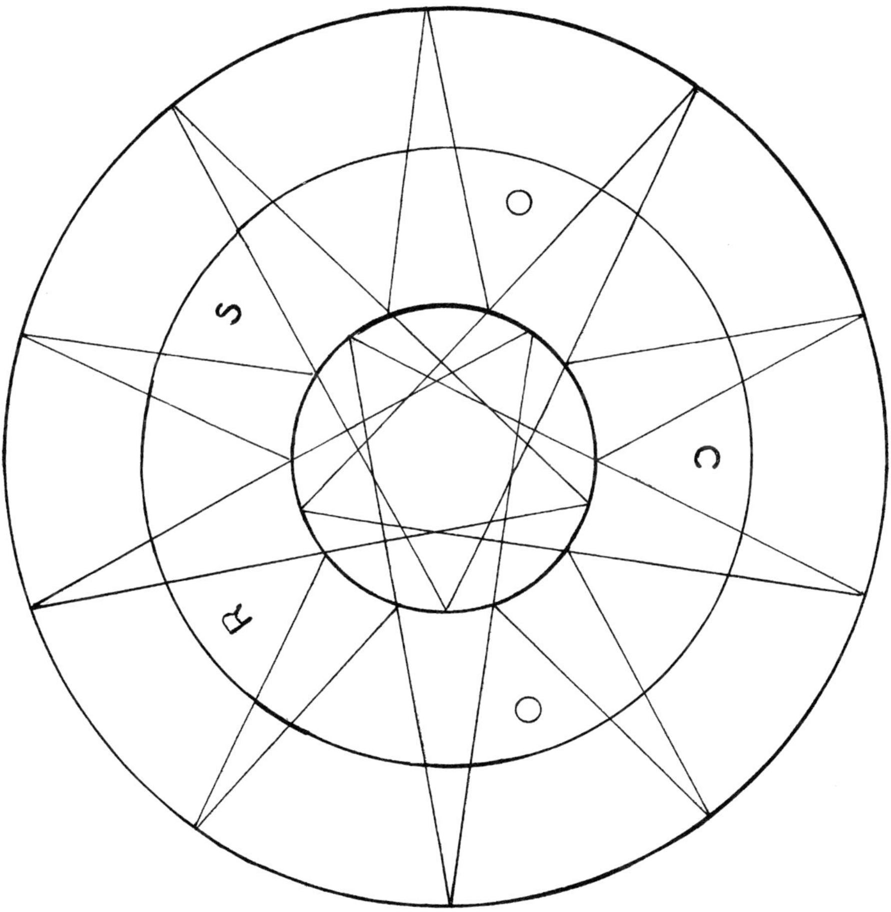

Abb. 31 a: Mandalaentwurf (O. G. Schmitt)

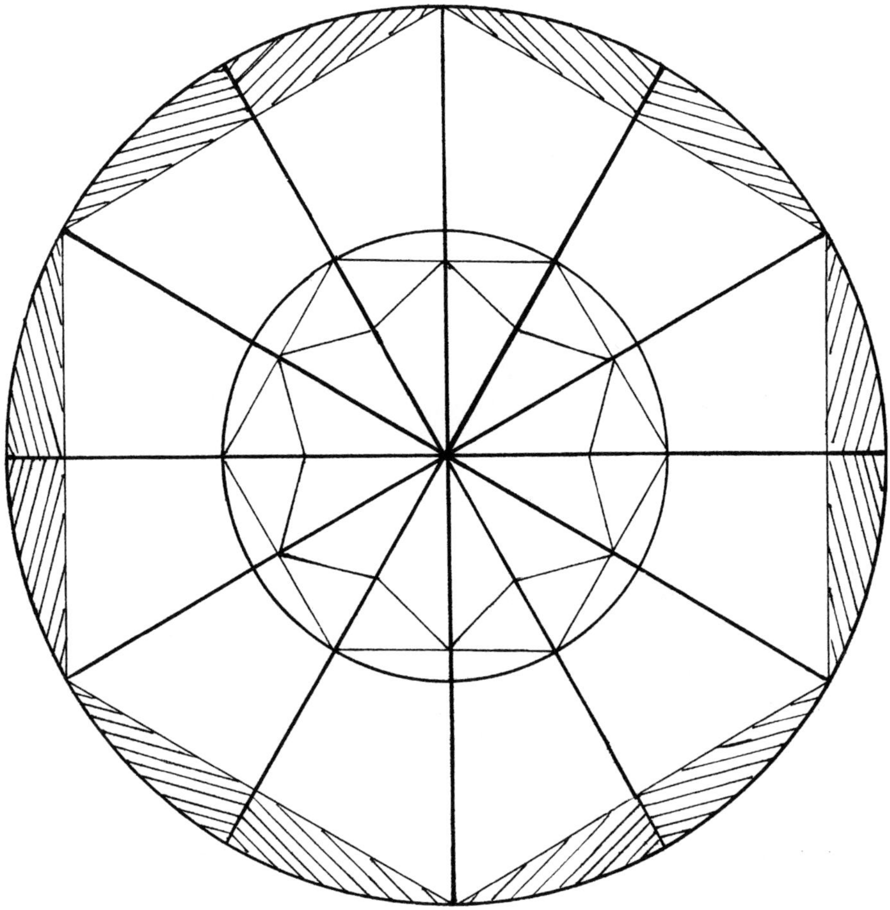

Abb. 31 b: Mandalaentwurf (O. G. Schmitt)

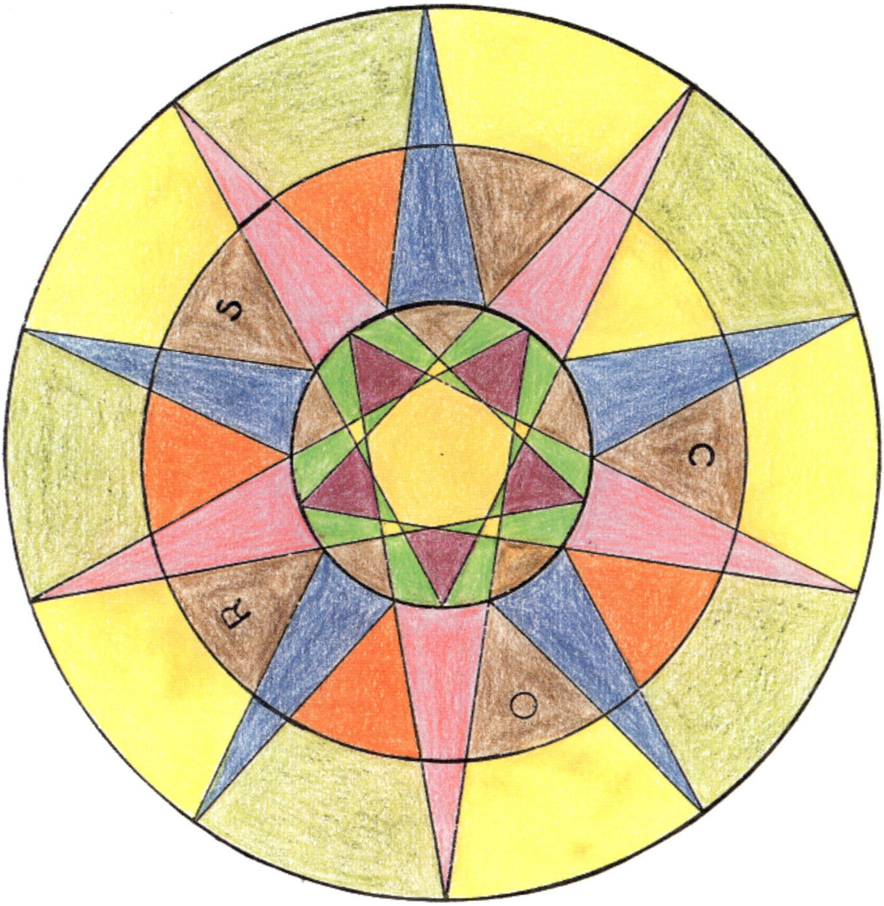

Abb. 32 a: Ausgemalte Mandalas (O. G. Schmitt)

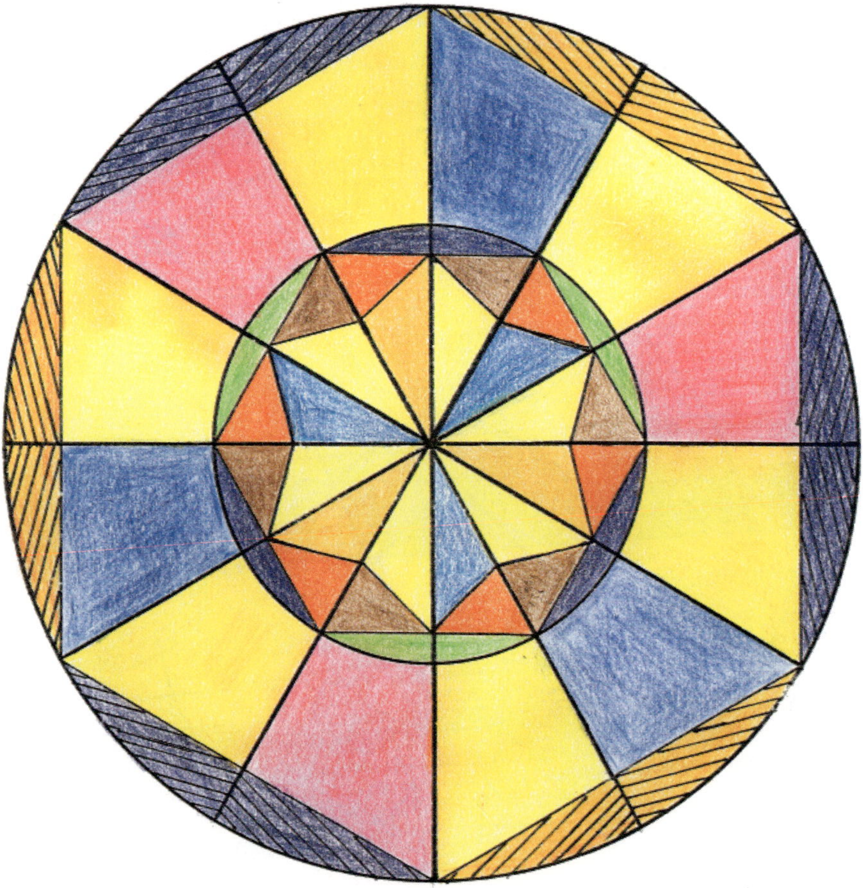

Abb. 32 b: Ausgemalte Mandalas (O. G. Schmitt)

- Eine zusätzliche Möglichkeit zur Einzelarbeit mit Mandalas stellt ein „Gruppenmandala" dar. Auf entsprechend großem Papier oder Stoff wird ein klares Zentrum darstellt. Darum kann sich ein Kreis anordnen, der gemeinschaftlich gestaltet wird. Den äußeren Bereich des Mandalas sollten Felder bilden, die gleich groß entsprechend der Teilnehmeranzahl um das Zentrum gruppiert sind und von jedem Teilnehmer individuell gestaltet werden.

Auch im Vorgehen der Gruppenarbeit wird somit die Einheit von Gemeinschaftlichkeit und Individualität zum Ausdruck gebracht.

Der fünfte Schritt: Kreatives Gestalten am Beispiel von gefilzten Bällen

Blickt man im Zeitalter der Unterhaltungsindustrie in die Aufenthaltsräume und Sitzecken vieler Alten- und Pflegeheime, so bietet sich ein bedrückendes Bild: alte Menschen ohne Beschäftigung und Unterhaltung. Das Bedürfnis des Betrachters (!) nach Unterhaltung des alten Menschen, wird meist durch Endlosberieselung mit Volksmusik aus dem Radio befriedigt; aber die Beschäftigung! Mit **irgendwas** müssen die alten Menschen doch beschäftigt werden! Schließlich ist es ein Qualitätsmerkmal im Beruhigungsprozess des vermeintlich schlechten Gewissens von Angehörigen, wenn in den Einrichtungen Kaffeenachmittage und Bastelgruppen zum Standardangebot gehören: Da wird doch dem alten Menschen etwas geboten, da wird er sich wohl fühlen. Davon sind schließlich alle diensttuenden Kräfte im Hause selbst so überzeugt, dass sie auf den häufig vorgebrachten Wunsch des dementen Bewohners „ich will nach Hause“ ein „aber Sie sind doch hier zu Hause“ stereotypisieren.

Und so kommt es denn, dass die vorangegangene Generation der Beschäftigungstherapeuten meiner Zunft, aber auch wohlmeinende Altenpflegekräfte, unverdrossen mit willigen alten Menschen und solchen, die sich nicht wehren können, kleine Nichtsnutzigkeiten herstellen, die bisweilen der narzistischen Selbstbefriedigung dienen oder der Verschönerung kahler Wände endloser Gänge der Pflegestationen. Der gläserne Schaukasten im Eingangsbereich und der jährliche Bazar in der Vorweihnachtszeit für die armen Heidenkinder sind Lohn genug für die Mühen.

Dabei haben diese zum Klamauk verkommenen „Bastelnachmittage“ einen sehr seriösen Hintergrund: Das sinngebende Werken und Wirken mit der Hand verbunden, mit dem Schöpfen neuer Ideen und Möglichkeiten ist essentiell für unsere geistige und körperliche Gesundheit. Feinmotorik und emotionale Ausdrucksfähigkeit hängen eng miteinander zusammen und die geistige Regsamkeit steht in enger Beziehung mit körperlicher Bewegung.

Begreifen kommt von Be-Greifen, und die hand-werkliche Beschäftigung, gleich welcher Art, ist dringend jedem (alten) Menschen anzuraten. Dabei steht die Frage des Geschmacks an zweiter Stelle: Wollwickeltiere oder Bilder aus Reiskörnern und anderen Gewürzen jagen mir einen Schauer über den Rücken, begeistern aber andere Menschen, die wiederum meinen Faible für Blechspielzeug und selbstgemalte naive Bilder für völlig „daneben“ halten. Hand-Werks Angebote sollten sich selbstverständlich an dem Geschmack und den Vorlieben orientieren.

In dem Moment, wo sie eine gezielte therapeutische Funktion haben, um Einschränkungen auszugleichen oder verbliebene Fähigkeiten zu erhalten und zu fördern, muss der Anspruch an Medien und Methodik steigen! Und da genügt es nicht mehr, ein buntes Angebot bereitzustellen, wo jeder, so gut es halt geht herumwerkelt, und wenn es nicht mehr geht, kann an den Bastelnachmittagen leider nicht mehr teilgenommen werden.

Die meisten alten Menschen, die wir in Krankenhäusern, Reha- oder Pflegeeinrichtungen betreuen, haben mehr oder weniger gravierende Einschränkungen, sonst wären sie nicht dort. „Beschäftigungstherapie“ im besten Sinne bedeutet:

- Ein Medienangebot, das Menschen aller Schweregrade in ihren Erkrankungen anspricht.
- Sorgfältige Auswahl in der Methodik, angefangen von der Frage, ob Einzel- oder Gruppentherapie bis hin zu Überlegungen zu:
- Adaptionen. Adaptionen stellen Anpassungen an die Bedürfnisse des Menschen dar: Hat ein Messer z.B. einen zu schlanken Griff, als dass es von der in seiner Funktion beeinträchtigten Hand des Patienten gehalten werden könnte, so kann es durch eine Griffverdickung der Hand angepasst, adaptiert werden. Dies ist die bessere Möglichkeit zu der Alternative, das Schneiden mit dem Messer durch Dritte zu übernehmen.
- Neben Adaptionen, also Anpassungen stehen dem Therapeuten noch Modifikationen, also Veränderungen an die Bedürfnisse des Patienten zur Verfügung. Wenn der Patient nach dem Einschenken des Kaffees in seine Tasse mit dem Hinzufügen der Milch nicht mehr zurechtkommt, so kann entweder das Milchkännchen für ein verbessertes Handling adaptiert werden, oder der Kaffee wird modifiziert: Die Milch ist bereits im Kaffeekännchen vorhanden, der Milchkaffee muss nur noch eingeschenkt werden.
- Meiner Meinung nach ist es sehr wichtig, bei allen Adaptionen und Modifikationen auf eine organische Vorgehensweise zu achten! Gerade in ihrer Orientierung und in ihrem Wahrnehmungsvermögen eingeschränkte Patienten haben nichts mehr von der Herstellung „ihres“ Werkstük-

kes, wenn sie vor lauter Adaptionen und Modifikationen keine Struktur mehr erkennen können und nur noch nach Anweisung des Therapeuten einen „Teil“ des Gesamtwerkes vollziehen. Erst wird ganz viel vorbereitet, dann liegt das halbfertige Werkstück für den Arbeitsschritt mit dem Patienten auf dem Tisch und dann wird ganz viel nachbereitet, um es eine Woche später stolz zu präsentieren: Schauen Sie mal, das haben SIE gemacht!!!

Eine gute Vorbereitung einer handwerklichen Therapie sollte sich also auch mit dem Krankheitsbild des Menschen beschäftigen, mit den Defiziten und vor allem mit den zur Verfügung stehenden Ressourcen und Bedürfnissen des Patienten.
Es lohnt sich, nicht nur eine Vorbereitung in der Auswahl von Material und Methodik durchzuführen, sondern auch in allen relevanten Indikationen und Contraindikationen.

Das **Filzen von Bällen** stellt eine Handwerkstechnik dar, die exemplarisch für den Einsatz bei alten Menschen ist, die aufgrund ihrer dementiellen Erkrankung gravierende Beeinträchtigungen haben.

Ich habe dies für mein Buch gewählt, weil gerade in der Arbeit mit beeinträchtigten Menschen der aufwendige Aufbau einer handwerklichen Therapie beschrieben werden kann. Die folgenden Schritte erheben keinen Anspruch auf Vollständigkeit und sollen schon gar nicht wie ein „Rezept“ auf andere Situationen angewendet werden. Aber sie verschaffen einen Einblick in die Qualitätsunterschiede von „Bastelangeboten“ und therapeutisch durchdachtem und geführten kreativen Gestalten.

1. Bekannt Werden mit Wolle

Wolle ist ein elementares Naturprodukt. Es vermittelt Wärme, Schutz, Geborgenheit, Lebendigkeit. Die Wollfaser ist mit Hornschuppen überzogen, die in eine Richtung, zur Spitze der Faser verlaufen. Durch Bewegung, unterstützt von noch ein paar anderen Kriterien, hat Wolle die Eigenschaft, sich zu verfilzen, indem eine Faser mit dem Wurzelende voran wandert und sich mit der Faserspitze verhakt. Die Schuppen verhindern ein zurückgleiten in die andere Richtung und somit zieht sich die gesamte Faserschicht zusammen.
Neben Bewegung dient Feuchtigkeit und Wärme dem Verfilzungsprozess: die Wolle quillt, die Fasern stellen sich auf und bilden dadurch noch mehr Verhakungsmöglichkeiten.
Schließlich kann der pH-Wert der Wolle durch den Einsatz

von Seife ins Alkalische verändert werden, was ebenfalls das Verfilzen unterstützt.
Das hier Dargestellte kennen die meisten (alten) Menschen aus Erfahrungen mit Wollpullovern, die in zu warmer Lauge mit zu viel Bewegung gewaschen wurden...

Beabsichtigtes Filzen der Wolle erreicht man eben durch den Einsatz von Bewegung, warmem Wasser und Seife, wobei die Verminderung einer Komponente durch die andere ausgeglichen werden kann: Verminderte Handkraft des Patienten und damit verminderte Bewegung der Wolle kann z.B. durch vermehrt wärmeren Wassers ergänzt werden.

Feine Unterhaare der Wolle eignen sich gut zum Filzen. Der Fachhandel bietet naturbelassene und gefärbte Rohwolle speziell zum Filzen an.

Die Wolle im Rohzustand lädt dazu ein, sie zu erspüren und zu erkunden und oft stellen sich Assoziationen ein, werden Geschichten erzählt vom Schafescheren, Wollespinnen, Sockenstricken...

2. Der Arbeitsplatz

Der Raum sollte einen wasserfesten, vor allem aber einen rutschfesten Fußboden haben. Filzen ist eine herrliche Technik, die sich im Sommer im Freien, z.B. auf einer Wiese, anbietet.
Ein weiterer Vorteil dieser Handwerkstechnik ist es, dass Werkzeug und Medien aus dem vertrauten Alltag der alten Menschen eingesetzt wird:

- Plastikwannen und -schüsseln
- warmes Wasser
- Seife
- Schürze
- Handcreme (zum Schutz der Hände)
- ggf. Holzbrettchen, Decken und Auswalkhölzer (nur zum Filzen von Matten)
- und natürlich Wolle.

3. Der Arbeitsvorgang des Bällefilzens

Der Vorgang des Bällefilzens hat einen sehr organischen Beginn. Man kann entweder mit der Wolle von „Null“ starten, oder über eine vorgegebene Grundform weiterfilzen. Die Grundform kann ein bereits gefilztes kleines Bällchen sein, das vergrößert wird oder ein Stein, eine Styroporkugel, eine Kapsel mit einer kleinen Schelle darin (für einen Klangball), ein Holzstückchen u.ä.

Auch wenn dem „Anfänger“ zur Erleichterung ein bereits angefilztes Bällchen oder eine Grundform zum Herumfilzen angeboten wird: Die „Urform“ als Ausgangspunkt ist in jedem Fall erkennbar und nachvollziehbar!

- Die gekämmte Wolle wird leicht auseinander gezupft und entweder zu einem kleinen Bällchen geformt oder mit einem Faden um die Grundform gewickelt.
- Nun wird die Wolle leicht mit warmem/heißem Seifenwasser angefeuchtet und zwischen den Händen, eine Kugel formend, massiert.
- Ganz langsam wird der Druck der Hände auf die Kugel erhöht und Lage für Lage Wolle mit eingeseiften Händen aufgetragen, bis der Ball seine gewünschte Größe erreicht hat.
- Mit verschiedenfarbiger Wolle lassen sich entsprechende Effekte erzielen.
- Ist das Werkstück fertig gefilzt, so wird die Seife gut herausgewaschen und der Ball getrocknet.

4. Relevante Symptomatik zum Einsatz von Bällefilzen bei dementiellen Prozessen

Der demente Mensch ist durch seine Erkrankung auf unterschiedlichen Ebenen betroffen. Für den Verlauf der Erkrankung kann keine allgemeingültige Aussage getroffen werden. Nicht jedem Menschen mit einer Demenz kann durch die Werktechnik „Filzen“ eine angemessene Therapie angeboten werden. Eine genaue Befundung *zu Beginn der Therapie und während des Verlaufs* ist stets erforderlich!

Zu den relevanten Symptomatiken mit ihren Indikationen für die Werktechnik „Filzen“ zählen beispielsweise (!) folgende:

- Der Lernprozess ist in der Demenz erschwert.

  → Filzen ist eine Technik, die wenige, meist bekannte Medien beinhaltet, keine differenzierten Arbeitsschritte verlangt und gleichförmig, wiederholbar in der Tätigkeit ist.
- Dementielle Erkrankungen beinhalten oft neuropsychologische Störungen. Dazu gehören z.B. Apraxien: Bewegungsabläufe in Zusammenhang mit folgerichtigen Handlungsplanungen sind beeinträchtigt.

→ Die Grundform „Kugel" beim Filzen eines Balles hat einen elementaren Aufforderungscharakter, Bewegung und Objekt aufeinander abzustimmen.

- Die Sprache dementer Menschen kann in ihrer Produktion als auch in ihrem Verständnis betroffen sein.

  → Einerseits haben die Medien zum Filzen Aufforderungscharakter, der durch entsprechende nonverbale Kommunikation unterstützt werden kann, andererseits wirkt das Spiel mit gefilzten Bällen in Gruppentherapien kommunikativ.

- Demente Menschen sind in ihrer Fähigkeit zu sozialem Miteinander beeinträchtigt.

  → Filzen kann gut in Gruppenarbeit durchgeführt werden. Die Medien sind einheitlich, und auch die gleichförmige Tätigkeit aller Personen wirkt sich integrierend und beruhigend auf den Gruppenprozess aus.
  Dies schließt nicht aus, dass die Werktechnik in Einzeltherapie einzusetzen ist, insbesondere mit der Methode des therapeutischen Führens ist sie gut als Medium in der Entspannungstherapie zu verwenden!

- Die Oberflächen- wie auch die Tiefensensibilität kann im Rahmen des hirnorganischen Abbaus vermindert sein.

  → Das Material bietet beim Filzen viele Qualitäten an: weich und rau, dick und dünn, starr und anschmiegsam, grob und fein ... Das Wasser kann das Temperaturempfinden fördern, die Seife bietet in ihrer „Glitschigkeit" eine eigene Wahrnehmungsqualität.
  Die Variation in der Größe der Bälle oder der Dicke von Filzmatten fördert die Tiefensensibilität.
  Das beidhändige Arbeiten unterstützt die Stereognosie, (die Fähigkeit, Gegenstände durch Ertasten zu erkennen).

5. Contraindikationen

Contraindikationen können auf den verschiedensten Gebieten bestehen. Manche lassen sich im Rahmen der vorherigen Befundaufnahme erkennen, manche stellen sich erst während der Therapie heraus. Einige sind temporär, wie z.B. Wunden an den Händen, andere können dauerhaft sein, wie z.B. Allergien.

Zu den Contraindikationen der Therapieform „Filzen" gehört beispielsweise (!):

- Affektionen der Hände, wie offene Wunden.
- Hautunverträglichkeiten oder Allergien auf bestimmte Materialien, auch Unverträglichkeiten von Wollflusen, welche die Atmung beeinträchtigen können. Ggf. ist durch eine genaue Abtestung Filzen mit verträglichen Materialien möglich.
- Unverträglichkeiten oder Ängste vor dem warmen Wasser bei unzureichender Handkraft zur Kompensation.
- Aspekte der Selbstgefährdung, wie die Tendenz, Materialien in den Mund zu nehmen und zu verschlucken.
- Extreme motorische Unruhe oder extreme Immobilität, die eine sitzende Tätigkeit ausschließt und bei Umherlaufen hohe Sturzgefährdung mit sich bringen würde.

6. Transfer der Einsatzmöglichkeiten

Nicht nur, aber vor allem bei Menschen, die Schwierigkeiten haben, sich zu erinnern oder Eigentum zu identifizieren, eignen sich kreative Techniken, die nach Fertigstellung des Werkstückes nicht „irgendwo“ hängen oder stehen, sondern die für weiteren alltäglichen Gebrauch geeignet sind.
Wie schon erwähnt, eignen sich selbst gefilzte Bälle sehr gut zu Ballspielen, was die für die Hirndurchblutung wichtige Bewegung, als auch die Kommunikation fördert, zumal Filzbälle angenehm zu fühlen und sehr weich sind, so dass Verletzungen vermieden werden können. In Gruppenprozessen können auch Ballsortimente hergestellt werden, von bestimmten Farben und Größen, die dann für ein gemeinsames Spiel eingesetzt werden. Die Katze einer Patientin fand Gefallen an einem „Glöckchenball“ und die alte Dame begann eine Serienproduktion, da „Mieze“ die Bällchen relativ schnell „verbrauchte“.
Gefilzte Bälle lassen sich aber auch als Schlüsselanhänger, als „Hingucker“ für Schranktüren, als „Bommel“ für die Enden eines Schales und dergleichen mehr einsetzen – na und nicht zuletzt natürlich auch als Geschenke.

Empfehlungen zur Vertiefung der Thematik

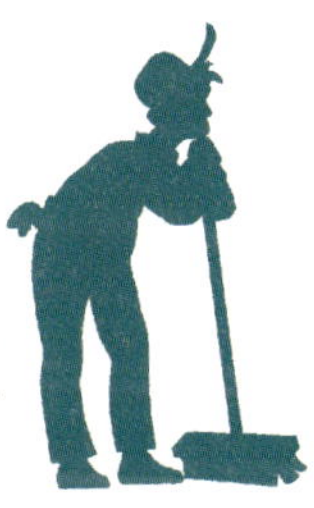

Besorgen Sie sich Literatur über Spiele. Entwickeln Sie z.B. aus „Mensch ärgere dich nicht“ oder einem Kartenspiel Adaptionen bei speziellen Handicaps.

Ähnlich wie das „Schachspiel“ lassen sich viele andere Spiele „vergrößern“ und zu „Bewegungsspielen“ umfunktionieren. Vielleicht bietet sich ein Projekt an für einen Park oder in einer Seniorenwohnanlage.

Beziehen Sie alte Menschen aber auch Kinder in Ihre Arbeit mit ein. Kinder haben herrliche Ideen zur Sensitivität von Spielen!

Kapitel 18: Sterben erleben

Stichworte:

Der erste Schritt: bekannt Werden mit Sentitas®

Der zweite Schritt: Annäherungen an Sterbende...

Der dritte Schritt: ... und wie nah darf es sein?

Der vierte Schritt: Unterstützung des inneren Erlebens Sterbender
- Atem spüren
- Wärme geben
- Trinken anbieten
- Lagern
- Sensi-Bär®
- Behütet sein

Der fünfte Schritt: die neue „Sinnlichkeit" erkennen

Der sechste Schritt: Sterberituale

Am „Alter" stirbt man nicht, sondern am Alterungs**prozess** und den damit verbundenen Veränderungen, die wir als „Krankheiten" bezeichnen. Charakteristisch für das Kranksein im Alter ist die Multimorbidität: Das gleichzeitige und chronifizierende Nebeneinander von verschiedenen Erkrankungen, die sich gegenseitig bedingen, bzw. beeinflussen. Außerdem spiegeln psychische und soziale Konflikte sich oft in körperlichen Symptomen wieder, wie z. B. Formen der Inkontinenz, oder das potentielle Risiko zur Entstehung von „Dekubitalulcera", die häufig weniger als „Erkrankung", denn als „Pflegefehler" charakterisiert sind.

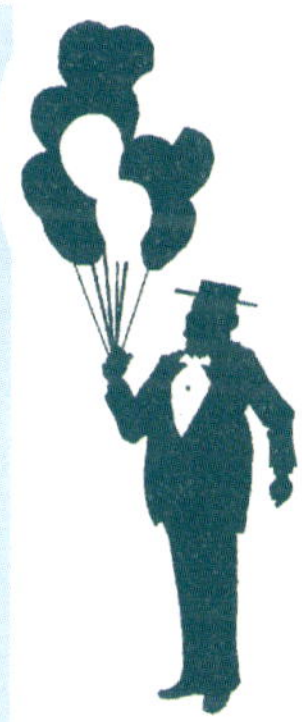

Erkrankungen, die zu Veränderungen der sog. „intellektuellen Leistungsfähigkeit" führen, wie beispielsweise dementielle Prozesse, runden das „Erkrankungsbild im Alter" ab.
Kranksein im Alter bietet oft ein multifaktorielles und damit auch verwirrendes Bild. Daraus folgt, dass insbesondere die aktuelle und individuelle Situation des alten Menschen richtungsweisend ist.
Die Aufmerksamkeit für die individuellen Gegebenheiten des Patienten ist eine Forderung, die sich selbstredend

auf jeden (therapeutischen) Umgang beziehen sollte. Um so erschreckender ist es, dass gerade in der Arbeit mit schwerstpflegebedürftigen und sterbenden alten Menschen diese Aufmerksamkeit oft dramatisch zu wünschen übrig lässt. Allein der **undifferenzierte** Abbruch von (ergo-) therapeutischen Maßnahmen, wenn es vermeintlich „keinen Sinn“ mehr macht, die „größtmögliche Selbstständigkeit und Selbstbestimmtheit im täglichen Leben“ zu fördern, kennzeichnet diese Haltung, obgleich auch Sterbeprozesse zum Leben gehören und damit das Recht auf größtmögliche Selbstständigkeit und vor allem Selbst-Bestimmtheit in sich tragen. Somit stellt sich weniger die Frage nach der Therapie**fähigkeit** eines Sterbenden, sondern die nach der Therapie**bedürftigkeit.** In diesem Falle ist es an uns ein Angebot zu entwickeln, das dem Bedürfnis nach therapeutischem Umgang entgegenkommt. Im Folgenden stelle ich Ihnen eine Möglichkeit hierzu vor. Sie heißt *Sentitas®*.

Der erste Schritt: bekannt Werden mit Sentitas®

Sentitas ist ein Kunstwort, das sich aus lat. „sentire“= spüren und lat. „aetas“ = das Alter zusammensetzt, und kennzeichnet ein Verfahren zur palliativen Therapie schwerstpflegebedürftiger und sterbender alter Menschen. Auf der Basis taktil-kinästhetischer Erfahrungsbereiche nimmt Sentitas ebenso behütend wie strukturierend Einfluss und trägt somit zur Verbesserung des Wohlbefindens bei.

Die Hauptanwendungsgebiete von Sentitas liegen in der

- Regulation des Muskeltonus
- Unterstützung der Atemtätigkeit
- Förderung der Durchblutung
- Schmerzlinderung

Sentitas wirkt ferner angstlösend, dient der Dekubitusprophylaxe und -therapie und kann zur Reduzierung oder Anpassung entsprechend indizierter Medikation beitragen.
Das Verfahren beruht auf direktem therapeutischen Handling ebenso, wie auf den Einsatz von Medien, allen voran den eigens dafür entwickelten Sensi-Bär® als Lagerungshilfsmittel. Das Anwendungsprinzip besteht in einer begrenzenden Lagerung: Der Körper des Patienten wird komplett vom

Sensi-Bär unterstützt. Es entsteht der Eindruck des „in den Arm genommen seins“, was sich strukturierend auf das taktil-kinästhetische System des Menschen auswirkt und damit Geborgenheit und Entspannung vermittelt.
Das therapeutische Handling bezieht sich ebenso auf eine umfassende taktil-kinästhetische Stimulation, oft mit dem gesamten Körpereinsatz des Therapeuten und bezieht die übrige Sinnenhaftigkeit, allen voran Riechen und Schmekken mit ein.

Sentitas basiert überhaupt nicht auf einer Entdeckung. Denn die diesem Konzept zugrunde liegenden Strukturen sind altbekannt. Sentitas kennzeichnet auch keine Entwicklung im engeren Sinne, also dass von einem undifferenzierten Anfangszustand ausgehend sich Differenzierteres gebildet hätte.
Sentitas lässt sich eher als Verfeinerung und Konkretisierung bezeichnen. Konkretisierung von ganz simplen, alltäglichen und normalen Beobachtungen, die sich auf den gemeinsamen Nenner bringen lassen:
Solange der Mensch stirbt, lebt er noch.
In Sterbeprozessen laufen auch Lebensprozesse ab, wenn auch in veränderter Form. Somit sind Beobachtungen, die den Kennzeichen von Leben entsprechen auch auf das Sterben übertragbar. Diese sind Bewegung, Wahrnehmung und Verarbeitung von Sinneseindrücken, Bewusstheit und Ausdrucksfähigkeit. Auch der pränatale Entwicklungsprozess und die Geburt selbst ist ein Teil des Lebens und erfährt entsprechende Beachtung, auch wenn sich dieser Teil des Lebens deutlich vom nachfolgenden unterscheidet. Warum sollte also der Sterbeprozess weniger Beachtung finden, nur weil er sich eben so deutlich vom Leben „davor“ trennt.

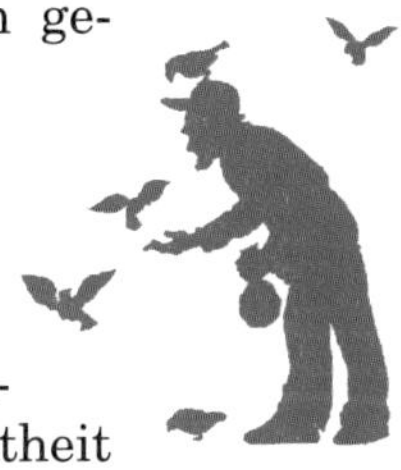

In den letzten Jahrzehnten hat die Entwicklung therapeutischer Verfahren sich konkretisiert und große Fortschritte gemacht, vor allem im Hinblick auf die Erkenntnis über elementare Strukturen, die unserer Tätigkeit zugrunde liegen. Das Pflege-Therapie-Konzept der „Basalen Stimulation“ bietet hierfür ein anschauliches Beispiel: Elementare Gegebenheiten in der Wahrnehmung und Verarbeitung eines jeden Menschen wurden von Fröhlich konkretisiert und genutzt zunächst zur Förderung und Rehabilitation wahrnehmungsbeeinträchtigter Kinder und des Weiteren mit Bienstein auch für den rehabilitativ- pflegerischen Umgang z.B. mit Intensiv-Patienten entwickelt. Inzwischen findet das Konzept der Basalen Stimulation seine Anwendung vielfältig, so auch im ergotherapeutischen Umgang mit alten Menschen.
Sentitas versteht sich gleichfalls als **Spezifizierung** auf der

Basis von Fakten von allgemeiner Gültigkeit und Alltäglichkeit.

Noch weitere Überlegungen haben zur Entwicklung von Sentitas geführt, beispielsweise die, dass im ergotherapeutischen Bereich und in verwandten Therapieberufen das geriatrische Tätigkeitsfeld nach wie vor unterentwickelt ist. Zwar sind dank Feil und Romero speziell bei dementiellen Prozessen ganz bedeutende therapeutische Erfolge zu verzeichnen, dennoch hinkt die ergotherapeutische Entwicklung in der Arbeit mit alten Menschen gegenüber anderen Bereichen, z.B. der Handchirurgie oder Intensivmedizin, um Jahre hinterher.
Dies liegt meiner Erfahrung nach auch daran, dass Kolleginnen und Kollegen, die weniger experimentierfreudig sind und dann auch noch in Einrichtungen arbeiten, die beim Ausprobieren neuer Möglichkeiten sofort einen hohen Anspruch an Rechtfertigungen stellen, sich oftmals blockiert fühlen, wenn sie aus fundierten, wiederkehrenden Erfahrungen ein (neues) therapeutisches Prinzip formulieren möchten. Wer arbeitet auf Befragung schon gerne „nach sich selbst“? So dient es eben der ganz alltäglichen Arbeit sehr zur Erleichterung, wenn man vor dem Hintergrund eines speziellen Konzeptes, welches benannt werden kann, seine therapeutische Arbeit macht. Dabei versteht es sich von selbst, dass nicht das „Therapieverfahren an sich“ sondern die adäquate Anwendung und Modifikation orientiert am Patienten letztlich den Erfolg bringt, und dies beruht ausschließlich auf fachlichen und persönlichen Kompetenzen und entsprechender Souveränität. Vermutlich werden mir die meisten Pflege-Therapeuten zustimmen, dass ganz selten nach „Bienstein-Fröhlich“ oder „Feil“ oder „Bobath“ in Reinform gearbeitet werden kann, sondern dass gerade in der Geriatrie mit dem Anspruch, die Multimorbidität der Patienten zu berücksichtigen, sehr konkret modifiziert und adaptiert werden muss.
Diese Überlegungen haben mich veranlasst, Sentitas auf die Füße zu stellen. Sie werden bemerken, liebe Leser, wenn Sie sich mit Sentitas beschäftigen, dass Ihnen eine Menge Altbewährtes begegnen wird. Ich hoffe, dass eben dieses Gefühl von einem Stück Vertrautheit dazu führen möge, dies in der Arbeit mit alten Menschen einzusetzen, auszuprobieren, zu modifizieren und sich eben an der (Weiter-) Entwicklung zu beteiligen. Ich verstehe Sentitas als Verfahren, das auch für andere Arbeitsbereiche, wie die der Intensivmedizin modifizierbar ist.

Sentitas ist ein sehr einfaches Konzept. Einfach im Sinn von ursprünglich, weil es eben genau auf dieser Ebene alte Menschen ansprechen soll, die oft im Sterbeprozess eine eigene Sensibilität entwickeln. Dies führt zwingend dazu, dass vieles was Sie bei der Anwendung von Sentitas erfahren, oftmals „kortikal" nicht zu erklären ist. Die große Therapeutin Berta Bobath erklärte einmal über ihr Verfahren, sie wisse nicht immer, warum es funktioniert, sie bemerke jedoch, dass es funktioniert. Ich möchte mich dem in bescheidenem Rahmen anschließen.

Trotz seiner „Alltäglichkeit" setzt die konkrete Anwendung die Akzeptanz der Grundannahme voraus, dass Sterbeprozesse zum Leben gehören und entsprechenden Umgang verdienen. Diese Grundannahme muss beim Anwender von Sentitas vorhanden sein, sonst wird die Therapie für ihn nicht stimmig und die entsprechenden Erfolge, also der positive Einfluss auf den Zustand des Sterbenden, bleiben aus. Damit unterscheidet sich Sentitas in nichts von anderen Verfahren wie beispielsweise der Validation: Wenn der echte Umgang mit der Gefühlswelt des dementen Menschen für uns etwas Befremdliches ist, was uns nicht entspricht, dem wir eher ausweichen, dann werden wir als validierende Therapeuten nicht glücklich werden.
So ist der erste Schritt zur Beschäftigung mit Sentitas der, dass der Therapeut sich mit der entsprechenden Hintergrundidee auseinandersetzt **und die Nähe zum Sterbenden sucht,** nicht die Distanz.

Der zweite Schritt: Annäherungen an Sterbende ...

Was der sterbende Mensch erlebt, bleibt uns meist verborgen. Im Sterben ist der Mensch nicht auf der Ebene ausdrucksfähig, die wir allgemein kennen und mit der wir vertraut sind: der verbalen Ebene. Vieles teilt er jedoch nonverbal mit, entweder durch zielgerichtete Mimik oder Gestik oder durch seine Befindlichkeit ganz allgemein, beispielsweise durch den Rhythmus seines Atems, die Farbe und Temperatur seiner Haut u.ä.. Vieles ist uns durch unsere Wahrnehmung zugänglich, jedoch die Verarbeitung unserer Wahrnehmungen kann uns einen Streich spielen, wenn wir versuchen, die Ausdrucksebenen des Sterbenden **verstehen** zu wollen, im Sinne einer kognitiven Auseinandersetzung. Jedoch nicht unser verstandesmäßiges Bewusstsein ist gefragt und alle Interpretationen unserer Beobachtungen führen uns nur noch mehr in die Irre. Ganz sicher falsch liegen wir, wenn wir jede Veränderung beim sterbenden Menschen als Ausdruck eines pathologischen Prozesses werten.

Zugang finden wir jedoch, wenn wir uns auf die Bewusstheit des sterbenden Menschen einlassen, mit dem sicheren Wissen, dass diese Bewusstheit auch in uns ist.
Glücklicherweise ist die Zeit des Irrtums vorbei, in der man annahm, dass beispielsweise komatöse Patienten „nichts mitbekommen" und jede Form bewusster und verbaler Zuwendung reine Verschwendung der Zeit sei, die man lieber für andere Patienten einsetzen sollte. Wir begannen, uns auch vermeintlich „bewusstlosen" Patienten zuzuwenden und entsprechende Erfolge stellten sich ein: So wird mit komatösen Patienten gesprochen, ihnen wird Musik angeboten und taktil-kinästhetische Stimulation. Auch der sterbende Mensch befindet sich auf (wechselnden) Bewusstseinsebenen, die oft für uns aus dem Standpunkt unserer Bewusstseinslage nicht zugänglich sind. Meiner Erfahrung nach spielt noch eine weitere „Kommunikationsebene" im Umgang mit Sterbenden eine Rolle, über das Hören und Berühren hinaus: die Körperliche. Ich habe eingangs erwähnt, dass die Atmung des Sterbenden und der Zustand seiner Haut viel über seine Befindlichkeit ausdrücken können. Darin unterscheiden sie sich in nichts von Nicht-Sterbenden: Auch wir können über unsere Atmung und beispielsweise unsere Körpertemperatur unsere Befindlichkeit zum Ausdruck bringen und damit natürlich auch Einfluss nehmen. Aus dieser Überlegung heraus habe ich vor einigen Jahren damit begonnen, nahen Kontakt zum Sterbenden zu suchen und – nicht immer, aber häufig – lege ich mich für einige Zeit zu dem Sterbenden. Dieser ganzheitliche Ansatz wird noch genauer beschrieben werden, jedoch habe ich ausnahmslos (!) die Erfahrung gemacht, dass ich durch mein Atmen und meine Körperwärme positiv auf die Befindlichkeit des sterbenden alten Menschen einwirken konnte. Die einzige Voraussetzung war, das Gespür, ob mein Angebot der Nähe für die aktuelle Situation und die individuellen Gegebenheiten vom Sterbenden akzeptiert werden konnten. Und die Reaktionen waren für mich fast immer eindeutig. Wo ich im Zweifel war, habe ich es bei der größeren körperlichen Distanz belassen und Alternativen gesucht.

Der dritte Schritt: ... und wie nah darf es sein?

Beobachter meiner Vorgehensweise wie Angehörige, Pflegekollegen, Praktikanten, kommentierten dies manchmal nicht ohne Schaudern in Bezug auf die Frage, ob der Mensch überhaupt noch lebe, denn tatsächlich ist die Beurteilung von Vitalfunktionen bei sterbenden alten Menschen ohne intensivmedizinische Technik nicht immer eindeutig.

Bei allem medizinisch nachvollziehbarem Bedürfnis, über die Herztod-und/oder Hirntod-Definition zu einem möglichst eindeutigen Ergebnis über die Schwelle von Leben und Tod zu kommen, sollte bei all dem nicht vergessen werden, dass der „cerebrale Kult" uns manchen Streich spielen kann. Seitdem wir dank unserer Hirnentwicklung etwas über eben dieses Organ in Erfahrung bringen konnten, bewegen wir uns selig in der Feed-Back Schleife, ohne zu bemerken, dass wir immer nur so schlau über uns sein können, wie unsere Hirnentwicklung es zulässt – und da sind wir ganz sicher noch nicht an der Spitze der Fahnenstange angelangt. Oder, wie F. Rest es ausdrückte: „Der Mensch ist nicht Person, weil oder sofern er ein Gehirn hat, sondern weil er ein Mensch ist". Ich möchte dies grundsätzlich für alles Leben betreffend erweitern. Und so alt wie die Menschheit selbst ist das Bewusst-Sein über die vielen Facetten unseres Bewusstseins, die weil verwirrend, gerne von der „reinen Lehre" der Cerebral-Fetischisten ignoriert werden. Vertreter dieser Zunft können sich eher ein Bewusst-**Haben** (oder eben Nicht-Haben) vorstellen als ein Bewusst-**Sein**. Der sterbende (alte) Mensch kann uns die Chance geben, den Facettenreichtum des „Selbst" zu entdecken, angefangen vom rationalen Bewusstsein über Aspekte des intuitiven Unbewusstseins bis hin zum spirituellen Nebenbewusstsein.

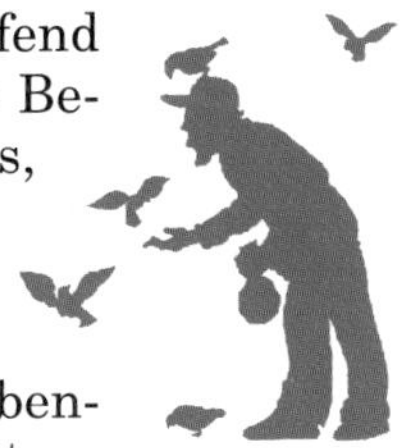

Gefühle, Träume, Sehnsüchte, Phantasien sind Gebilde, die nicht nur den „messbaren" cortikalen Prozessen zugeordnet werden können. In vielen Kulturen wird der Sitz des Unterbewusstseins in speziellen Körperorganen lokalisiert und jeder von uns kennt das „Gefühl" wie sich „Aufregung" „auf den Magen schlagen" kann und das Herz als eigentliches Zentrum von Gefühlen der Liebe ist ja schon sprichwörtlich.
Was geschieht mit unserem Un-Bewussten und Neben-Bewussten im Zustand der Bewusstseinseintrübung oder der Bewusstlosigkeit? Und welche Anteile existieren unabhängig von ihrer Zuordnung an irgendwelche körperlichen Strukturen, gleichgültig ob Herz oder Hirn?
Max Frisch stellte einmal die Frage: „Haben Sie Freunde unter den Toten?"

Somit gewinnt die eingangs gestellte Frage, wann und wann nicht mehr der sterbende alte Mensch (noch) lebe, eine eigene Bedeutungslosigkeit, denn auf diesen Zeit-**Punkt** kommt es nicht an: Es ist ein fließender Prozess.

Das Verschwinden von Bewusstsein in Form von komatöser Bewusstlosigkeit und letztlich auch im Sterben verstehe ich daher **nicht als Verlust, sondern als Veränderung.** Dabei will ich damit im Zusammenhang stehende Ängste und vor allem auch die Trauer nicht ignorieren. Sie sind angesichts eines solch großen Prozesses mehr als angebracht und als trauernde Angehörige würde ich auch ganz sicher lieber auf all die Prozesse pfeifen, denn die Trennung fällt so schwer. Dennoch: Wer sich mit Sterbenden beschäftigt, kommt nicht darum herum, sich mit seinem eigenen Sterben zu beschäftigen und es kann ein Geschenk von Sterbenden sein, uns an den Veränderungen vom **Bewusst-Haben** zur eigentlichen Form des **Bewusst-Seins** ein ganz kleines Stückchen teilnehmen zu lassen.

Der vierte Schritt: Unterstützung des inneren Erlebens Sterbender

Das innere Erleben Sterbender können wir nur auf der Grundlage von Beobachtungen und Vermutungen beschreiben. Wenn wir uns dabei nicht nur an die Ebene des rationalen Bewusstseins klammern, können wir trotzdem viel erfahren. Sterben will vollzogen sein. Es ist ein aktiver und energetischer Prozess und „passiert" nicht einfach. Der Vollzug des Sterbens kann von Mensch zu Mensch sehr unterschiedlich sein, manchmal dauert er Tage und Wochen, manchmal nur wenige Minuten oder gar Sekunden. Jedoch ist die Dauer nicht von der „Qualität" von dem „Angefüllt-Sein mit den Aufgaben des Sterbens" abhängig.
Obgleich häufig Erkrankungsprozesse ursächlich oder in Beteiligung für den Sterbeprozess mit verantwortlich sind, treten sie beim Sterben selbst in den Hintergrund und man gewinnt eher den Eindruck einer Reifung des Sterbenden als den des Siechtums. Damit kann auch das plötzliche Gefühl der Schmerzfreiheit verbunden sein, was deutlich machen sollte, dass die medikamentöse Schmerzlinderung als bisher einzig etablierte Form der Sterbebegleitung kein „Allheilmittel" sein kann, sondern bestenfalls eine Unterstützung.

- Der Sterbende scheint alle Kräfte in sein Innerstes zu versammeln. Nach außen beobachtbar ist die bläuliche Verfärbung und Kälte der Haut, und auch das trocken Werden der Schleimhäute, insbesondere bei Nase und Mund. Diese Sammlung „innerer Energien" hat jedoch Konsequenzen: Mund und Nase haben nicht mehr genug Flüssigkeit für wichtige Prozesse wie z. B. Sekretlösung und Luftbefeuchtung beim Atmen. Das Atmen wird dadurch erschwert, die Verschleimung der Atemwege gefördert. Die meist geschwächten Muskeln lassen nicht mehr ausreichende Bewegungen der Atemhilfsmuskulatur zur Unterstützung zu.

- Die Mangeldurchblutung der Haut führt zu Frieren und vermindert Spürerfahrungen der Oberflächen- und Tiefensensibilität.

Sentitas® hat u.a. die Aufgabe, den sterbenden Menschen in eben diesem Prozess der inneren Sammlung und Energiegewinnung zu unterstützen.
Dies geschieht einerseits durch die direkte Einflussnahme des Therapeuten: Meist mithilfe eines Co-Therapeuten wird der Sterbende in eine Lagerung gebracht, bei der er vollständig oder überwiegend im Arm des ebenfalls liegenden oder sitzenden Therapeuten ruht.

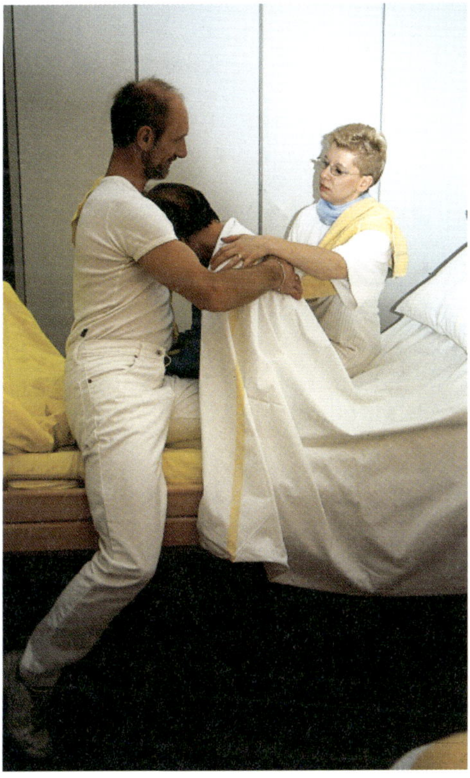

Abb. 33

Der Patient wird behutsam aufgesetzt und durch einen Co-Therapeuten unterstützt. (Ist ein Aufsitzen des Patienten nicht möglich, so wird er sanft in eine Seitlagerung gebracht)

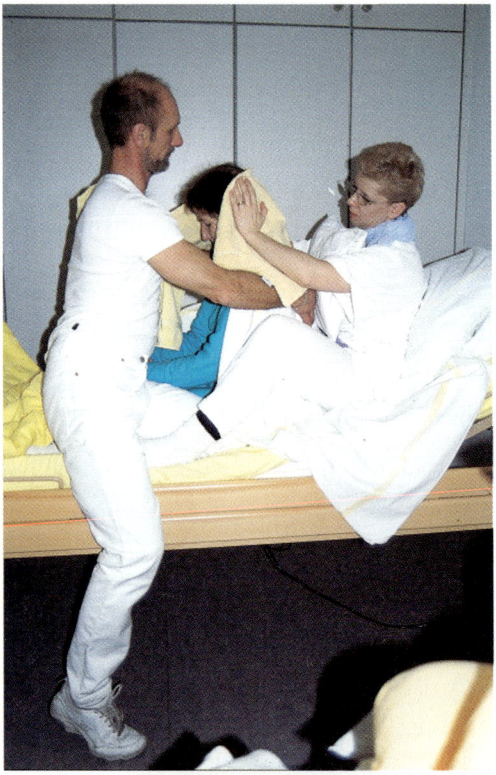

Abb. 34

Der Therapeut hat hinter dem Patienten Platz genommen und nimmt ihn nun behutsam in Empfang.

Laken zwischen Therapeut und Sterbenden sorgen ggf. für hygienische Ansprüche, kleine Kissen oder zusammengelegte Handtücher dienen dem Unterlegen und Unterstützen zur Optimierung der Bequemlichkeit. Der Hauptimpuls zur Geborgenheit geht jedoch vom Therapeuten aus. Hier geht es nicht um ausgeklügelte „Verfahren", die man sich aneignen könnte, sondern Kern ist die innere Zuwendungsbereitschaft und die, sich in seinem Spüren auf die Ebene des Sterbenden einzulassen. Dies ist sicher auch erfahrungsabhängig, aber auch Sympathie/Antipathiegefühle und die jeweilige „Tagesform" des Therapeuten spielen eine Rolle. Mir hilft es gut, die Augen zu schließen und mich auf die Atmung des sterbenden Menschen zu konzentrieren. Ich versuche dann mit Bewegungen den Ein- und Ausatmungsprozess zu unterstützen, in dem ich mich beispielsweise dehne oder meine Muskulatur ganz „weich“ mache. Auch sanftes hin und her Wiegen wirkt auf viele hypertone Patienten entspannend und krampflösend.

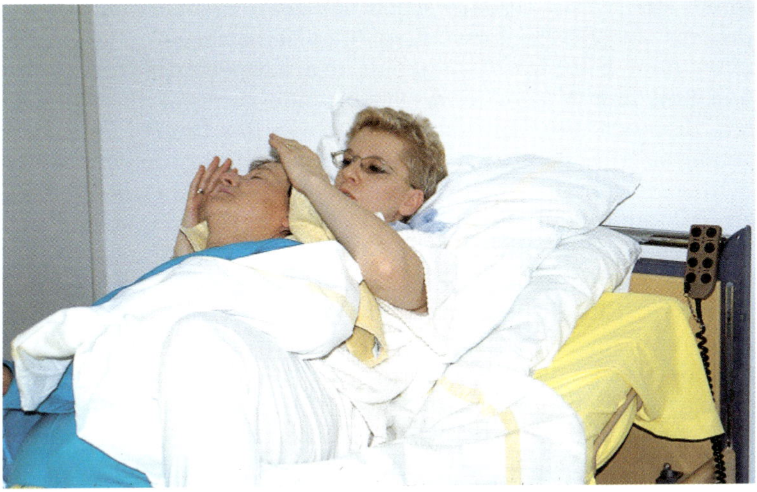

Abb. 35

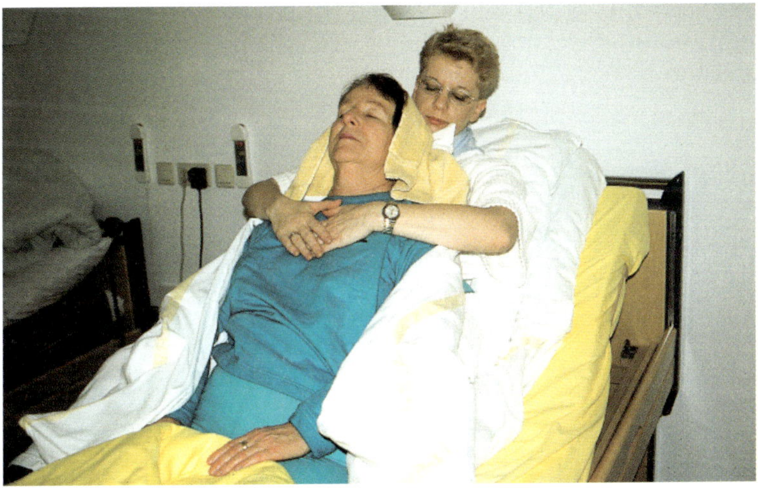

Abb. 36

Dies wird individuell begleitet von Worten, summen, Geschichten erzählen oder still sein. In einer Begleitung bin ich fast mit meinem Patienten etwas eingeschlafen.
Geborgenheit, Bewegung, Wärme und Atemrhythmus sind also die tragenden Elemente der Therapie. Damit unterstütze ich den Prozess des inneren Sammelns und lindere die physiologischen Konsequenzen hieraus.

Wie schon beschrieben, ist ausreichende Flüssigkeitszufuhr notwendig, zum einen um das Austrocknen der Schleimhäute zu vermindern, zum anderen, weil alle inneren Prozesse, von ausreichender Durchblutung abhängen. Viele alte Menschen sind während oder schon vor dem eigentlichen Sterbeprozess zu „Sondenkost“ Empfängern geworden. So glaubt man, dem Flüssigkeitshaushalt des Körpers durch Infusionen und/oder Magen- bzw. Nasensonde genug Tribut zu zollen, und sich dann mit dem Befeuchten der Lippen zufrieden geben zu können. In der Tat ist es schwierig, den meist im Schluckvorgang erheblich beeinträchtigten Menschen etwas zu Trinken einzuflößen, ohne das Risiko des Aspirierens einzugehen.
Sentitas® arbeitet mit „Nuckeln“. Aus mehreren Lagen Mull kann ein „Baumwoll-Nuckel“ in variabler Größe und Festigkeit in ausreichender Zahl gefertigt werden: Je nach Bedürfnis des Sterbenden kann dieser in nahezu alles getunkt werden, was beliebt und erlaubt ist (auf Kontraindikationen achten). Nicht nur Wasser, Saft und Tee, sondern auch (bevorzugt dunkles) Bier finden Gefallen. Dem folgen Hühnersüppchen, frisch zubereitetes dünnflüssiges Apfelkompott (kaum Zucker!) und dergleichen mehr. In der Menge und Anwendungshäufigkeit muss selbstverständlich sorgfältig variiert werden.

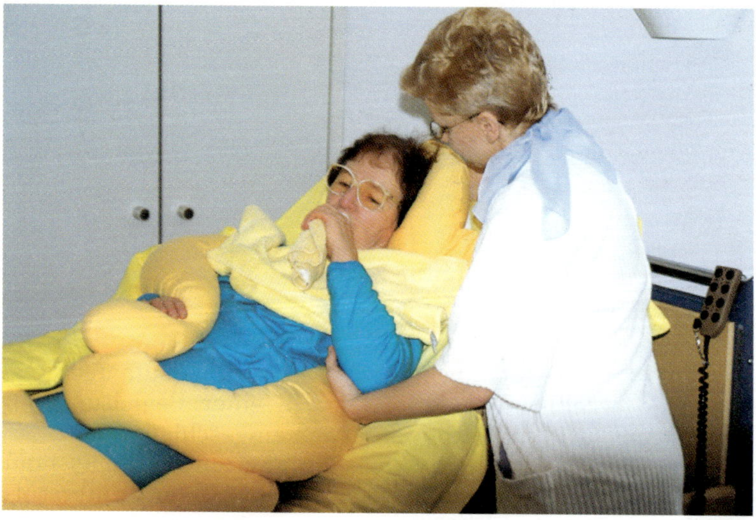

Abb. 37: Das Angebot eines „Nuckels“ aus dem Sentitas® Programm

In den allermeisten Fällen wurde dieses Angebot gut von meinen Patienten angenommen. Letztlich ist es eine Variante der etablierten Facio-Oralen Therapie, bei der Patienten mit Schluckstörungen zu Beginn auch kleine Apfelstückchen oder ähnliches in Mull gewickelt zur Stimulation für den Mundraum angeboten bekommen.
Der Einsatz des „Nuckels“ im Senitas® Konzept dient wohlgemerkt nicht dazu, den Flüssigkeitsbedarf zu decken, sondern primär über einen hochsensiblen Bereich, nämlich der gustatorischen und auch olfaktorischen Wahrnehmung, dem Sterbenden angenehme Spürerfahrungen anzubieten, und ihm auf eine sehr ursprüngliche Art der Zuwendung Geborgenheit zu vermitteln.

Schwerstpflegebedürftige und sterbende alte Menschen sind meist immobil. Diese Immobilität hat zur Konsequenz, was umgangssprachlich als Bettlägerigkeit bezeichnet wird. Viel gravierender ist jedoch, dass die Lage im Bett meist von selber nicht oder nur geringfügig verändert werden kann. Pflegetherapeutisch muss darauf reagiert werden a) durch (meist) passives Mobilisieren und b) durch entsprechendes Lagern des Patienten. Die Auswahl der Lagerung richtet sich zum einen nach der therapeutischen Zweckmäßigkeit bei dem zugrunde liegenden Krankheitsbild (z.B. klassisch: die spastikhemmende Lagerung), aber ebenso wichtig ist zum anderen das Wohlbefinden des Patienten.
Die Bedeutung des taktil-kinästhetischen Systems zur Selbst-Entwicklung, Selbst-Erhaltung und Selbst-Erfahrung wurde schon in mehreren Kapiteln ausgeführt. Auch der sterbende Mensch benötigt Unterstützung und Konkretisierung in seinen Spürerfahrungen. Ein weiteres Kennzeichen des inneren Erlebens im Sterbeprozess ist die Veränderung des Gefühls für Zeit und Raum, insbesondere in Bezug auf die konkrete Zeit im „Jetzt“ und auf den konkreten Raum im „Hier“. Obgleich dies ein sehr entlastender Vorgang ist, befindet sich der Sterbende weiterhin im Kontakt mit dem „Hier und Jetzt“ seiner Umgebung. Die wohl permanenteste unmittelbare Umgebung bildet dabei sein Bett. Hinzu kommen alle Außenreize, die durch pflegerische Maßnahmen, soziale Kontakte etc. gegeben sind. Fröhlich und Bienstein haben mit ihrem Konzept der „Basalen Stimulation in der Pflege“ einen bedeutenden Beitrag geleistet, auf Menschen mit veränderter Wahrnehmung – vor allem von sich selbst – besonders einzugehen. Dazu gehören unter anderem die Berührungskonstanz in der pflegerischen, therapeutischen oder ärztlichen Arbeit am Patienten, das dreidimensionale Erfahrbar-Machen des

Körpers, oder auch die Initialberührung bei Kontaktaufnahme. Diese Prinzipien sind hervorragend übertragbar in der Anwendung auf sterbende Menschen.
Die Lagerung betreffend eignet sich häufig eine Form, die als „begrenzende Lagerung" beschrieben wird: ein wesentlicher Auftrag an die Lagerung ist es, den Körper des Patienten mittels Decken und Kissen zu umgrenzen und in seinen Konturen nachzuformen. Ich habe zu diesem Zweck ein Lagerungshilfsmittel entwickelt, dem ich den Namen „Sensi-Bär"® gegeben habe. Die Silbe „Sensi" soll auf sein Haupteinsatzgebiet hinweisen und der Bär macht ähnlich wie der Teddybär darauf aufmerksam, dass es um die Vermittlung von Geborgenheit geht, die für mich durch den Teddybär seine Symbolik findet. Der Sensi-Bär® ist demnach ein sehr weicher, langer und unproportionierter „Bär" aus kochfestem Jersey mit hypoallergener Füllung, der in sehr vielen Varianten an den Patienten und um ihn herum geschmiegt werden kann. Dabei wirkt er gleichzeitig stützend und unterstützend, beispielsweise im Rückenbereich und zur Freilagerung der Ferse bei Dekubitusgefahr. Der Sensi-Bär® kann alleine als Lagerungsmittel eingesetzt oder bei Bedarf durch Kissen u.ä. ergänzt werden. In seiner „Prototyp"-Anwendungsmöglichkeit liegt der Patient in ca. 30° Seitlagerung, sein Kopf wird von dem Kopf des Sensi-Bärs wie durch ein Kissen unterstützt und die „Arme" und „Beine" des Sensibärs umwickeln oder unterlagern oder liegen auf den Armen und Beinen des Patienten: es entsteht wieder das Gefühl des „in den Arm genommen Seins". Diese Lagerung setzt entweder den ganzheitlichen Körpereinsatz des Therapeuten fort, dient als Ergänzung oder als Alternative, wenn der direkte Körperkontakt nicht gewünscht wird. Eine Besonderheit an den „Pfoten" des Sensi-Bärs ist, dass sie von der Größe her mit „Waschhandschuhen" kompartibel sind: die Waschhandschuhe werden über die „Pfoten" gestülpt und in dem Zwischenraum können beispielsweise kleine Sandsäckchen oder Erbsensäckchen befestigt werden: Die so beschwerten „Pfoten" können druckstimulierend auf bestimmte Körperbereiche des Patienten gelegt werden, z.B. am Humeruskopf oder im Hüftbereich oder auch auf das untere Drittel des Sternums oder den Ledenwirbelsäulenbereich, um das Körperbewusstsein zu unterstützen (siehe Abb. 38).

Im Arbeiten nach „Basaler Stimulation" konnte immer wieder die Beobachtung gemacht werden, dass Patienten, die sich ihrer körperlichen Identität und Integrität nicht sicher waren, mit erhöhter Anspannung und nach Möglichkeit mit

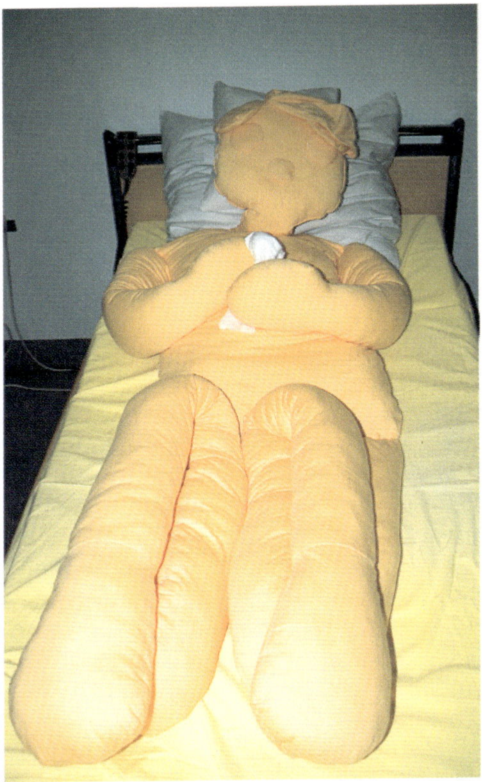

Abb. 38: Der Sensi-Bär®

erhöhter (meist nicht zielgerichteter) Motorik reagierten, um sich Spürerfahrungen „deutlich“ zu machen. Die begrenzende Lagerung einerseits führte nachweislich zur Regulierung des Muskeltonus, Verminderung der Hypermotorik und Verbesserung des Wohlbefindens. Andererseits spielte auch das bewusst Machen von „oben“ und „unten“ eine entscheidende Rolle für den Patienten, seine Integrität zu spüren.

In meiner praktischen Arbeit umwickeln wir die Füße der Patienten oft mit Wattebandagen. Dies ist eine gute Alternative, wenn Socken zu eng wären, oder beim Anziehen durch die Scherkräfte für die empfindliche, von Dekubiti bedrohte Haut (Fersen!) contraindiziert wären. Außerdem werden die Füße warm gehalten. Je nach Bedürfnis des Patienten kann man zur Konkretisierung des Spürens ein Frotteetüchlein oder Ähnliches zwischen Fuß und Bandage geben. Somit wäre das „Unten“ gut versorgt.

Für den Kopf boten sich nicht so viele Möglichkeiten an: Zwar könnte man Patientinnen ein Kopftuch anbieten oder Patienten eine Mütze, jedoch war dies nicht immer zur Hand und außerdem vielleicht zu warm, zu unbequem oder Ähnliches. So bleibt meist das Angebot, dem Patienten ein Handtuch auf den Kopf zu legen, was sehr gut angenommen wird, jedoch zu verrutschen droht, und dann vielleicht ins Gesicht fällt. Außerdem wurde das Handtuch oft von Angehörigen entfernt, die der Ansicht waren, die alten Menschen sähen damit „lächerlich" aus. Wie auch immer.
Bekannt ist jedoch, dass alte Menschen in der Tat gerne eine Kopfbedeckung tragen und dies nicht nur gegen Regen oder Sonneneinstrahlung, sondern weil es angenehmen Schutz für den im Alter offensichtlich empfindlicheren Kopf bietet. Selbst die sprichwörtliche „Schlafmütze" der früheren Zeiten, insbesondere in kalten Schlafräumen, lässt darauf schließen.
So bot sich für mich an, mithilfe meiner Freundin, ein „Häubchen" zu entwerfen, das allen Anforderungen des angenehmen Tragens entspricht, nicht verrutscht, und eben „neutral" für männliche wie weibliche Patienten aussieht. In der Farbe des Kopfkissens fällt es nicht weiter auf, der Schnitt ist einfach und der alte Mensch fühlt sich im wahrsten Sinne des Wortes behütet. Therapie in der Geriatrie ist Liebe zu Details.

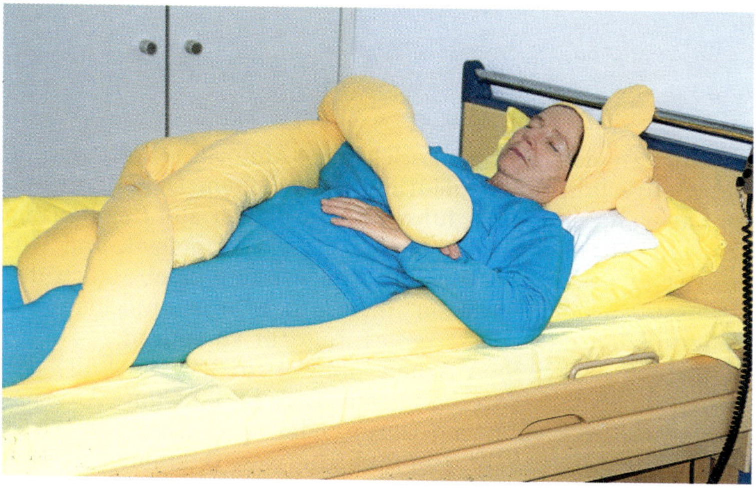

Abb. 39: Patient mit „Sensi-Bär" und „Häubchen"

Der fünfte Schritt: die neue „Sinnlichkeit“ erkennen

Im vierten Schritt fand besonders das taktil-kinästhetische Erleben des sterbenden Menschen Berücksichtigung. Ich möchte nochmals darauf hinweisen, dass meines Erachtens Sterben kein pathologischer Prozess ist. Jedoch führen im Alter oft pathologische Prozesse in multimorbider Form zum Tode. Die zugrunde liegenden Erkrankungen haben meist eine „neurologische“ Komponente, seien es die apoplektischen Insulte, dementielle Prozesse, oder auch „nur“ Durchblutungsstörungen im Gehirn, als Folge von Herz-Kreislauferkrankungen und/oder Immobilität. Kurzum der alte schwerstpflegebedürftige oder sterbende Mensch wird meist als weniger „zugänglich“, kaum ansprechbar und letztlich „verwirrt“ erlebt. Verwirrung, die ganz sicher immer auf Gegenseitigkeit beruht. Das eigentliche Drama liegt jedoch darin, dass unter dem Begriff der „Verwirrung“ alles stigmatisiert und pathologisiert wird, was der schwerstpflegebedürftige oder sterbende alte Mensch zum Ausdruck bringt. Dahinter verbirgt sich meist gar keine böse Absicht, sondern eher die vermeintliche Bestätigung des Defizitmodells „Alter“.
Ein Ansatz, der uns jede Neugier nimmt, der keine Fragen mehr stellt, der keinen Raum mehr für Entdeckungen bietet.

Suchen wir nach Alternativen. Ein literarischer Ausdruck für Sterben ist „das Schwinden der Sinne“. Unsere Sinnlichkeit scheint also ein wesentlicher Bestandteil unseres Lebens zu sein – aber wohl auch einer unseres Sterbens. Selbst das „Schwinden“ der Sinne kann als ein Vorgang der Umwandlung verstanden werden, der Veränderung.

Das Wort „Sinn“ ist sprachverwandt mit „senden“, ausgedrückt dadurch, das etwas eine Richtung nimmt, von A nach B geschickt wird, einen Weg nimmt. Unsere Sinne sind Instrumente unserer Wahrnehmung sowohl für die „Außenwelt“ als auch für uns selbst. Mit unseren Sinnen sehen wir uns, wir hören wie wir sprechen, wir riechen unseren Duft und vor allem wir spüren, wo wir uns befinden, ob wir Schmerzen haben, wir spüren Lust und Wohlbefinden. Bei sterbenden Menschen ist zu beobachten, dass die „Kopfsinne“ im Verlauf des Sterbeprozesses ihre Aktivität verringern, die „Körpersinne“, insbesondere das taktil-kinästhetische System, ihre Sensibilität erhöhen. „Kortikale“ Sinnesleistungen verändern sich: Der Orientierungs-Sinn, der Zeit-Sinn, der Gemeinschafts-Sinn. Der Körper hingegen scheint sich auf eine

eigene Sinnlichkeit vorzubereiten, die sich zunehmend im Inneren vollzieht und durch Sentitas-Angebote, wie bereits im vierten Schritt beschrieben, unterstützt werden kann. In dieser „Körpersinnlichkeit“ scheint meinen Beobachtungen zur Folge, und die Literatur bestätigt dies, auch der „Schmerz“ eine untergeordnete Rolle zu übernehmen; somit kann Schmerzmedikation nach dem „Gieskannenprinzip“ auch contraindiziert sein. In diesem Prozess bekommt man den Eindruck, der Sterbende „vernimmt“ über seinen Körper höchst sensibel Eindrücke, die nicht mehr nur dem Hören, dem Sehen oder dem Riechen zuzuordnen sind. Dieser Umstand erhebt Ansprüche an eine erhöhte Durchlässigkeit und Sinnlichkeit der sterbebegleitenden Menschen, deren Aufgabe es ist, die Vergewisserung und Vermittlung dieser „neuen“ Sinnlichkeit zu unterstützen.
Auf dieser Ebene wird es irrelevant, ob wir das als „verwirrt“ erleben oder gar dem schwerstpflegebedürftigen oder sterbenden alten Menschen „Halluzinationen“ attestieren.

In unserer sterbebegleitenden therapeutischen Unterstützung kommt es ausschließlich darauf an, was für den individuellen alten Menschen sein Wohlbefinden auf der Grundlage einer veränderten Sinnlichkeit fördert. Und dies gemessen an gar nichts! Schon gar nicht an der Frage irgendwelcher „üblicher“ Verfahrensweisen.

Der sechste Schritt: Sterberituale

Dieses Kapitel, liebe Leser hat Ihnen die therapeutischen Grundüberlegungen und Verfahrensweisen von Sentitas® vorgestellt.
Sentitas® ist jedoch nicht nur **therapeutisches** Programm. Es umfasst insgesamt eine Umgangsweise mit dem Sterbenden, die sich auf dem Charakter von Ritualen begründen lässt. Da „Sterben“ kein Erkrankungsprozess ist, versteht sich „Sentitas“® auch nicht nur als palliative Therapie, sondern auch als Unterstützung im Umgang des Sterbenden mit sich selbst und seiner Umgebung- seinen Angehörigen. Da oft das Sterben alter Menschen in Krankenhäusern und unter anderen institutionalisierten Bedingungen stattfindet, halte ich es gerade für unsere (ergo-)therapeutische Aufgabe, Verantwortung für die sog. „Alltagsrelevanz“ zu übernehmen, die außerhalb unseres therapeutischen „Settings“ liegt.
Der Umfang orientiert sich sicher nach der individuellen Situation des Sterbeprozesses und kann viele Wochen und Monate oder auch nur einige Stunden umfassen.

Riten bringen für sterbende Menschen und ihre Umgebung Struktur und Vertrautheit. Alle Kulturen kennen Sterberiten; in unserem institutionalisierten Denken scheinen sie jedoch oft ihren Platz verloren zu haben oder werden auf die opportunen Gepflogenheiten des jeweils kirchlichen Trägers der Einrichtungen beschränkt. Rituale sind nicht nur für den Sterbenden selbst hilfreich, sondern auch für die trauernden Angehörigen in den ersten Stunden und Tagen nach dem Eintritt des Todes.
Sicher ist manches am Sterbebett eines Krankenhauses oder Pflegeheimes nicht möglich, und könnte Anlass für Überlegungen sein, den Sterbenden nach Hause zu holen. Aber unabhängig davon gibt es mehr Möglichkeiten, als man vermutet.

Im Folgenden stelle ich Ihnen ein „Sammelsurium" von Anregungen dar, die weder den Anspruch auf Vollständigkeit erheben, noch den, „genau so" befolgt zu werden. Es sind erprobte Möglichkeiten aus meinem „Sentitas"-Schatzkästchen, die Sie einladen sollen, das eine oder andere in Bezug auf die ganz individuellen Bedürfnisse eines jeden schwerstpflegebedürftigen oder sterbenden alten Menschen einzusetzen.

- Muskeln und Gelenke sind Sitz von Rezeptoren, die für die Wahrnehmung tiefensensibler Spürerfahrungen essentiell sind. Immobile alte Menschen haben fast immer ein Defizit an Stimulanzien für Muskeln und Gelenke. Mit sanftem Mobilisieren und vor allem Schaukeln können Sie täglich Kontrakturen vorbeugen und Wohlbefinden vermitteln. Zum sanften Handling sind meist 2 Pflegetherapeuten und der Einsatz von Hilfsmitteln erforderlich. Mittels „Drei-Hand-Griff" lässt sich der Patient von zwei Personen gut sanft hin und her wiegen. Gute Dienste leistet auch ein großes Laken, auf das der Patient gelegt und anschließend darin eingehüllt wird. So geborgen, kann auch an die Bettkante mobilisiert werden, insbesondere wenn das Laken so eingesetzt wird, dass es bei mangelnder oder fehlender Rumpfstabilität die empfindliche Halswirbelsäule unterstützt.
- Sehr gute Erfahrungen habe ich auch mit musikalischer Untermalung, insbesondere mit beschwingten Walzermelodien gemacht.
- Die tägliche Körperpflege sollte selbstverständlich nach den Prinzipien der „Basalen Stimulation" erfolgen.

- Ein warmes Bad in der Badewanne tut Sterbenden sehr gut, sofern keine direkten medizinischen Kontraindikationen vorliegen. Mit Hilfe moderner Lifter, in die der Patient gut eingebettet ist, kann er sicher transportiert werden.
- Alternativ bzw. zusätzlich sind warme bis heiße Fußbäder eine Wohltat, wenn das Sitzen dem Patienten zuzumuten ist.
- Sehr gute Erfahrungen habe ich auch mit dem Angebot gemacht, mit den Händen in einer Wasserschüssel zu „planschen". Wasser ist das Urelement, dem sich viele (alte) Menschen sehr verbunden fühlen.
- Körperpflege kann auch als „Reinigungsritual" zelebriert werden mit entsprechenden Essenzen, Düften, Cremes. Dabei ist oft weniger das Einbeziehen des gesamten Körpers wichtig, als die Art der bewussten Zuwendung.
- Zur Körperpflege gehören selbstverständlich auch gepflegte Haare. Das Bürsten der Haare wird meist sehr angenehm empfunden. Eine qualitativ hochwertige Bürste massiert sanft die Kopfhaut und stimuliert das Körperbewusstsein für „oben" (sh. auch den Einsatz von Häubchen). Wie viele Haare der Patient hat und wie lang sie sind, spielt dabei keine Rolle.
- Im Zusammenhang mit der Körperpflege steht auch die Bekleidung des alten Menschen. Im Kapitel 16: „Ruhe genießen" hatte ich schon angesprochen, wie ungünstig sich eine ständige „Nachtbekleidung" auf die Orientierung und Tagesstrukturierung auswirkt. Aber auch gerade im Sterbeprozess sollte das „Kranken-Image", das sich nicht zuletzt durch die weißen „Flügelhemden" im Krankenhaus ausdrückt, vermieden werden. Alternativen sind geeignete „Wachanzüge und Taghemden", farbig bzw. festlich gestaltet, schöne Kragen, Jacken, Westen. Fürs Ambiente taugen bunte Decken und Tücher, edle Bettwäsche und dergleichen mehr. Einiges kann auch der Bekleidung des Toten dienen oder als Beigabe in den Sarg. Wer bei dieser Aufzählung das Gefühl bekommt, dass dies alles doch eigentlich nicht mehr der Mühe wert sei und fast paradox anmute angesichts der Tatsache, dass im Sterben ja schließlich das Leben zu Ende gehe, der möge sich fragen, ob weniger oder gar leichter in einer unpersönlichen Umgebung gestorben wird. Sterben ist das letzte große Ereignis in (diesem) Leben, es sollte meiner Meinung nach, auch dementsprechend gewürdigt werden!

- Krankenhäuser lassen vermeintlich gar nicht die Frage offen, ob es nicht auch angebracht sei, bei entsprechender Befindlichkeit mit dem Sterbenden das Haus auch mal zu verlassen. Sicher ist das eine Frage der „Transportfähigkeit“ des alten Menschen. Inzwischen gibt es jedoch sehr hochwertige Lagerungsrollstühle, in denen auch der geschwächte Patient gut aufgehoben ist. Ich habe schon von dem Pflegeheim in der Oberlausitz berichtet, in dem es Brauch ist, ganz selbstverständlich auch bettlägerige Patienten in den Garten zu schieben. Ich stelle es mir sehr beruhigend vor, wenn ich im Sterben Gelegenheit hätte, Sonnenschein, Vogelzwitschern und Blütenduft zu genießen. Schön sind auch Rituale, in denen bei entsprechender Befindlichkeit der Sterbende ein Bäumchen pflanzt. Diese Gesten spenden sehr viel Trost!
- Essen und Trinken hält nicht nur Leib und Seele zusammen sondern wirkt auch sehr unterstützend und integrierend bei allen damit zusammenhängenden Prozessen. Wie schon angesprochen, werden viele alte sterbende Menschen „künstlich“ ernährt, aber grundsätzlich gehört zur Überlegung der Sterberituale auch das gemeinsame festliche Essen. Soweit bekömmlich, sollten die Lieblingsspeisen auf dem Küchenzettel stehen, ein festliches Ambiente, vielleicht mit Kerzenlicht und schön gedecktem Tisch (und wenn es nur das Nachttischchen am Pflegebett ist) versteht sich eigentlich von selbst. Für sehr tröstend für die Angehörigen halte ich auch den Brauch, ein Essensritual mit dem Sterbenden als „Leichenschmaus“ nach der Beerdigung wiederkehren zu lassen mit einem extra geschmückten, freien Platz zu Ehren und zum Gedenken des Verstorbenen.
- Schließlich dienen Glücksbringer, Amulette, religiöse Symbole, die Milchzähnchen der Kinder oder Enkelkinder, geliebte Fotographien, Kuscheltiere, Blumen, duftende Aromaöle und der gleichen mehr, dem Ambiente des sterbenden Menschen. Sie symbolisieren Vertrautheit und geben Geborgenheit. Für die Angehörigen kann es tröstlich sein, dem Verstorbenen einige dieser Gegenstände als Grabbeilage mit in den Sarg zu geben.

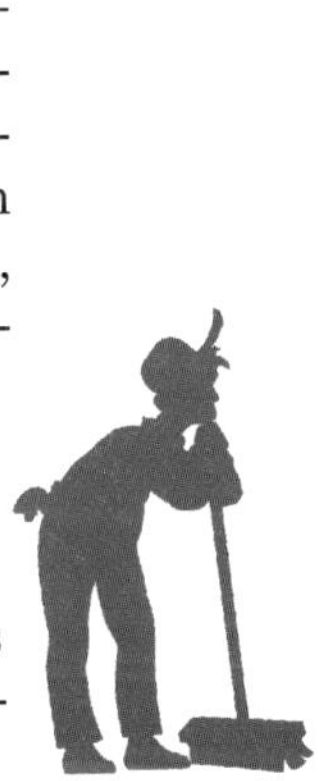

Empfehlungen zur Vertiefung der Thematik

Gestalten Sie in Worten oder mit Zeichnungen Ihr Grab! Was soll auf Ihrem Grabstein stehen? Blumenschmuck? Umgebung? Himmelsrichtung?

Schreiben Sie einen Nachruf für sich selbst.

Hätten Sie gerne „Grabbeigaben“? Welche?

Möchten Sie, dass bei der Ihrer Beerdigung gesungen wird? Welche Lieder? Instrumentelle Begleitung?

Teil 5

Was sonst noch wissenswert ist

Literatur

Affolter, Felicie: Wahrnehmung, Wirklichkeit und Sprache. Neckar Verlag, Villingen 1987

Becker, Jutta: Gell, heut' geht's wieder auf die Rennbahn; Arbeitshilfe Demenz (zu beziehen über: Arbeitszentrum Fort- und Weiterbildung Stiftstraße 14; 64287 Darmstadt)

Berghoff, Ingrid: Förderpflege mit Dementen. Urban und Fischer Verlag, München 1998

Bienstein, Christel, Fröhlich, Andreas: Basale Stimulation in der Pflege. Verlag selbstbestimmtes Leben, Düsseldorf 1997

Butler, R., Lewis, M.: Alte Liebe rostet nicht – Über den Umgang mit Sexualität im Alter. Huber Verlag, Bern 1996

Davies P.M.: Wieder Aufstehen. Springer Verlag, Berlin/Heidelberg/New York 1995

Demencia Care Mapping (Informationen zu beziehen über: Meinwerk Institut, Giersmauer 35, 33098 Paderborn)

Dethlefsen, Thorwald, Dahlke, Rüdiger: Krankheit als Weg. Goldmann, München 1990

Erickson, E.H.: Identität und Lebenszyklus. Suhrkamp Taschenbuch, Frankfurt/M. 1973

Feil, Naiomi: Validation – ein neuer Weg zum Verständnis alter Menschen. Delle Karth Verlag, Wien 1990

Fenske-Deml, Sabiene: Mein Gehirn kennt mich nicht mehr. verlag modernes lernen, Dortmund ^{2}2000

Fiedler, Petra: Vertellekes – ein Frage- und Antwortspiel für alte Menschen. Vincentz Verlag, Hannover

Gesellschaft für Inkontinenzhilfe GIH: Geschäftstelle: Friedrich-Ebert-Straße 124, 34119 Kassel

Hutzelmeyer, H.-D. Dr.: www.hansbaer.de

Kast, Verena: Freude, Inspiration und Hoffnung. Walter Verlag, Olten/Schweiz 1991

Kübler-Ross, E: Interviews mit Sterbenden. Droemer, München 1999

Kyber, Manfred: Das Manfred Kyber Buch. Rowohlt Verlag, Reinbek 1993

Latz, Inge: Musik im Leben älterer Menschen. Dümmler Verlag, Köln 1995

Martin, E., Junod, J.P. (Hrsg): Lehrbuch der Geriatrie. Huber Verlag, Bern 1990

Mc Caffery, Margo, Beebe, Alexandra, Latham, Jane: Schmerz. Ullstein Mosby, Berlin/Wiesbaden 1997

Perfetti, C.: Der hemiplegische Patient. Pflaum Verlag, München 1997

Rest, Franco: Sterbebeistand – Sterbebegleitung – Sterbegeleit. Verlag Kohlhammer, Stuttgart 1998

Rigling, Petra: Hirnleistungstraining. verlag modernes lernen, Dortmund 1988

Rinpoche, Sogyal: Das tibetische Buch vom Leben und vom Sterben. O.W. Barth Verlag, Bern/München/Wien 1993

Rogers, Carl R.: Der neue Mensch. Klett-Cotta Verlag, Stuttgart 1997

Romero, Barbara: Selbsterhaltungstherapie bei Alzheimerkrankheit. In: Ergotherapie und Rehabilitation, 1997, S. 180-185

Schaade, G.: Ergotherapie bei Demenzerkrankungen. Springer Verlag, Berlin/Heidelberg/New York 1998

Schürenberg, A.: Die atemstimulierende Einreibung. In: Pflege aktuell 5/95

Schweizer, Verena: Neurotraining. Springer Verlag, Berlin/Heidelberg/New York 1989

Urbas, Lothar: Pflege eines Menschen mit Hemiplegie nach dem Bobath-Konzept. Thieme Verlag, Stuttgart 1996

Thüler, Maya: Wohltuende Wickel. Maya Thüler Verlag, Worb (CH) 1998

Wais, M.: Neuropsychologie für Ergotherapeuten. verlag modernes lernen, Dortmund ^{4}1999 (verb. Auflage bearbeitet von S. Fenske-Deml)

Werner, Monika: Ätherische Öle. Gräfe und Unzer Verlag, München 1993

Wilber, Ken: Wege zum Selbst. Goldmann Verlag, München 1993

Stichwortverzeichnis

Raum für Notizen:

Raum für Notizen:

Raum für Notizen:

Ihre Praxis ist unser Programm!

Qualifizierung durch kompetente Fachbücher

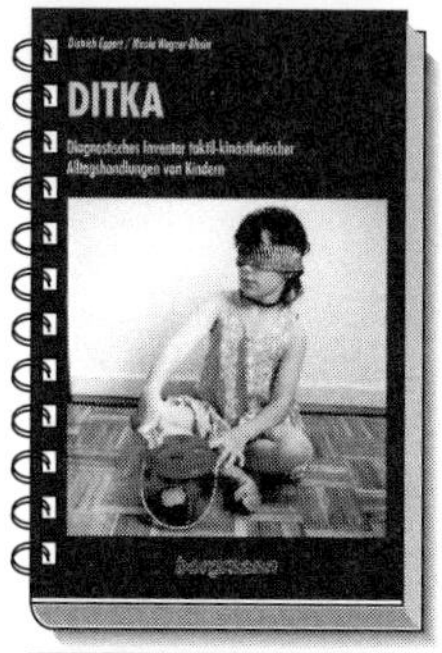

Dietrich Eggert / Nicola Wegner-Blesin

DITKA

Diagnostisches Inventar taktil-kinästhetischer Alltagshandlungen von Kindern

◆ 2000, 304 S., Format 16x23cm, Ringbindung, ISBN 3-86145-192-1, Bestell-Nr. 8559, DM/sFr 49,80, ÖS 374,–

Sabiene Fenske-Deml

Alternativen und Altbewährtes für Alte Menschen

Ein therapeutisches Lehr- und Arbeitsbuch für Medizinalfachberufe

◆ 2000, 360 S., farbige Gestaltung, Format 16x23cm, gebunden, ISBN 3-8080-0451-7, Bestell-Nr. 1035, DM/sFr 44,00, ÖS 330,– bis zum 30.9.00, danach DM/sFr 54,00, ÖS 405,–

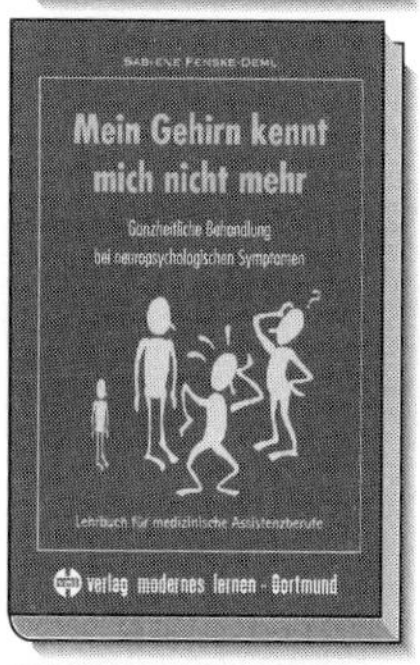

Ulla Kiesling

Sensorische Integration im Dialog

Verstehen lernen und helfen, ins Gleichgewicht zu kommen

◆ 2. Aufl. 2000, 200 S., 66 Farbabb., Format 16x23cm, br, ISBN 3-8080-0446-0, Bestell-Nr. 1034, DM/sFr 42,00, ÖS 315,–

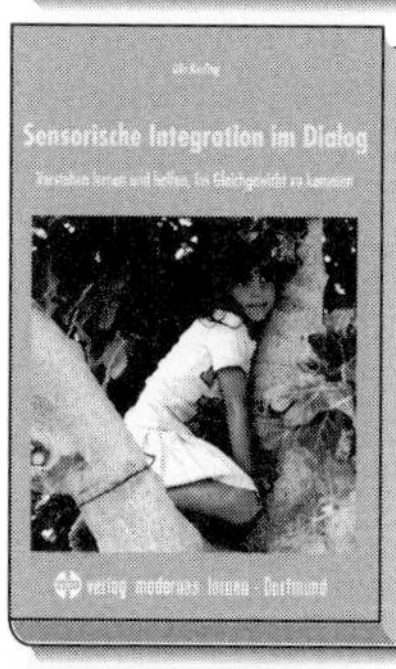

Sabiene Fenske-Deml

„Mein Gehirn kennt mich nicht mehr ..."

Ganzheitliche Behandlung bei neuropsychologischen Symptomen
Lehrbuch für medizinische Assistenzberufe

◆ 2. Aufl. 2000, 224 S., Format 16x23cm, geb. ISBN 3-8080-0412-6, Bestell-Nr. 1030, DM/sFr 48,00, ÖS 360,–

Oliver Künzel

Spuren auf der Haut

Ein therapeutisches Programm

◆ 1999, 48 Blatt, stabiler farbiger Karton, Format DIN A4 quer, Ringbindung ISBN 3-8080-0458-4, Bestell-Nr. 1036, DM/sFr 39,80, ÖS 299,–

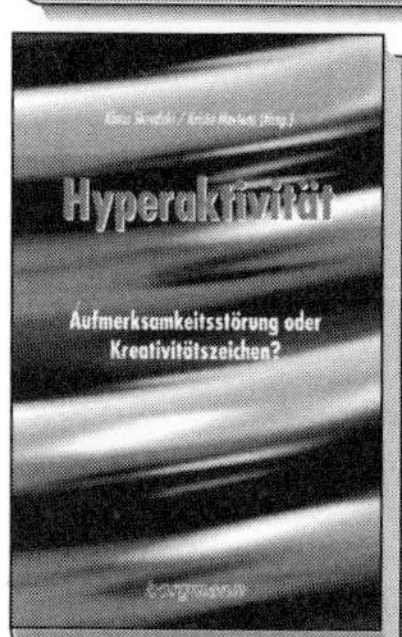

Dorothee Mecklenfeld

Die Welt in den Ohren

Lebensqualität mit Tinnitus

◆ 1999, 212 S., mit Fotos, Format DIN A5, br ISBN 3-8080-0427-4, Bestell-Nr. 1912, DM/sFr 29,80, ÖS 224,–

Winfried Palmowski / Matthias Heuwinkel

„Normal bin ich nicht behindert!"

Wirklichkeitskonstruktionen bei Menschen, die behindert werden

◆ Okt. 2000, 320 S., Format 16x23cm, br, ISBN 3-86145-198-0, Bestell-Nr. 8403, DM/sFr 34,00, ÖS 255,– bis zum Erscheinen, danach DM/sFr 38,00, ÖS 285,–

Helga Sinnhuber

Sensomotorische Förderdiagnostik *neu*

Ein Praxishandbuch zur Entwicklungsüberprüfung und Entwicklungsförderung für Kinder von 4 bis 7 1/2 Jahren

◆ Nov. 2000, 256 S., Format 16x23cm, Ringbindung, ISBN 3-8080-0469-X, Bestell-Nr. 1148, DM/sFr 38,00, ÖS 285,– bis zum 30.11.00, danach DM/sFr 44,00, ÖS 330,–

◆ Dazu:
Sensomotorisches Entwicklungsgitter
nach Kiphard/Sinnhuber, 0-7 1/2 Jahre
Nov. 2000, Format DIN A3 (25 St.), Bestell-Nr, 5107, DM/sFr 12,80, ÖS 96,–

Chava Shelhav-Silberbusch

Bewegung und Lernen

Die Feldenkrais-Methode als Lernmodell

◆ 1999, 256 S., mit farb. Abb., Format 16x23cm, br ISBN 3-8080-0441-X, Bestell-Nr. 1102, DM/sFr 42,00, ÖS 315,–

Klaus Skrodzki / Krista Mertens (Hrsg.)

Hyperaktivität

Aufmerksamkeitsstörung oder Kreativitätszeichen?

◆ 2000, 360 S., Format 16x23cm, br ISBN 3-86145-190-5, Bestell-Nr. 8557, DM/sFr 38,00, ÖS 285,–

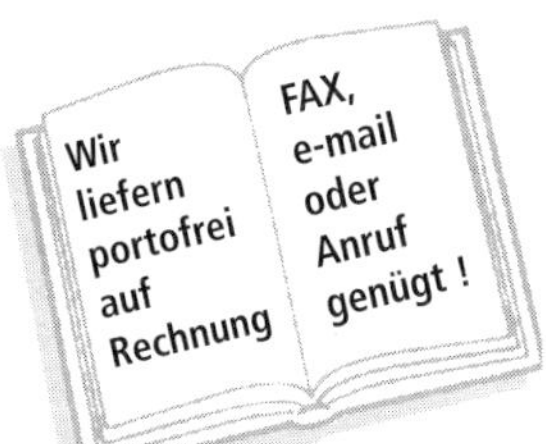

verlag modernes lernen *borgmann publishing*

Hohe Straße 39 • D-44139 Dortmund • Tel. (0180) 534 01 30 • FAX (0180) 534 01 20
http://www.verlag-modernes-lernen.de • e-mail: info@verlag-modernes-lernen.de